首都国医名师特色技术丛书

郭维琴

益气活血法治疗心系疾病

主编 郭维琴

U0346599

中国中医药出版社

·北京·

图书在版编目（CIP）数据

郭维琴益气活血法治疗心系疾病/郭维琴主编 . —北京：
中国中医药出版社，2020.10

ISBN 978 - 7 - 5132 - 6189 - 0

Ⅰ.①郭… Ⅱ.①郭… Ⅲ.①心病（中医）-益气活血
-中医疗法 Ⅳ.①R265.2

中国版本图书馆 CIP 数据核字（2020）第 059649 号

中国中医药出版社出版

北京经济技术开发区科创十三街 31 号院二区 8 号楼
邮政编码 100176
传真 010 - 64405750
三河市同力彩印有限公司印刷
各地新华书店经销

开本 710×1000 1/16 印张 17.75 彩插 0.75 字数 319 千字
2020 年 10 月第 1 版 2020 年 10 月第 1 次印刷
书号 ISBN 978 - 7 - 5132 - 6189 - 0

定价 78.00 元
网址 www.cptcm.com

社 长 热 线 010 - 64405720
购 书 热 线 010 - 89535836
维 权 打 假 010 - 64405753

微信服务号 zgzyycbs
微商城网址 https：//kdt.im/LIdUGr
官 方 微 博 http：//e.weibo.com/cptcm
天猫旗舰店网址 https：//zgzyycbs.tmall.com

如有印装质量问题请与本社出版部联系（010 - 64405510）

《郭维琴益气活血法治疗心系疾病》

编 委 会

主 编

郭维琴（北京中医药大学东直门医院）

副主编

王亚红（北京中医药大学东直门医院）　赵 勇（北京中医药大学东直门医院）

梁晋普（北京中医药大学东直门医院）　孟 伟（北京中医药大学东直门医院）

朱海燕（北京中医药大学东直门医院）　秦建国（北京中医药大学东方医院）

张 莹（北京市宣武中医医院）　于 彦（北京市垂杨柳医院）

寇兰俊（北京中医药大学东直门医院）　张明海（北京中医药大学东直门医院）

戴雁彦（北京中医药大学东直门医院）

编 委（以姓氏笔画为序）

于赛飞（北京中医药大学）　张 帆（北京中医药大学）

马聪燕（北京市昌平区沙河医院）　张心爱（北京中医药大学）

王 璨（湖北省中医院）　贾祎凡（北京中医药大学）

王文杰（北京中医药大学）　郭文鼐（北京春天医药科技发展有限

王亚楠（北京中医药大学）　　　　　公司）

石濮松（中国中医药出版社）　葛明立（北京中医药大学）

毕 然（北京中医药大学）　韩佳丽（北京中医药大学）

杨莹骊（北京中医药大学）　窦晋芳（北京中医药大学）

沈一凡（北京中医药大学）

家传师承大学教育临床实践

创新发展教学科研服务祝贺

北京老医郭维琴教授新著问世

陈可冀 谨题

二〇一八年冬北京

国医大师陈可冀题词

郭维琴教授大作出版纪念

传承郭师学术思想

启迪后辈杏林学者

廣州溜翁路志正

戊戌冬月

国医大师路志正题词

培桃育李传医理

传道解惑侍临床

郭维琴留念

颜正华题

二〇二〇年
三月二十九日

国医大师颜正华题词

传承郭氏医学

培育杏林人才

赠：郭维琴教授留念

戊戌年冬月 金世元

国医大师金世元题词

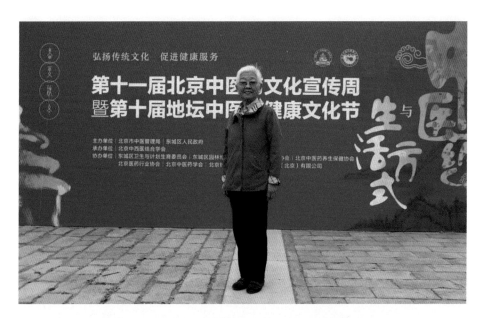

2018年5月郭维琴教授参加第十届地坛中医药健康文化节

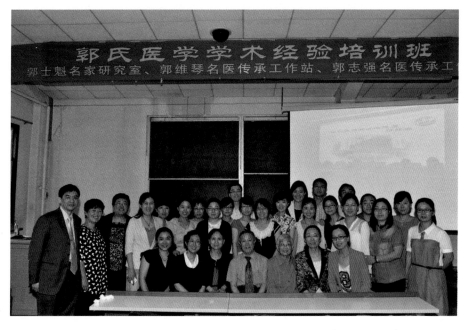

2014年举办郭氏医学学术经验培训班郭维琴教授（前排右三）和部分学员合影

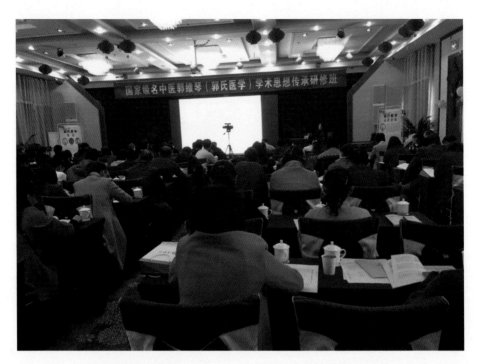

2016 年在宁夏中卫市举办郭维琴学术思想传承研修班

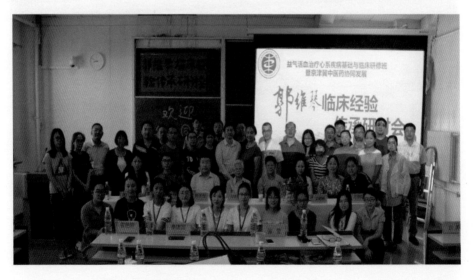

2018 年郭维琴临床经验传承研讨会上郭维琴教授（第二排左四）和部分学员合影

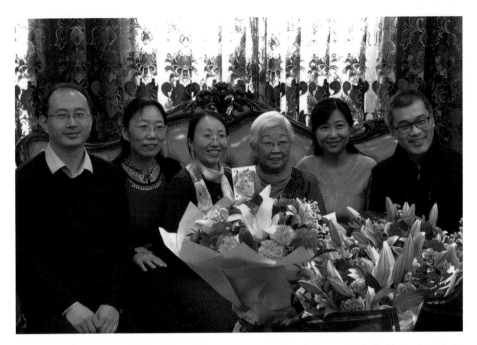

2018 年郭维琴教授名医工作站年终总结会郭维琴教授和徒弟们（部分作者）合影

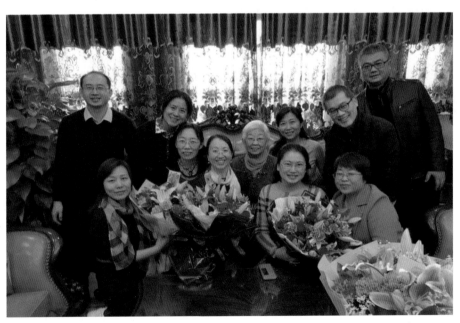

2018 年郭维琴教授名医工作站年终总结会郭维琴教授和徒弟们（部分作者）合影

序　言

　　"不为良相，便为良医"，这是古代文人的人生理想，达则为官改变社会，从根本上改善百姓的生活；穷则为医，以己之能，治疗患者的疾病。医生这个职业，体现了佛教的"悲智双运"，不仅要有一颗慈悲之心，还要有一颗智慧的心。

　　郭氏医学起自郭士魁先生，郭士魁先生从医50余年，师承多位中医名家，中年开始学习西医学，是中西医结合治疗心血管疾病的主要奠基人之一。郭士魁先生多年致力于运用活血化瘀法治疗心血管疾病，其研制的冠心Ⅱ号、宽胸气雾剂、活血通脉片等，至今仍广泛应用于临床。郭维琴教授是郭士魁先生之女，继承了其父运用活血化瘀法治疗心血管疾病的学术思想，并在此基础上勇于创新、立足临床、与时俱进，于20世纪80年代率先提出了运用益气活血法治疗心系疾病的理论，研制了治疗心衰、心绞痛、心动过缓的益气泻肺汤、益气通脉汤、复窦合剂等方剂，并取得了很好的临床疗效。郭维琴教授大力推广中医药，把自己的学术观点，带到区县，带向基层，让更多的老百姓受益。

　　郭维琴教授重视学术传承，认真记录患者的病历，为后辈留下了宝贵的临床资料。其弟子桃李满天下，他们分别在中医临床、科研、教学工作的一线，继承、研究、弘扬、创新着郭维琴教授的经验与学术思想。本书汇总了郭维琴教授在心系疾病中的临床经验，充分地、毫无保留地把郭维琴教授的学术思想呈献给读者，希望能够对大家有所帮助。

2020 年 4 月

前　言

　　郭维琴教授出身于中医世家，自幼随其父亲——著名中医心血管领域专家、中西医结合治疗心血管疾病的主要奠基人和开拓者之一郭士魁先生学习中医。她精究方术，学贯中西，18 岁就读于北京中医学院（现北京中医药大学）中医系，受到著名中医学家秦伯未、任应秋、董建华、刘渡舟等先生栽培，后在北京协和医院、中国医学科学院阜外医院学习心血管病的西医诊疗技术，并留学日本进修。郭维琴教授从医 50 余年，在传承其父郭士魁先生丰富临床经验的基础上，率先提出"活血化瘀"及"芳香温通"的冠心病治疗大法，并深受廖家桢教授的影响，重视正气在心血管疾病中的重要作用，经过几十年刻苦钻研、不断积累，逐渐形成了自己的理论体系和学术观点，认为气虚血瘀是心血管疾病的根本病机，并一度成为北京中医药大学东直门医院心内科的诊治特色。郭维琴教授首次将心衰的病机定义为"气虚血瘀、阳虚水泛"，率先将脂血症的中医病机以"污血"立论，提出病窦综合征的病机特点在于"心肾阳虚"，强调"气虚之本"在冠心病发病中的重要地位，并创制"益气泻肺汤""降脂通脉汤""复窦合剂"等多个疗效确切的方剂。

　　为更好地传承和发扬首都国医名师郭维琴教授的学术思想，推广郭维琴教授的临床经验，做好中医的传承与发展工作，我们编写了这本《郭维琴益气活血法治疗心系疾病》。旨在系统介绍郭维琴教授运用益气活血法治疗心系疾病的学术思想，详细论述其临床诊疗特点、病机认识、具体治则治法和调护等内容。对高血压病、冠心病心绞痛、急性心肌梗死、冠心病支架术后再狭窄、慢性心力衰竭、脂血症、郁证、失眠、心律失常（期前收缩、房颤）、病态窦房节综合征、心肌病、大动脉炎等 12 种疾病，运用"益气活血法"的治疗展开详细论述，分别从概述、历史沿革、病因病机、发病机制、西医诊断、中医治疗、西医治疗等方面

1

进行描述，重点体现郭维琴教授的临床经验。

本书依托于北京市中医管理局项目——郭维琴教授益气活血法治疗心系疾病教学体系的构建与推广，作为该项目的配套教材，针对不同适用人群制订了初级、中级、高级的学习方案，以满足不同层次学者的要求。初级，包括住院医师、社区全科医师，掌握疾病的西医学定义、诊断标准、中医病因病机、辨证论治及基本用药，掌握高血压病、冠心病心绞痛、心力衰竭、脂血症、神经官能症（失眠、郁证）、心律失常（期前收缩）。中级，主治医师、心血管专科研究生，在掌握初级内容的基础上，加上方药加减、西医治疗用药原则、并发症的识别及处理，在掌握初级病种的基础上，掌握急性心肌梗死、心律失常（房颤）。高级，副主任医师及以上心血管专科医师，在掌握初级、中级内容的基础上，加上流行病学进展、历史沿革、西医学对发病机制的认识、非药物疗法及调护等，在掌握初级、中级病种的基础上，掌握冠心病支架术后、大动脉炎、病态窦房结综合征、心肌病。

值此付梓之际，我们向为本书的出版付出辛苦的编辑同志，向本书中引用的中西医资料的所有研究者们，致以由衷的感谢！由于学识有限，书中不当之处在所难免，敬请广大读者提出宝贵意见，以便再版时修订提高！

秦建国

2020 年 3 月

目 录 Contents

郭维琴益气活血法学术思想概述

一、学术传承脉络

郭维琴教授师承其父郭士魁先生，得郭老先生亲传，遣方用药准确精炼，注重益气活血。在继承郭老先生经验的基础上，郭维琴教授悉心研究历代医学论著，不囿于门户之见，撷取前人理论精华，拓展新路、反复验证，形成了独具特色的心血管疾病诊治思路，并与西医学手段相结合，融入到临床实践中。新一代年轻学者，如北京中医药大学的王伟、王亚红、秦建国、梁晋普教授，河南中医药大学的王振涛教授，美国 ACA 董事长刘彦珠教授等，在中医药临床、科研、教学工作的一线，继承、研究、弘扬和创新着郭维琴教授的经验和学术思想。

（一）师承郭士魁先生

郭士魁（1915—1981 年）先生是郭维琴教授的父亲，是我国著名中医药学家，心血管病专家，曾任原中医研究院西苑医院副院长、心血管研究室主任，全国政协委员，获全国劳动模范称号。早年在仁和堂、太和堂药店做过学徒，后随名中医赵树屏学习，曾在北平国医学院、北京中医讲习所学习。1941 年开始在北京行医，1953 年调至原中医研究院筹备处，1955年师从冉雪峰，1962 年筹备并组建原中医研究院西苑医院心血管研究室。

郭士魁先生在广泛研读历代中医古籍、文献的基础上，结合西医学知识，提出冠心病的核心病机在于"气滞血瘀"与"胸阳不振"，首次将"活血化瘀""芳香温通"等治则，应用于冠心病的预防与治疗中，形成了一整套冠心病防治理论；强调采用中西医结合的方法治疗心血管病，应辨病辨证相结合；针对活血化瘀法开展了大量的临床与基础研究，从西医学的角度证明了活血化瘀的有效性，并研发了"冠心 Ⅱ 号""宽胸丸""宽胸气雾剂"等多种治疗心血管疾病的药物，对近几十年心血管疾病的治疗产生了重要影响。

郭维琴教授在郭士魁先生的基础上，又有了一些创新和发展，郭士魁先生认为冠心病病机以"气滞血瘀"为主，治疗强调"活血化瘀"。郭维琴教授在传承这一理论的同时，结合临床实际，发现冠心病患者以"气虚证"多见，认为其病机以"气虚"为本，强调"益气活血"。随着西医学的发展，心血管疾病已经有了越来越多的治疗手段，其中支架置入手术，作为现在治疗冠心病最主要的手段，预防其再度狭窄尤为重要。郭维琴教授发现，在冠心病"气虚血瘀"的基础上，还有因支架创伤带来的"热毒"。

此外，郭维琴教授对心血管疾病的诊疗和研究还有其他方面的体会，比如辨病辨证相结合以及重视临床与基础研究。对于脂血症、心衰、病窦综合征等心血管疾病郭维琴教授主张运用中医辨病辨证相结合的治疗方法，并取得了一定的临床疗效。对于每一种疾病的理论与治疗方法，郭维琴都会付诸临床与基础的研究使之更具客观性与科学性。

（二）传承弟子

郭维琴教授的弟子们在中医临床、科研、教学工作的一线，继承、研究、弘扬和创新着郭氏医学。在郭维琴教授的指导下，选取了郭士魁老先生的降压通脉方进行了临床和实验研究，先后获得教育部博士点基金、国家自然科学基金的资助。王亚红团队进行了对高血压心脏病左室重构机理的研究、冠心病支架术后再狭窄预防与治疗的研究、心力衰竭应用益气泻肺汤的研究；秦建国团队进行了高血压肾损害血管重塑机理的研究，在郭维琴教授治疗高血压合并冠心病的基础上，进行化裁，拓展了治疗范围，注重高血压靶器官损伤机理的研究和防治。

郭维琴教授传承弟子如下。

1. 二代传承弟子

（1）学院派弟子及师承弟子　史宏、回振宏、付亚龙、刘彦珠、王亚红、肖龙正、王伟、孙劲松、秦建国、王振涛、梁晋普、王大垣、张莹、于彦、赵勇、孟伟、朱海燕。邓乃哲、陈惠娟、姬荣倩、姜玉梅、王刚、李维俊、刘天琪、赵丹阳、谢淑芸、孙明海、寇兰俊、戴雁彦。

（2）郭维琴名医传承工作站弟子　①大城县中医院分站：邓乃哲、徐焕芩、马兆勇、李俊芳、徐雅洁；②宁夏中卫市中医医院分站：梁泰红、胡甲龙、张金兰、孙宁宇、鲍学禄、胡玉座、李强、李亚辉；③衡水市中医医院分站：李萍、夏梅华、闫茹玉、刘金良、胡学敬、王龙、魏艳伟、兰泽毅、柳彩霞、韩国财、王子龙、陈杰、袁银娜、刘青敏；④迁安市中医医院分站：李君玲、韩文宝、周恒、李秋英、王丽、郭小菊、刘静、李婧辉、张艳萍、梁震峰、李伟、于雷、裴金娜、孟祥敏、吴翟、刘森、王小玲、李清、王玉梅、郎宏伟、孙励娟、庞丽晶、李莉、李洁、章艺子、谢朋伯、邹宏、郭艳春、洪瑜婕、王兴。

2. 三代传承弟子

李波、张玉、郭一、华德民、罗燕妮、张林淮、周芯羽、迟笑怡、杨柳、李冰、刘国玲、刘杰、张丽、赵玲玲、杨莹骊、石濮菘、冯源、李家瑜、刘玉霞、赵晶晶、郭文蕭、黄琦惠、于赛飞、马聪燕、王文杰、王亚楠、王璨、毕然、沈一凡、张帆、张心爱、贾祎凡、葛明立、韩佳丽、窦晋芳等第三代弟子，合计百余人。

二、主要学术思想特色

郭维琴教授从事中医内科临床工作50余年，勤于临床实践，勇于探索创新，在运用中医药防治冠心病心绞痛、病态窦房结综合征、慢性心功能不全、支架术后再狭窄等心血管疾病方面，形成了自己独特的治疗方法，且临床疗效显著。

郭维琴教授对于郭氏医学的传承，继承了开创者郭士魁中西医结合的道路，强化了对于中医理论的科学性研究。郭维琴教授在其父言传身教的影响下，严以治学，勤于临床，善于总结归纳，尤其善于结合西医学的研究成果，在传承其父临床经验的基础上，率先提出了"活血化瘀""芳香温通"等冠心病[1]的治疗大法，并逐渐形成了自己的中医理论体系和学术观点。

郭维琴教授首次将心衰病机定为"气虚血瘀、阳虚水泛"，并在诊断、治疗中重视"气""血""水"的关系[2]，认为心衰的基本病机是本虚标实，心阳或兼心阴、心血亏虚为本，瘀血、水饮、痰饮为标。心气虚为病理基础，血瘀是中心环节，痰饮水湿为主要的病理产物，并创建"益气泻肺汤"。率先将脂血症以"污血"立论，针对脂血症脾虚、痰瘀互阻的病理特点，治疗上遵循虚者补之，实则泻之的原则，自拟降脂通脉方治疗脂血症[3]；提出"病窦综合征"的病机特点在于"心肾阳虚"，强调"气虚之本"在疾病的发病中有着重要地位，创建了"复窦合剂"[4]；在对冠脉支架术后再狭窄的认识中，认为其病机关键为"虚""瘀""热毒"，并提出分期治疗,创立了支架术后治疗的"防窄化瘀汤"[5]。

郭维琴教授对冠心病的治疗,提出以心气虚为本,气虚血瘀为基本病机,益气活血为基本法则,自拟益气活血方为基础治疗冠心病,注重辨证与辨病相结合,运用益气活血、宣痹通阳法,益气养阴、活血通脉法,益气活血、温中健脾法,益气活血、平肝育阴法,益气活血、理气解郁法,清热化痰、宣痹化瘀法等治疗冠心病,临床疗效显著[6]。对于冠心病支架术后再狭窄有独特认识,认为虚、瘀、热毒是支架术后再狭窄的病机关键,气虚血瘀、热毒内结是支架术后再狭窄的重要病机,益气活血、解毒化结是防治支架术后再狭窄的重要方法,并强调尽早地使用清热凉血、解毒化结的药物,如牡丹皮、赤芍、金银花、连翘、山慈菇、莪术等,以控制早期血栓的形成,抑制炎症介质的释放、炎症的发展,以减少血小板及相关一系列细胞因子、生长因子的生成及释放,从而达到抑制平滑肌细胞的迁移、增生,防止再狭窄的发生、发展[5]。郭维琴教授治疗冠心病处方中最常用的七味药为丹参、红花、党参、黄芪、郁金、枳壳、鬼箭羽,且常配伍应用,组成冠心病治疗的基本方剂[7]。郭维琴教授对于冠心病心绞痛的治疗以益气活血为本,对具有特征性的症状进行辨治,辨证与辨病相结合,自拟益气通脉汤,临证善用姜黄、郁金等药物,并认为郁金为气中之血药,既可理气,又可活血,片姜黄可活血化瘀,两药配合活血止痛效果明显[8]。

高血压属于中医学"眩晕""头痛""痰湿""肝火"等范畴。郭维琴教授认为本病多因情志过极、饮食不节、内伤虚损所造成。患者多为忧思恼怒,情志过极而致,一则气滞化火、肝火上扰,二则气滞化火、日久伤阴、阴虚火旺、上扰清空,三则气滞血瘀,初在经,久在络,发为头晕头痛,总之不外虚实两端。高血压发病初期以实证为多,为实热上扰致头晕头痛;病久热必伤阴致阴虚阳亢,后期阴损及阳,阴虚日久,必至阳虚。在辨证分型中,将高血压疾病分成肝火上扰、痰湿中阻、瘀血阻络、虚风内动、肝阳上亢、脾肾阳虚六型,创立降压通脉方治疗高血压,临床常使用平肝潜阳、清热平肝之药,如珍珠母、决明子平肝潜阳、清肝明目、滋阴润肠,钩藤、天麻治疗高血压初期的头晕头痛等症,菊花、枸杞子治疗高血压病肝肾阴虚、肝阳上亢之头晕伴头痛、视物模糊、两眼干涩等症[9]。郭维琴教授认为青中年人群的高血压,当早发现、早重视、早治疗,规律服药,及时改善不良习惯,积极预防并发症。遵循中医标本兼治的治疗原则,针对中青年高血压不同阶段的病机,综合患者体质和发病特点,在整体观念和辨证论治的基础上更加注重细节,重视化瘀滞、安心神、利水气,从而达到平稳、持久降压的目标[10]。

郭维琴教授对于辨治心律失常有着独特的见解,她认为心气虚为本,瘀阻心脉为基本病理变化,营阴亏虚、神不守舍,是脉律失常、心悸发作的病机,益气活血、养阴安神是针对心律失常治疗的基本方法,她主张在治疗不同疾病伴发的心律失常时,以益气活血方为基础方,辨证与辨病相结合,灵活用药加减化裁。针对心系疾病气虚血瘀的基本病机,郭维琴教授经过几十年的临床实践,精心研制了益气活血方[11],该方主要药物为:党参、生黄芪、丹参、红花、鬼箭羽、炒酸枣仁、炒远志、煅磁石。该方虽药味不多,但方由法出,针对病机,结合临床辨证与辨病,颇有效果,广泛应用于心系疾病的治疗,如对于缓慢性心律失常在半夏麻黄丸的基础上自拟复窦合剂,主要药物有党参、炙麻黄、淫羊藿、半夏、川芎等,气阴两虚者在此基础上加麦冬、玄参、五味子以养阴助阳,痰瘀痹阻者,在此基础上加用瓜蒌、薤白、丹参、三七[12]。

郭维琴教授认为扩张性心肌病主要由于五脏阳气虚衰,水饮、瘀血互结而成。其病因复杂,每因外感六淫或过度劳累而诱发,伤及脾肾阳气,导致肝气疏泄失常,使气滞血瘀、水气不化、血瘀水泛、上凌心肺、外溢肌肤,为标本俱病、本虚标实之证。在治疗上,形成以五脏为中心的治疗体系,通过调节五脏达到治愈疾病的目的[13]。

郭维琴教授将心衰分为以下五型,即气虚血瘀型、气虚阳虚型、水犯心肺型、气阴两虚型、气血两虚型,重用益气药,如党参、黄芪、太子参等。心气虚,心阳衰微是心力衰竭的主要病因病机,郭维琴教授以益气泻肺基本方治疗心力衰竭,药物基本组成为党参、生黄芪、泽兰、车前子、猪苓、茯苓、葶苈子、丹参、红花,根据患者临床表现,常用一些温补肾阳、温通心阳的药以化气行水,如桂枝、薤白、干姜、补骨脂、淫羊藿、北五加皮等,并重视活血利水的治疗[14,15]。

郭维琴教授认为脂血症属于中医学污血的范畴,病位在脉。脉主血,脉中之血不洁谓之污血,即水谷不化之痰湿、过盛入脉之浊气及瘀滞之血在脉中结聚而成,并不单指瘀血。本病病情复杂、病证多端,多由于膏粱厚味,食积内热,痰浊内生,或脾虚,脾失健运,痰湿内生,或由于长期情志不舒,伤及脾胃,致使脾失健运,痰湿浸淫脉道,或劳心、思虑过度,心脾受伤,瘀血内生,脾气虚,水谷不化精微,痰湿内生,或年老肾精始亏,精血不足,血行稽迟而为瘀,肾虚可影响脾的运化,生痰生湿,最终导致痰浊瘀血共阻于脉。基于临床观察,郭维琴教授发现脂血症患者多有肥胖、心悸、乏力、自汗、舌体胖大、边有齿痕等表现，故总结出本病病位在血脉，基本病机为脾虚，痰瘀互阻，病性为本虚标实，本虚在脾，标实为痰湿血瘀[3]。

综上所述，郭维琴教授在治疗过程中，重视辨病与辨证的结合，同时针对心系疾病的特点，在注意标实的前提下，依然不忘对于自身正气的维护，以扶正祛邪为主要治疗理念，结合心系疾病的特点，强调气血的重要性，认为气虚血瘀是心系疾病最常见的中医证候，治疗时应当活用益气活血，结合不同疾病的病理特点灵活用药。

三、参考文献

[1]秦建国,翁维良,郭维琴.郭士魁学术思想探析[J].中医杂志,2015,56(15):1273-1275.

[2]解琳莉,赵勇,张为,等.从气、血、水关系探析心水之病机与治疗[J].中华中医药杂志,2012,27(08):2113-2115.

[3]杨雪卿,朱海燕,赵勇,等.郭维琴治疗脂血症经验[J].山东中医杂志,2014,33(01):54-55.

[4]赵丹阳,王亚红.郭维琴教授治疗缓慢性心律失常经验[J].中医药学报,2015,43(02):90-92.

[5]孟伟,王亚红,郭维琴.郭维琴教授防治冠心病支架术后再狭窄经验介绍[J].现代中医临床,2016,23(05):21-23.

[6]梁晋普,王亚红,秦建国.郭维琴教授益气活血法治疗冠心病临证经验[J].北京中医药大学学报(中医临床版),2013,20(05):44-46.

[7]孙卉丽,刘玉霞,王亚红,等.基于数据挖掘的郭维琴教授治疗冠心病用药规律分析[J].中华中医药学刊,2015,33(03):624-626.

[8]郭维琴,回振宏.冠心病证治漫谈[J].北京中医药大学学报,1995,(04):25-26.

[9]秦建国.郭维琴辨治高血压病经验[N].中国中医药报,2016-11-24(004).

[10]王倩,王硕仁,王亚红,等.郭维琴对中青年高血压的认识及治疗经验[J].辽宁中医杂志,2014,41(11):2293-2295.

[11]梁晋普,王亚红,帅东亚.郭维琴教授辨治心律失常经验[J].现代中医临床,2016,23(05):5-10.

[12]赵勇,周笑允,王亚红,等.复窦合剂治疗缓慢性心律失常[J].中国

现代医学志,2012,22(20):106 - 108.

[13]姜玉梅,陈会娟.邓乃哲,等.郭维琴教授对扩张性心肌病的认识及治疗经验[J].中国中医急症,2013,22(01):57 - 58.

[14]王亚红,王振涛.郭维琴教授对心力衰竭的中医认识与辨治[J].河南中医,2003,(10):12 - 13.

[15]肖珉,刘玉庆,郝锦红,等.中医治疗心力衰竭认识及验案分析[J].世界中医药,2011,6(06):495 - 496.

（王亚红、杨莹骊、石濮松、王　璨）

第一章

高血压病

一、概述

高血压病（Hypertension）是以体循环动脉压力升高为主要临床表现的心血管综合征[1]，分为原发性高血压和继发性高血压。继发性高血压是指由某些确定病因或疾病引起的血压升高，约占所有高血压的5%。高血压是心脑血管疾病的危险因素之一，常与其他危险因素共存，可导致心、脑、肾等重要器官损伤，最终可导致这些器官功能衰竭。根据世界卫生组织（WHO）统计资料显示，2012年全球因高血压并发症死亡的人数为940万，占全部疾病负担的7%，已成为影响全球疾病负担的首要因素[2]。中华人民共和国成立以来，多次较大规模的成人血压普查及中国慢性病及其危险因素检测的调查结果显示，我国成人高血压患病率不断升高，已由1959年的5.11%上升至2017年的23.00%。2017年中国心脏大会公布的"十二五"高血压抽样调查结果，估计我国18岁及以上成人高血压患病率为23.0%，患病人数达2.435亿，正常高值血压患病率为41.4%，患病人数4.363亿，经过复杂加权后，高血压患病率随年龄增高而上升，男性高于女性，城市与农村高血压患病率差异无统计学意义[3]。2016年《JAMA Intern Med》发表的一项研究显示在我国患有高血压的人群中，30.5%得到医生的诊断；在诊断为高血压的患者中，46.4%接受了治疗；在接受治疗的患者中，29.6%血压得到控制（收缩压＜140mmHg，舒张压＜90mmHg），总体血压控制率仅为4.2%，相比同期发达国家的知晓率、治疗率和控制率尚处于较低水平[4]。高血压的流行态势不容乐观，其主要并发症如卒中、心肌梗死、心力衰竭及慢性肾脏病等的致残致死率高，严重消耗医疗和社会资源，为我国慢性病的预防和控制带来极大挑战。

二、历史沿革

根据高血压的临床表现，属于中医学"眩晕""头痛""痰湿""肝火"等范畴。

历代文献有记载，如《素问·至真要大论》曰："诸风掉眩，皆属于肝。"《灵枢·海论》云："髓海不足。"《素问玄机原病式·五运主病》言："风火皆属阳，多为兼化。阳主乎动，两动相搏，则为之旋转。"《丹溪心法·头眩》言"无痰不作眩"，并提出"治痰为先"。《景岳全书·眩晕》曰："眩晕一证，虚者居其八九……无虚不作眩。"《素问·五脏生成》言："头痛巅疾，下虚上实。"本病多因情志过极、饮食不节、内伤虚损等造成。

三、病因病机及发病机制

（一）中医学对高血压病因病机的认识

本病属中医学"眩晕""头痛"等范畴。"眩晕"的病因病机最早见于《黄帝内经》，如《素问》有"诸风掉眩，皆属于肝"，《灵枢》有"上气不足""髓海不足，则脑转耳鸣，胫酸眩冒"等论述，认为本病的病因病机主要有肝风上扰、清窍失养、肝肾不足、髓海空虚等。汉代张仲景治杂病之眩晕主要侧重于"痰饮"，如《金匮要略》中有"心下有支饮，其人苦冒眩"等论述，以苓桂剂之类主之。至唐宋时期，医家注重辨"风"。金元时期，中医各家学术争鸣，刘完素主张从"风火"论治，如《素问玄机原病式·五运主病》"风火皆属阳，多为兼化。阳主乎动，两动相搏，则为之旋转"。李东垣则偏重脾气虚和痰，如《兰室秘藏·头痛》："恶心呕吐、不食，痰唾稠黏，眼黑头眩，目不能开……即是脾胃气虚，浊痰上逆之眩晕。"并创"半夏白术天麻汤"。至明清时期，张景岳在总结前人经验的基础上提出"无虚不作眩"学说，认为虚为本病根本，兼痰、兼火为其标，如《景岳全书》云："眩晕一证，虚者居其八九，而兼火兼痰者，不过十中一二耳。"清代叶天士亦从痰、火、中虚、下虚等进行辨证，并提出了治胆、治胃和治肝的治疗思路。

《素问》将头痛的病因分为外感和内伤两类，如有"风气循风府而上，则为脑风""头痛巅疾，下虚上实"等论述，为后世发展奠定了理论基础。张仲景则以六经辨证，提出三阳病以及厥阴病皆有头痛，其病机为邪气循经上扰所致。金元时期，李东垣在张仲景的基础上补充了太阴头痛和少阴头痛；朱丹溪则从"痰、火、血虚"论治头痛，如《丹溪心法·头风》曰："属痰者多，有热、有风、有血虚。"明清时期，叶天士认为本病由肝经风火上逆所致，如《临证指南医案》曰："头为诸阳之会，与厥阴肝脉会于巅，诸阴寒邪不能上逆，为阳气窒塞，浊阴得以上踞，厥阴风火乃能上逆作痛。"王清任创造性地提出了"瘀血"导致头痛的观点，如《医林改错·血府逐瘀汤所治症目》"无表证，无里证，无气虚、痰饮等证，忽犯忽好，百方不效，用此方一剂而愈"，至此头痛的病因病机日趋完备。

本病的病因虽有多种，但其基本病理变化，不外虚实两端。属于虚者，如阴虚则易肝风内动，精亏则髓海不足故清窍失养；属于实者多由于痰浊壅遏，或五志过极化火上扰清窍；然本病还可因实致虚，或因虚致实，如气滞化火日久伤阴而致阴虚火旺，或脾肾阳虚致水湿不运而痰湿泛溢，具体病因病机见图1-1所示。

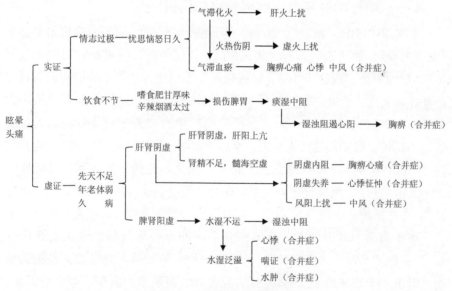

图1-1 高血压的中医病因病机

（二）郭维琴教授对高血压中医辨证的认识

郭士魁先生对于高血压的中医辨证认识对郭维琴教授的影响颇深，郭士魁先生认为正确地运用辨证论治理论，进一步系统地进行高血压病的中医辨证分型有着重要的作用，主张辨病与辨证相结合，并首次对其进行归纳，首次论述了高血压的并发症，如中风、胸痹、怔忡等，并将高血压具体分为6大证型11个亚型。即①阳亢：肝热上冲型；②阴虚阳亢：肝肾阴虚肝阳旺型、肝风型、心阴虚怔忡型；③阴虚：肝肾阴虚型；④阴阳两虚：肝肾阴阳两虚型、心阳虚怔忡型、肝风型；⑤阳虚：心阳虚胸痹型、肾阳虚型；⑥中风。

郭维琴教授在继承其父郭士魁先生对高血压中医辨证认识的基础上，结合自身的临床经验，将高血压病分为以下6型进行辨证论治。

1. 肝火上扰

主症：头晕头疼，面色潮红，耳鸣如潮，烦躁易怒，梦多，口苦口干，尿赤便干。舌红、苔薄白，脉弦数。

2. 痰湿中阻

主症：头重如裹，眩晕昏沉，嗜睡，胸闷，脘腹满闷，恶心食少。舌苔白腻，脉滑。

3. 瘀血阻络

主症：眩晕头痛，甚则头跳痛，刺痛难忍，口干不欲饮。舌暗淡或有瘀斑、苔薄白，脉弦。

4. 精血不足，虚风内动

主症：头晕目眩，记忆力减退，耳鸣如蝉，头摇或手抖，五心烦热，肢体麻木，筋惕肉𥆗。舌暗红、苔薄白，脉沉弦或沉细弦。

5. 肝肾阴虚，肝阳上亢

主症：头晕头痛，两眼干涩，视物模糊，耳鸣如蝉，腰酸腿软，盗汗。舌质红、苔薄白或少苔，脉沉细弦或沉弦数。

6. 脾肾阳虚

主症：头脑昏沉不清，困倦欲睡，疲乏无力，胃寒肢冷，食后胀满，大便溏薄，进冷食后易腹泻，时有腹痛，夜尿频，排尿不爽，下肢水肿。舌淡体胖有齿痕、苔白腻，脉沉无力。

（三）西医学对高血压发病机制的认识

西医学认为，高血压是多因素、多环节、多阶段，个体差异较大的疾病。其病因目前认为是遗传和环境交互作用的结果，环境因素主要包括饮食、精神刺激和吸烟，其次还与体重、药物和睡眠呼吸暂停低通气综合征等有关，但对作用途径尚无完整统一的认识。高血压病程较长，其不同阶段始动、维持和加速机制不同。

高血压的发病机制目前认为主要与各种原因导致的神经递质浓度和活

性异常、肾性水钠潴留、肾素－血管紧张素－醛固酮系统（RAAS）激活、大动脉和小动脉结构和功能变化以及胰岛素抵抗等机制相关。

四、西医诊断

（一）诊断标准

高血压的诊断主要根据诊室测量的血压值，测量患者安静状态坐位时上臂肱动脉部位血压，非同日三次收缩压（SBP）均≥140mmHg 和（或）舒张压（DBP）均≥90mmHg 可诊断为高血压[1]。患者既往有高血压病史，正在使用降压药物，血压虽然正常，也诊断为高血压。诊断不确定或怀疑"白大衣高血压"，条件允许者，可结合动态血压监测或家庭自测血压辅助诊断。如已诊断为高血压，需根据血压升高水平进行分级（表1-1），根据合并其他心血管危险因素以及靶器官损害程度进行分层（表1-2、1-3）。

表1-1　高血压患者分级标准[5]

分类/分级	血压
正常血压	SBP＜120mmHg 和 DBP＜80mmHg
正常高值血压	SBP120～139mmHg 和（或）DBP80～89mmHg
高血压	SBP≥140mmHg 和（或）DBP≥90mmHg
1级高血压（轻度）	SBP140～159mmHg 和（或）DBP90～99mmHg
2级高血压（中度）	SBP160～179mmHg 和（或）DBP100～109mmHg
3级高血压（重度）	SBP≥180mmHg 和（或）DBP≥110mmHg
单纯收缩期高血压	SBP≥140mmHg 和 DBP＜90mmHg

【注】SBP：收缩压，DBP：舒张压；当收缩压和舒张压分属于不同级别时，以较高的分级为准。

表1-2　高血压患者心血管危险分层标准[1]

危险因素和病史	1级高血压	2级高血压	3级高血压
无	低危	中危	高危
1～2个其他危险因素	中危	中危	极高危
≥3个危险因素	高危	高危	极高危
临床并发症或合并糖尿病	极高危	极高危	极高危

表 1 - 3　影响高血压患者心血管预后的重要因素[1]

心血管危险因素	靶器官损害	伴临床疾患
高血压（1~3级）；男性>55岁，女性>65岁；吸烟；糖耐量受损(2小时血糖7.8~11.0mmol/L)和（或）空腹血糖异常（6.1~6.9 mmol/L）；血脂异常（TC≥5.7mmol/L 或 LDL - C > 3.3mmol/L 或 HDL - C <1.0mmol/L）；早发心血管病家族史（一级亲属发病年龄男性<55岁，女性<65岁）；腹型肥胖（男性腰围≥90cm 女性腰围≥85cm）或肥胖（BMI≥28kg/m²）；高同型半胱氨酸>10mmol/L	左心室肥厚；颈动脉超声内膜总层厚度>0.9mm或动脉粥样斑块形成；颈—股动脉脉搏波速度>12m/s；踝/臂血压指数<0.9；估算的肾小球滤过率降低（eGFR <60mL/min/1.73m²）或血清肌酐轻度升高（男性115~133mmol/L，女性107~124mmol/L）；尿微量白蛋白30~300mg/24h或白蛋白/肌酐比≥30mg/g（3.5mg/mmol）	脑血管病（脑出血、缺血性脑卒中）；短暂性脑缺血发作；心脏疾病（心肌梗死、心绞痛、冠状动脉血运重建史、充血性心力衰竭）；肾脏疾病（糖尿病肾病、肾功能受损等）；外周血管疾病；视网膜病变（出血或渗出、视乳头水肿）；糖尿病

　　一旦诊断高血压，必须鉴别是原发性还是继发性。如遇以下情况，需进行全面筛查：中高度血压升高的年轻患者；症状、体征或实验室检查有怀疑线索；药物联合治疗效果差，或者治疗过程中血压曾控制良好但近期内有明显升高；恶性高血压患者。常见的继发性高血压的主要病因及疾病[1]如下。

1. 肾脏疾病

　　肾小球肾炎、慢性肾盂肾炎、先天性肾脏病变、继发性肾脏病变、肾动脉狭窄、肾肿瘤。

2. 内分泌疾病

　　皮质醇增多症、嗜铬细胞瘤、原发性醛固酮增多症、肾上腺性变态综合征、甲状腺功能亢进、甲状腺功能减退、甲状旁腺功能亢进、腺垂体功能亢进、绝经期综合征。

3. 心血管病变

　　主动脉关闭不全、完全性房室传导阻滞、主动脉狭窄、多发性大动脉炎。

4. 颅脑病变

　　脑肿瘤、脑外伤、脑干感染。

5. 其他

妊娠高血压综合征、红细胞增多症、药物（糖皮质激素等）。

（二）常规检查

1. 基本项目

血液生化（血钾、血糖、甘油三酯、高密度脂蛋白胆固醇、低密度脂蛋白胆固醇、尿酸、肌酐等）、全血细胞分析、尿常规（蛋白、糖和沉渣镜检）、心电图。

2. 推荐项目

24 小时动态血压监测、超声心动图、颈动脉超声、空腹及餐后 2 小时血糖、血同型半胱氨酸、尿白蛋白定量、眼底、胸部 X 线检查等。对于有并发症的患者，还应进行相应的心、脑、肾、眼等靶器官功能检查。

24 小时动态血压监测可以用于诊断白大衣高血压，发现隐匿性高血压，检查顽固难治性高血压的原因，评估血压升高的程度、短时变异和昼夜节律、治疗效果，调整用药方案等

3. 备选项目

如怀疑继发性高血压需检查血浆肾素活性、血和尿醛固酮、血和尿皮质醇、血游离甲氧基肾上腺素及甲氧基去甲肾上腺素、血和尿儿茶酚胺、动脉造影、肾和肾上腺超声、相应器官 CT 以及 MRI、睡眠呼吸监测等。

五、中医治疗

（一）辨证分型

1. 肝火上扰

【主症】头晕头疼，烦躁易怒，恼怒后头胀痛加重。

【兼症】面色潮红，耳鸣如潮，恶梦多，口干口苦，溲黄便干。

【舌脉】舌红、苔薄白，脉弦数。

【治法】平肝潜阳，清泻肝火。

【方药】天麻钩藤饮加减。火热重者，予以龙胆泻肝汤加减。

【方药解析】天麻钩藤饮的组成包括天麻、钩藤、石决明、山栀、黄芩、川牛膝、杜仲、益母草、桑寄生、首乌藤、茯神。该方出自《中医内科杂病证治新义》，是 20 世纪 50 年代采用中西医结合的方法治疗高血压病的常用方剂。该方配伍用药采用中西医双重标准：一方面按中医理法选药组方，另一方面所选之药都经药理实验证实有降压作用。方中用天麻、钩

藤平肝息风，为君药，《本草纲目》谓"天麻乃定风草，故为治风之神药"。栀子、黄芩苦寒清肝经之热，石决明平肝潜阳、除热明目，以上三药为臣药。益母草活血利水，川牛膝引血下行，两药合用活血且药性下降，以利肝阳平降；杜仲、桑寄生补益肝肾；首乌藤、茯神安神定志，以上诸药皆为佐药。组合成方，主治肝火上扰或肝阳偏亢之高血压病[6]。龙胆泻肝汤的组成包括龙胆草、黄芩、栀子、泽泻、木通、车前子、当归、生地黄、柴胡、生甘草。龙胆泻肝汤出自《太平惠民和剂局方》，原方主治"肝胆经实火、湿热"所致的诸症。原方以泻肝胆实火、清下焦湿热为法，方用龙胆草为君药，张景岳谓龙胆草为"厥阴、少阳之正药，大能泻火，但引以佐使，则诸火皆治"。黄芩、栀子苦寒泻火，为臣药。泽泻、木通、车前子引湿热从膀胱淡渗；肝体阴而用阳，实火伤阴，且苦燥、淡渗之品亦伤阴血，故用当归、生地黄养阴血，使邪去而不伤正，以上为佐药；柴胡引诸药归于肝经，甘草调和诸药，为使药。本方药味虽杂，但配伍严谨，多而不乱[6]。

【方药加减】噩梦多者加生龙牡、远志、柏子仁以镇静安神；胁肋胀痛者加川楝子、赤芍、延胡索以疏肝止痛；大便秘结者加大黄苦寒泻下。

2. 痰湿中阻

【主症】眩晕，头重如裹，头眩昏沉。

【兼症】胸闷，脘腹满闷，恶心食少，嗜睡。

【舌脉】苔白腻，脉滑。

【治法】燥湿化痰，升清降浊。

【方药】半夏白术天麻汤加减。

【方药解析】半夏白术天麻汤出自《医学心悟》的组成包括，半夏、天麻、茯苓、橘红、白术、甘草、生姜、大枣。方用半夏为君，取其燥湿化痰、降逆止呕之效，使浊阴得降。以天麻、白术为臣，天麻善平肝息风，为治风痰眩晕之要药，白术补脾燥湿。佐以茯苓健脾渗湿，配伍白术能治生痰之本；橘红理气化痰；姜枣调和脾胃，中州和则痰湿得化，清阳得升。使以甘草调和诸药。组合成方，共奏燥湿化痰，升清降浊之效。半夏白术天麻汤出自《脾胃论》的组成包括，半夏、白术、天麻、人参、黄芪、陈皮、黄柏、干姜、茯苓、泽泻、麦芽、苍术、神曲。方用半夏燥湿化痰，天麻平肝息风、升清降浊，共为君药。臣以人参、白术、黄芪、苍术补气健脾、燥湿化痰；茯苓、泽泻淡渗利湿。佐以干姜温中祛寒，黄柏清泄阴火，神曲、麦芽消食助胃，陈皮理气化痰。诸药合用，共奏健脾化湿，升清降浊之用。两方区别在于，《医学心悟》的半夏白术天麻汤组方精炼，针对风痰上扰清窍所致的病证，药简力专；而《脾胃论》的半夏白术天麻汤方中用到人参、白术、黄芪健脾益气，神曲、麦芽消食助胃，故尤适用于患者素体脾胃虚弱或兼有脾胃不足的风痰上扰证。

【方药加减】恶心呕吐者与旋覆代赭汤合方，以和胃降逆；脘腹胀闷，食欲不振者，加白豆蔻、砂仁、炒莱菔子，以芳香化湿，醒脾开胃，理气消胀；头脑昏沉者加川芎，以辛温走窜，交通上下

3. 瘀血阻络

【主症】头痛伴眩晕，重则头跳痛，刺痛难忍。

【兼症】记忆力减退，口干不欲饮。

【舌脉】舌暗淡或有瘀斑、苔薄白，脉弦。

【治法】活血通络。

【方药】降压通脉方加减。

【方药解析】降压通脉方的组成包括丹参、红花、郁金、香附、鸡血藤、瓜蒌、薤白、黄芩、菊花、草决明、珍珠母。本方为郭士魁先生所创，以从心论治、活血化瘀为法，以凉血活血、宁心安神、入心经的丹参为君药，活血化瘀，以通为补，以补心虚，伍以其他活血、行气、通脉之药。红花辛温，归心、肝经，为活血祛瘀、祛瘀止痛之要药。郁金性辛、苦、寒，归肝、胆、心经，能活血止痛、行气解郁。珍珠母性咸、寒，归肝、心经，有平肝潜阳、清泄肝火的作用，且质重入心经，有镇惊安神的功效；决明子性味与珍珠母相同，归肝经，可平肝潜阳、清肝明目、滋阴润肠。并取《金匮要略》的瓜蒌、薤白豁痰通阳，佐以黄芩、菊花等清泄肝热，少佐香附疏肝理气。全方体现了当前对高血压及高血压左室肥厚、心功能异常的中医药治疗观念，体现了中医辨证施治、治病求本、标本兼顾的特色[7]。

【方药加减】头晕者加钩藤、天麻、茺蔚子以平肝活血；舌暗有瘀斑者加地鳖虫、蜈蚣、全蝎以活血祛风。

4. 精血不足，虚风内动

【主症】头晕目眩，耳鸣如蝉，肢体麻木，筋惕肉瞤，头摇或手抖。

【兼症】记忆力减退，五心烦热。

【舌脉】舌暗红、苔薄白，脉沉弦或沉细弦。

【治法】滋阴潜阳，息风通络。

【方药】镇肝熄风汤加减。

【方药解析】镇肝熄风汤的组成包括怀牛膝、生赭石、生龙骨、生牡蛎、生龟板、生白芍、玄参、天冬、川楝子、生麦芽、茵陈、甘草。本方出自《医学衷中参西录》，方中怀牛膝性味苦酸而平，归肝肾二经，重用以引血下行，扼制气血逆乱之势，并有补益肝肾之效，为君药。重用代赭石，同龙骨、牡蛎配伍金石介类，质重而能潜降上亢之阳，为臣药。龟板、白芍、玄参、天冬合用滋阴清热，育阴潜阳，为治本之品，为佐药。肝者，将军之官，喜条达而恶抑郁，佐以麦芽、川楝子、茵陈清肝泄热同时条达肝气。甘草调和诸药，为使药。该方镇肝与潜阳并用，滋阴与疏肝并投，为标本兼治之方。

【方药加减】手抖头摇者加羚羊角粉（代）、石决明以镇肝息风；失眠者加珍珠母、首乌藤、生龙齿以镇静安神；肢麻筋惕肉瞤者加鸡血藤、木瓜、地龙以养血活络；舌淡、五心烦热者加鹿角胶、鳖甲、阿胶、当归滋阴养血除虚热。

5. 肝肾阴虚，肝阳上亢

【主症】头晕伴头胀。

【兼症】两眼视物模糊干涩，耳鸣如蝉，腰酸腿软，盗汗。

【舌脉】舌质红、苔薄白或少苔，脉沉细弦或沉弦数。

【治法】滋补肝肾，平肝潜阳。

【方药】杞菊地黄丸加减。

【方药解析】杞菊地黄丸的组成包括枸杞、菊花、熟地黄、山茱萸、干山药、泽泻、茯苓、丹皮。本方出自《医级》，方用熟地黄滋阴补肾、填精益髓为君药。山茱萸滋养肝肾而涩精，枸杞子滋养肝肾而明目，淮山药补益脾阴而固精，共为臣药。配伍泽泻泄肾利湿，防熟地黄滋腻，丹皮、菊花清泻肝火，并制山茱萸、枸杞之壅滞，茯苓淡渗利湿，以助山药之健运，均为佐药。全方补中有泻，相辅相成，为通补开合之剂，共奏滋补肝肾、平肝潜阳之功。

【方药加减】头晕耳鸣者加生龙牡以平肝潜阳；五心烦热、舌红者加知母、地骨皮以滋阴清热；记忆力减退、腰酸腿软者加龟甲、鹿角胶、杜仲、桑寄生以补肾填髓壮腰膝。

6. 脾肾阳虚

【主症】头脑皆昏沉不清，头部畏寒，畏寒肢冷。

【兼症】困倦欲睡，疲乏无力，食欲不佳，食后胀满，大便溏薄，进冷食后易腹泻，时有腹痛，夜尿频，夜尿多但排尿不爽，时有下肢水肿。

【舌脉】舌淡体胖有齿痕、苔白腻，脉沉无力。

【治法】温补脾肾，化湿利水。

【方药】真武汤加减。

【方药解析】真武汤的组成包括茯苓、芍药、生姜、白术、炮附子。本方出自《伤寒论》，方用附子为君药，大辛大热，通行十二经络，温肾助阳，化气行水，兼暖脾土，以温阳制水。臣以茯苓、生姜，茯苓健脾淡渗，生姜辛温而散。佐以白术、芍药，白术健脾燥湿，芍药利小便，敛阴且缓急止痛，止筋惕肉瞤。诸药合用，共奏温补脾肾，化湿利水之功。

【方药加减】精神不振，稍有空闲即睡者，加郁金、石菖蒲、砂仁以化湿开窍醒脾；乏力、腹泻、脘腹胀满者，加党参、炙黄芪、苍术、补骨脂、肉豆蔻、茯苓、厚朴以健脾补肾、燥湿止泻；夜尿频、小便不爽者加补骨脂、菟丝子、山茱萸、桑螵蛸、金樱子、小茴香、荔枝核以补肾缩尿；水肿甚者加干姜、桂枝、车前子、猪苓、泽泻以温阳利水；头眩昏沉不清者加钩藤、葛根、川芎、丹参以活血升阳。

（二）验案举例

1. 案例一

范某，男，37 岁。因工作紧张、熬夜致头晕头痛 2 周。刻下症见：两眼发红，分泌物增多，烦躁易怒，大便干燥、2～3 日一行，苔黄腻少津，脉弦数。测血压 160/90mmHg，其母有高血压。此前未发现过高血压，患者自以为是熬夜所致，故频饮冷物以泻火，未用药物治疗。

辨证：肝火上扰清窍。

治法：清肝泻火。

处方：龙胆草 10g，菊花 10g，钩藤 15g，炒栀子 10g，生地黄 10g，赤白芍^各10g，车前子^(包煎)15g，泽泻 10g，生大黄^(后下)10g，川楝子 10g，晚蚕砂^(包煎)10g。

以上药物共 7 剂。

二诊：头晕头痛明显减轻，大便已不干，每日一行，两眼分泌物减少，苔薄微黄，脉弦。血压：130/80mmHg。上方去大黄、晚蚕砂，再进 7 剂。

三诊：头晕头痛消失，眼不红，无分泌物，大便正常，苔薄白，脉弦。血压：120/70mmHg。

按语：本案为肝经实火上扰为患，治以龙胆草、炒栀子、生大黄苦寒泻热之品。因热邪易灼津伤阴，故在泻火同时注意补养阴血，故方用生地黄、白芍；龙胆泻肝汤中柴胡疏肝，而此案为肝火所致，故以性寒凉的川楝子代替；晚蚕砂祛风除湿活血，常用于目赤分泌物多，即除肝脾湿热。肝火自二便清除则头目清爽，血压降为正常。

2. 案例二

高某，男，65岁。头晕伴头痛20余年。刻下症见：头晕伴头痛时轻时重，重则头跳痛、刺痛难忍，失眠多梦，时有胸闷胸痛，腰痛，二便正常，舌暗有瘀斑、苔薄白，脉弦细涩。血压180/90mmHg。平素服降压0号，1片/天。

辨证：肝阳上亢，瘀血阻络。

治法：平肝潜阳，活血化瘀通络。

处方：珍珠母^(先煎)30g，菊花10g，黄芩15g，决明子15g，红花10g，郁金10g，丹参20g，鸡血藤20g，瓜蒌10g，薤白15g，香附15g，酸枣仁30g，首乌藤15g，生龙骨^(先煎)30g，生牡蛎^(先煎)30g。

以上药物共7剂，继服降压0号，1片/天。

二诊：药后头痛头晕胸闷胸痛诸症均减轻，唯感腰痛，睡眠亦较前踏实，食欲、二便正常，苔薄白，舌暗仍有瘀斑，脉沉细弦。血压：150/90mmHg。上方将鸡血藤改为25g，加赤芍15g，怀牛膝15g，桑寄生10g，再进7剂。降压药不做调整。

三诊：药后胸闷、胸痛未发作，腰痛较前减轻，仍时有头晕，睡眠好转，仍有噩梦，食欲、二便正常，苔薄白，脉沉细弦。血压：140/90mmHg。上方继进7剂。

按语：瘀血阻络在高血压病患者中是比较常见的证型，即所谓"久病入络"，故治疗时，宜在平肝潜阳的同时加入活血通络之品，方中的生龙骨、生牡蛎二者平肝潜阳、重镇安神；珍珠母，咸寒，性凉，清肝镇肝，常用于肝阳上亢兼肝热或肝火者，同时可清心火、安心神；平肝药决明子、菊花常与镇肝潜阳药一起使用；红花、丹参、鸡血藤、郁金可活血化瘀通络。

3. 案例三

邱某，男，47岁。眩晕伴头胀沉重2个月。刻下症见：眩晕伴头胀沉重，颈部支撑困难，倦怠懒动，思维迟缓，记忆力差，食欲不佳，甚则恶心，但未呕吐，大便干燥，苔黄厚腻，脉弦滑。形体肥胖，患者有烟酒嗜好。血压：160/90mmHg。

辨证：肥甘烟酒太过，湿热内生，蒙蔽清窍所致。

治法：化湿清热，和胃通便。

方药：黄连温胆汤加减。

处方：黄连 10g，竹茹 10g，半夏 10g，陈皮 6g，茯苓 10g，枳实 10g，钩藤 10g，夏枯草 12g，炒栀子 10g，石菖蒲 10g，郁金 10g，生大黄^(后下)6g。

以上药物共 7 剂。

二诊：眩晕头胀沉重感减轻，大便已通，食欲略增，仍头眩，昏昏沉沉，注意力不集中，不愿思考问题，苔黄腻，脉弦滑。血压：150/90mmHg。上方去陈皮，加藿香、佩兰各 10g，川芎 10g，继进 7 剂。

三诊：眩晕、头胀明显减轻，头脑清醒，想干工作，思考问题有兴趣，大便通畅，每日一行，苔薄腻微黄。血压：130/80mmHg。上方去黄连、半夏，加砂仁 10g，继进 7 剂。

按语：该案属湿热中阻，清阳不升，浊阴不降的实证。肥甘烟酒太过，伤及脾胃，湿热内生，进一步困脾，湿浊难以运化而致蒙闭清窍。故治疗应化湿清热，且要给积聚之湿热找出路，所以予苦寒泻下之大黄；还要注意芳香化浊醒脾，使脾阳振兴，恢复其运化功能，故予藿香、佩兰、郁金、石菖蒲；虽属实热证，苦寒药不可太过，故见其证好转，首先将黄连去掉，留炒栀子、生大黄，栀子经炒后，其寒性减轻，生大黄尚有通下积热之作用。若病情再有好转，亦可将生大黄去掉，一则以免苦寒太过伤及脾阳；二则苦能燥湿，若湿邪已去，继续用之则伤阴津。

4. 案例四

李某，男，74 岁。头晕反复发作十多年。曾被诊为高血压病，未正规服用降压药，症状加重时才服用。近 1 个月来头晕伴沉重感，昏蒙如有物包裹，食欲不佳，恶心未呕吐，食后胀满，乏力，便溏，每日 2～3 次，舌淡胖有齿痕、苔白腻，脉濡。血压：170/90mmHg。1 个月来坚持服硝苯地平缓释片，每次 1 片，每日 2 次；美托洛尔，12.5mg，每日 2 次。

辨证：脾虚运化失职，痰湿中阻，清阳不升，浊阴不降。

治法：健脾和胃，祛湿升清。

方药：半夏白术天麻汤加减。

处方：天麻 10g，钩藤 15g，半夏 10g，白术 10g，党参 15g，茯苓 15g，厚朴 10g，苍术 10g，川芎 10g，竹茹 10g，荜澄茄 10g，炒莱菔子 10g。

以上药物共 7 剂。

二诊：药后，头晕减轻，头脑昏蒙感减，恶心消失，仍有些头沉，食欲不佳，食后胀满，乏力，便溏，每日 1～2 次，舌胖有齿痕、苔腻略变薄，脉沉。血压：150/80mmHg。上方去竹茹，加黄芪15g，车前子（包煎）15g，补骨脂10g，继进7剂。

三诊：药后头晕消失，头脑清爽，乏力、胀满减轻，食欲略增，大便仍不成形，每日1～2次，苔白腻，舌胖大有齿痕，脉沉。血压：140/80mmHg。二诊原方继服7剂。

按语：湿热中阻，有的属实证，为肥甘厚味太过或暴饮暴食所致；有的属虚证，为脾虚失于运化，水湿停留所致。二者治疗不同，前者以化湿和胃消导为主甚至可用通下将实浊排泄出来，而后者则应以补虚为主，健脾化湿；二者共同点为，湿浊中阻，清阳不升，浊阴不降而致眩晕、头重、恶心等浊阴上扰之症状，故应在辨证用药基础上使用升清阳药，浊阴靠辨证用药清除，升阳药常用葛根、川芎之类。本案属脾虚痰湿中阻所致，虽无脘腹疼痛，但舌苔白腻，大便溏薄提示为脾阳虚所致，故在益气健脾基础上加用荜澄茄以温阳散寒，在二诊时，仍感头沉，食欲不佳，食后胀满，又加用补骨脂，是通过补肾阳，来助脾胃之阳气，方能获效。

5. 案例五

张某，男，79岁。眩晕十数年，时轻时重。坚持服降压药，血压控制在130～160/90～100mmHg之间。刻下症见：乏力，腰酸腿软，畏寒肢冷，精神不振，经常打瞌睡，小便排不净，且无喷射力，经常尿裤子，大便正常，舌胖有齿痕、苔薄白腻，脉沉迟无力。血压：150/100mmHg。下肢水肿（＋），降压药继续服用。

辨证：脾肾阳虚，水湿不化，清窍失养。

治法：温补脾肾。

处方：党参15g，生黄芪20g，白术10g，附子10g，干姜10g，茯苓15g，车前子(包煎)15g，补骨脂10g，川芎10g，当归12g，赤白芍各15g，泽兰15g，郁金10g，石菖蒲10g，潼白蒺藜各10g

以上药物共7剂。

二诊：眩晕、乏力、困倦感减轻，仍畏寒肢冷，腰酸腿软，小便量有所增加，排泄时较前有好转，苔薄白腻，舌胖有齿痕，脉沉迟无力。血压：130/90mmHg。原方继进7剂。

三诊：眩晕、乏力、精神好转，手足转温，尿量增加，食欲增加，仍腰酸腿软，舌胖有齿痕、苔薄白，脉沉迟。血压：130/80mmHg。上方去潼白蒺藜加小茴香10g，荔枝核10g，桑寄生15g，怀牛膝10g。继进 7 剂。

按语：此案较为少见，年老久病者可见，为脾肾阳虚、水湿不化、气血乏源、清窍失养所致。治疗时当脾肾双补，温阳化饮，健脾养血。用郁金、石菖蒲以开窍醒脾，用于脾虚，脾阳不能振兴，运化水湿，化生气血；对高血压患者，使用温阳药有顾虑，只要辨证准确，用之无妨。另外，有阳气虚之极，而致虚阳上越，则可用引火归原法，少许肉桂即可。

（三）郭维琴教授临证体会

1. 高血压病机转换规律

（1）高血压发病初期以实证为多，多为实热上扰致头晕头痛。

（2）病久，热必伤阴致阴虚阳亢。

（3）肝经实热，首先伤及肝阴，因肝肾同源，肝阴亏虚日久，可致肾阴不足，肝肾阴虚肝阳上亢。

（4）阴损及阳，阳虚日久，必致阳虚。

2. 用药体会

（1）高血压初期，多见实热，可用清肝之品，但不可苦寒太过，一则损伤脾胃，二则苦能燥湿，太过则伤阴。

（2）活血化瘀药的应用早期情志因素而致气滞血瘀；后热邪伤阴，又可致阴虚血阻；晚期气阴两虚，气不帅血致气虚血瘀、阳虚血凝等。病情发展始终贯穿着产生瘀血的因素，故在治疗中适当加入活血化瘀的药物对治疗是有益的，常用药有充蔚子、红花、桃仁、丹参、鸡血藤等。

（3）虫类药应用在高血压病的发展过程中，因本病阴血亏虚明显，尤其是晚期患者，常可出现肢体麻木、筋惕肉瞤、手抖头摇等虚风内动的表现，适当加入虫类药一则活血，二则息风，如蜈蚣、全蝎、僵蚕、蝉衣、地鳖虫等。

3. 调养

（1）劳逸结合，适当体育活动，不做剧烈运动避免精神过于紧张，加强自身修养，少安毋躁。

（2）饮食清淡，低盐，每日进盐量 6g；少食油腻辛辣食品，尤其是动物脂肪、内脏；多食纤维成分高的食物，降低热量的摄入。

（3）忌烟酒。

六、西医治疗

（一）用药原则[8]

根据《高血压合理用药指南（第2版）》降压药物的应用应遵循下列四项原则。

1. 剂量原则

一般人群采用常规剂量，老年人从小剂量开始，并根据需要逐渐增加剂量，左心室肥厚或微量白蛋白尿患者选用 RAAS 抑制剂时宜逐渐增加至负荷量。

2. 优先原则

优先选择长效制剂（从长期疗效和平稳性考虑）和复方制剂（从依从性考虑）。

3. 联合原则

对于单药治疗未达标者或2级高血压或高危人群原则上可采用联合治疗方案，对于老年患者起始可采用小剂量2种药物联合治疗，或复方制剂。

4. 个体化原则

依据不同并发症，患者对药物不同的耐受性以及患者长期经济承受能力给予个体化用药。

（二）常用药物

可以参考《高血压合理用药指南（第2版）》，目前常用的降压药物可归纳为五大类，分别为血管紧张素转化酶抑制剂（ACEI）、血管紧张素Ⅱ受体阻滞剂（ARB）、β受体阻滞剂、钙通道阻滞剂（CCB）、利尿剂。为便于记忆，下文根据英文单词的首字母，分别以 A、B、C、D 简称。

1. ACEI

ACEI 是通过竞争性地抑制血管紧张素转化酶而发挥降压作用的一类药物。自20世纪80年代上市以来，大量循证医学证据均显示该类药物对于高血压患者具有良好的靶器官保护和心血管终点事件预防作用，ACEI 以其显著的降压作用及广泛的应用范围成为基础降压药物之一。

【适应证】适合于1、2、3级高血压，ACEI 主要适用于下列高血压患者：合并左室肥厚和有心肌梗死病史的患者；合并左室功能不全的患者；合并代谢综合征、糖尿病肾病、慢性肾脏病、蛋白尿或微量白蛋白尿的患者；合并无症状性动脉粥样硬化或周围动脉疾病或冠心病高危的患者。

【禁忌证】绝对禁忌证包括妊娠、双侧肾动脉狭窄、高钾血症以及对ACEI过敏者。相对禁忌证包括，血肌酐水平显著升高（>265μmol/L）、高钾血症（>5.5mmol/L）、左室流出道梗阻的患者。

2. ARB

ARB 是继 ACEI 后对高血压具有良好疗效的作用于 RAAS 的一类降压药物。虽然 ARB 与 ACEI 在降压和心血管保护方面有许多相似之处，但 ARB 作用于血管紧张素 II 受体水平，能够更充分、更直接地阻断 RAAS，从而避免了"血管紧张素 II 受体逃逸现象"，具有较好的降压效果，并且无 ACEI 的干咳、血管神经性水肿等不良反应，患者的治疗依从性更高。

【适应证】适用于轻、中、重度高血压患者。优先选用的人群包括高血压合并左室肥厚、高血压合并心功能不全、高血压合并心房颤动、高血压合并冠心病、高血压合并糖尿病肾病、高血压合并微量白蛋白尿或蛋白尿、高血压合并代谢综合征及不能耐受 ACEI 的患者。

【禁忌证】妊娠高血压综合征、高血钾、双侧肾动脉狭窄。

【注意事项】2017 年美国成人高血压指南不推荐 ACEI 和 ARB 联合使用治疗成人高血压。

3. β受体阻滞剂

β受体阻滞剂于 20 世纪 60 年代开始被用于降压治疗，1984 年首次被 JNC3 推荐为起始降压药物，之后被众多国家高血压指南推荐为首选降压药物。然而，近 10 年来，随着临床研究的不断深入，β受体阻滞剂的降压地位受到挑战，目前不同的高血压指南对 β受体阻滞剂的推荐并不一致。

【适应证】适用于合并快速性心律失常、冠心病、慢性心力衰竭、主动脉夹层、交感神经活性增高及高动力状态的高血压患者。

【禁忌证】禁用于合并支气管哮喘、二度及以上房室传导阻滞及严重心动过缓的高血压患者。此外，不适宜首选 β受体阻滞剂的人群包括：有卒中倾向及心率<80 次/分的老年人、肥胖者、糖代谢异常者、卒中患者、间歇性跛行者、严重慢性阻塞性肺疾病患者。

4. CCB

在治疗高血压的药物中，CCB 已经应用于临床多年，其卓越的降压疗效、广泛的联合降压潜能、优越的心脑血管保护作用使其在当今的高血压治疗、降低心脑血管发病率及死亡率方面占据了重要地位。

【适应证】CCB 降压疗效强，药效呈剂量依赖性，适用于轻、中、重度高血压的治疗，其中二氢吡啶类 CCB 优先选用的人群包括：①容量性高血压（如老年高血压、单纯收缩期高血压、低肾素活性或低交感活性的高血压）患者；②合并动脉粥样硬化的高血压（如高血压合并稳定性心绞痛、颈动脉粥样硬化、冠状动脉粥样硬化及高血压合并周围血管病）患者。非二氢吡啶类 CCB 的药理特点包括松弛血管平滑肌、扩张血管及负性肌力、负性变时作用，故此类药物更适用于高血压合并心绞痛、高血压合并室上性心动过速及高血压合并颈动脉粥样硬化患者。

【禁忌证】二氢吡啶类 CCB 可作为一线降压药用于各组年龄段、各种类型的高血压患者，疗效的个体差异较小，只有相对禁忌证，无绝对禁忌证。其中，二氢吡啶类 CCB 相对禁用于高血压合并快速性心律失常患者；二氢吡啶类 CCB 相对禁用于二至三度房室传导阻滞患者，且相对禁用于心力衰竭患者。

5. 利尿剂

利尿剂用于降压治疗已逾半个世纪。多项临床研究证实，此类药物降压效果好，价格低廉，且可显著降低心血管事件的发生率和总死亡率。因此，国内外相关指南均充分肯定了利尿剂在降压治疗中的地位，并将其作为治疗难治性高血压的基础用药。临床应用最多的是噻嗪类利尿剂，以此为基础组成的固定复方制剂有助于提高降压疗效，减少不良反应，改善患者依从性，因而受到越来越多的关注。

【适应证】利尿剂适用于大多数无禁忌证的高血压患者的初始和维持治疗，尤其适合老年高血压、难治性高血压、心力衰竭合并高血压、盐敏感性高血压等患者。

【禁忌证】痛风患者禁用噻嗪类利尿剂，高血钾与肾衰竭患者禁用醛固酮受体拮抗剂。

（三）药物治疗方案

2017 年美国成人高血压指南推荐初始降压一线药物包括：噻嗪类利尿剂、CCB、ACEI 或 ARB[9]。可根据患者的具体情况，包括合并症、血压情况等选择合适药物。表 1 - 4 为有合并症的高血压治疗方案推荐表。

（四）并发症的识别及处理

高血压的并发症包括脑血管病、心力衰竭、冠心病、高血压肾损害、主动脉夹层等，具体识别处理参照心力衰竭、高血压肾损害等章节。

表 1-4　有合并症的高血压治疗方案推荐表[5]

患者特征	第一步	第二步	第三步
合并心肌梗死	A + B[2]	A + B + C[3] 或 A + B + D[4]	A + B + C[3] + D
合并心绞痛	B 或 A 或 C	B + C 或 B + A 或 A + C	B + C + A 或 B + C + D
合并心力衰竭	A + B[2]	A + B + D[4]	A + B + D[4] + C[3]
合并脑卒中	C 或 A 或 D	C + A 或 C + D 或 A + D	C + A + D
合并糖尿病或慢性肾脏病	A	A + C 或 A + D	A + C + D

【注】1：合并症指伴随冠心病、心力衰竭、脑卒中、糖尿病、慢性肾脏疾病或外周动脉粥样硬化病，且处于稳定期。伴外周动脉粥样硬化病患者的高血压用药同无合并症者，无特殊推荐，故未列入本表。2：两药合用，应从最小剂量起始，避免出现低血压。3：C 类用于心肌梗死时，限长效药物。C 类用于心力衰竭时，仅限氨氯地平及非洛地平两种药。4：D 类用于心肌梗死时包括螺内酯；用于心力衰竭时包括袢利尿剂和螺内酯。肌酐水平首次超出正常，降压治疗方案建议由上级医院决定。A：血管紧张素转换酶抑制剂/血管紧张素II受体拮抗剂；B：β受体阻滞剂；C：钙通道阻滞济；D：利尿剂。

（五）西医非药物治疗及调护

2017 年《国家基层高血压管理指南》[5]《老年高血压的诊断与治疗中国专家共识》[10]《美国成人高血压预防、监测、评估和管理指南》[9] 均认为非药物治疗是降压的重要措施，生活方式干预可预防高血压，控制血压以及预防心血管病，应鼓励患者纠正不良的生活习惯（表 1-5）。《国家基层高血压管理指南》将其概括为"健康生活方式六部曲"——限盐减重多运动，戒烟限酒心态平。

表 1-5　生活方式干预及降压效果[5,9]

干预方式	2017 美国成人高血压预防、监测、评估和管理指南			2017 国家基层血压防治管理指南	
	目标	收缩压下降效果（mmHg）		目标	收缩压下降效果（mmHg）
		高血压患者	正常人		
减轻体重	最好的目标是理想体重。对于大多数超重的成人患者来说，目标至少是 1kg	5	2~3	BMI < 24kg/m², 腰围 <90cm（男），<85cm（女）	5~20 减重 10kg

干预方式	2017 美国成人高血压预防、监测、评估和管理指南			2017 国家基层血压防治管理指南	
	目标	收缩压下降效果（mmHg）		目标	收缩压下降效果（mmHg）
		高血压患者	正常人		
合理膳食	富含水果、蔬菜、全谷物和低脂奶制品，减少脂肪和不饱和脂肪酸摄入	11	3	—	—
减少钠盐摄入	最佳的目标是钠＜1500mg/天，单对于多数成人来说，目标至少减少 1000mg/天摄入	5～6	2～3	每人每日食盐摄入量不超过 6g，注意隐性盐的摄入（咸菜、鸡精、酱油等）	2～8
增加膳食钾摄入	目标是 3500～5000 mg/天，最好能通过膳食摄入	4～5	2	—	—
运动	90～150 分/周的有氧运动，65%～75% 心率储备。（静态抗阻和动态抗阻运动略）	4～8	2～4	中等强度运动，每次 30 分钟，每周 5～7 次	4～9
适度酒精摄入	男性≤28g 酒精摄入/天，女性≤14g 酒精摄入/天	4	3	每日饮酒量限制：白酒＜50mL（1 两），葡萄酒＜100mL，啤酒＜250mL。女性减半	2～4
戒烟	—	—	—	科学戒烟，避免被动吸烟	/
心理平衡	—	—	—	减轻精神压力，保持心情愉悦	/

　　根据患者具体情况，与患者共同讨论需要改善的生活方式，制定最终目标，每次随访根据改善情况设定近期的具体目标，为患者提供咨询，鼓励其坚持。为提高可行性，可根据患者意愿，每次有针对性地选择 1～2 项

需改善的生活方式，持续督促、追踪。

七、附：高血压肾损害

（一）概述

高血压肾损害是指以持久的高血压为病因，直接造成肾脏组织的变化，并出现肾功能减退的一系列临床症状。绝大多数是以良性肾血管硬化为主，最早表现为入球小动脉玻璃样变，进一步发展可导致肾小球和肾小管缺血性病变，局灶性肾小球硬化，同时伴有肾小管萎缩、基底膜增厚和间质纤维化等病理改变。有少数恶性高血压患者，其肾脏结构破坏及功能减退发展快而严重，很短时间内就出现肾功能衰竭，医学上称为恶性小动脉性肾硬化。

本部分主要介绍非恶性高血压造成的以良性肾血管硬化为主的病证。临床症状以夜尿增多为最初表现，之后会逐渐出现蛋白尿等。临床上根据患者的症状、体征及理化检查等，将高血压肾损害分为三期，早期可见尿微量白蛋白、N－乙酰－β－氨基葡萄糖苷酶、β2－微球蛋白等肾早期损害指标异常，血肌酐、尿素氮水平正常；中期为慢性肾功能不全代偿期，可见尿蛋白阳性、尿蛋白定量 $1.5 \sim 2g/24$ 小时、肾小球滤过率 $50 \sim 80mL/min \cdot 1.73m^2$、血肌酐小于 $177\mu mol/L$；晚期为慢性肾功能不全失代偿期、衰竭期和尿毒症期，肾小球滤过率小于 $50mL/min \cdot 1.73m^2$、血肌酐大于 $177\mu mol/L$。近年来，尽管人们对高血压的重视程度在不断地增加，但研究显示高血压引起的肾脏损害，最终导致 ESRD（终末期肾病）的患病率呈上升趋势。

根据高血压的临床表现及疾病发展的不同阶段，高血压肾损害可归属于"眩晕""头痛""腰痛""水肿""尿浊""癃闭""关格"等范畴。

（二）病因病机及发病机制

中医学认为，本病的发生多由年老久病，其初期病位主要在肝，肝阳上亢，肝体失柔；肝气郁结，久而气滞血瘀，阻塞脉络；而肝郁日久化火，乙癸同源，子病及母，则易灼伤肾络，造成肾络损伤；肝火多易伤阴动血，从而造成肾络气血受损，肾络失养，以上多个病理环节相互作用，导致脏腑阴阳失衡，出现肝肾阴虚、肝阳上亢，或气阴两虚，致肾络瘀阻、肾运失司而导致肾体受损。西医学对本病的发病机制尚不完全清楚，目前认为主要与高血压引起的肾脏血流动力变化及血管重塑有关，此外还包括肾素－血管紧张素－醛固酮系统的作用、交感神经系统的作用、血管内皮功能损害、遗传、代谢等因素。

（三）西医诊断

1. 高血压肾损害诊断标准

高血压肾损害的诊断标准参考人民卫生出版社出版，由王海燕主编的《肾脏病学》第2版。①为原发性高血压；②出现尿蛋白前一般已有5年以上的持续性高血压；③有持续性蛋白尿（一般为轻、中度），镜检有形成分少；④有视网膜动脉硬化或动脉硬化性视网膜改变；⑤除外各种原发性肾脏疾病；⑥除外其他继发性肾脏疾病；⑦年龄在40~50岁以上，有高血压性左心肥厚、冠心病、心力衰竭病史，有脑动脉硬化和（或）脑血管意外病史，血尿酸升高，肾小管功能损害先于肾小球功能损害，病程进展缓慢可作为辅助诊断条件；⑧临床诊断困难时，可做肾活检行病理诊断。

2. 高血压肾损害分期标准[11]

秦建国教授将高血压肾损害分为早、中、晚三期。早期：肾早期损害指标异常，包括尿微量白蛋白（mALB）、β2-微球蛋白（$β_2$-MG）、N-乙酰-β-氨基葡萄糖苷酶（NAG），但血肌酐（Scr）正常，肾小球滤过率（GFR）正常；中期：尿常规蛋白阳性（+~++），24小时尿蛋白定量不超过1.5~2g，血肌酐（Scr）≤177μmol/L，肾小球滤过率（GFR）为50~80mL/min·1.73m²，即慢性肾功能不全代偿期；晚期：血肌酐（Scr）>177μmol/L，肾小球滤过率（GFR）<50mL/min·1.73m²，包括慢性肾功能不全失代偿期、衰竭期及尿毒症期。

（四）辨证分型

1. 肝阳上亢，肾络瘀损

【主症】眩晕，耳鸣，急躁易怒，夜尿多。

【兼症】失眠多梦，口苦，双下肢水肿，小便混浊。

【舌脉】舌暗红有瘀斑或瘀点、苔黄，脉或弦或数或涩。

【治法】平肝潜阳，化瘀通络。

【方药】降压通络方加减。

【方药解析】降压通络方的组成包括珍珠母、决明子、黄芩、菊花、丹参、牛膝、红花、鸡血藤。本方是秦建国教授在继承郭士魁先生、郭维琴教授活血化瘀治法经验的基础上，结合自身的临床经验，以郭士魁先生的降压通脉方为基础进行了巧妙化裁，创制的以平肝通络为核心治法的处方。在高血压肾损害的治疗中，平肝潜阳，降低血压水平为治疗高血压肾损害的前提，珍珠母属介类，质重性沉降，具有良好的重镇潜肝阳的作用。决明子为滑利之品，不仅可以清肝明目，且具有一定滋阴润肠通便的作用。二药合用，不仅可镇潜亢盛之阳气，而且兼顾了肝火上炎、肝肾阴虚的潜在病机，更有助于肝脏功能的恢复。黄芩也有降压、利尿的药理作用，《滇南本草》载黄芩"除六经实火实热"，菊花专制风木，《本草正义》云"凡花皆主宣扬疏泄，独菊花则摄纳下降，能平肝火，熄内风，抑木气之横逆"。针对本病的核心病机"肾络瘀损"，丹参、鸡血藤活血兼可养血，《妇人明理论》中云"一味丹参散，功同四物汤"，而《饮片新参》中记载鸡血藤"去瘀血，生新血，流利经脉。治暑痧，风血痹症"，可见其二者在活血化瘀方面疗效十分明确，并佐以红花，则针对肾脏更加增强了活血通络方面的作用[11,12]。

【方药加减】眩晕剧烈者加天麻、钩藤、生龙牡平肝潜阳；胁肋胀痛者加柴胡、黄芩、龙胆草疏肝理气；大便干者加大黄通腑。活血的同时兼顾扶正，山药是常用补益之品；有潮热汗出、舌红少苔等阴虚症状时加用女贞子、旱莲草、生地黄、麦冬；兼畏寒肢冷等阳虚表现时则予桑寄生、续断；气虚加黄芪、黄精，倍山药、黄芪补益中土，温养脾胃；若肢体重着则重用、加用通络之品，如葛根、桑枝、羌活等；牙龈肿痛，胃火炽盛，予栀子、知母；眠差多梦，予酸枣仁、首乌藤等加味；针对临床病史较长、瘀血征象较重的患者，如出现舌质紫暗，有瘀斑瘀点，脉涩等表现，则草木之品活血化瘀之力就略显薄弱，必以虫蚁破血逐瘀之品如地龙、蜈蚣等搜风通络。

2. 肝肾阴虚，肾络瘀阻

【主症】眩晕，精神萎靡，夜尿多。

【兼症】腰膝酸软，失眠，健忘，两目干涩；或遗精，颧红咽干，五心烦热；兼见双下肢水肿，小便混浊。

【舌脉】舌暗、少苔，脉细数。

【治法】滋补肝肾，化瘀通络。

【方药】杞菊地黄丸加减。

【方药解析】杞菊地黄丸的组成包括，枸杞、菊花、熟地黄、山茱萸、干山药、泽泻、茯苓、丹皮。本方出自《医级》。方用熟地黄滋阴补肾、填精益髓为君药。山茱萸滋养肝肾而涩精，枸杞子滋养肝肾而明目，淮山药补益脾阴而固精，共为臣药。配伍泽泻泄肾利湿，防熟地黄滋腻，丹皮、菊花清泻肝火，并制山茱萸、枸杞之壅滞，茯苓淡渗利湿，以助山药之健运，均为佐药。全方补中有泻，相辅相成，为通补开合之剂，共奏滋补肝肾之功。

【方药加减】阴虚火旺者加知母、黄柏、丹皮、地骨皮滋阴清热;遗精滑泄者加芡实、莲须、桑螵蛸等益肾固精;失眠健忘者加阿胶、鸡子黄、酸枣仁、柏子仁等交通心肾,养心安神;尿浊明显者加萆薢、乌药、益智仁、石菖蒲等以分清泄浊。

3. 气阴两虚,肾络瘀结

【主症】眩晕动则加剧,夜尿频。

【兼症】神疲乏力,倦怠懒言,心悸少寐,腰痛日轻夜重,双下肢水肿,小便混浊。

【舌脉】舌淡暗、苔薄白,脉沉细。

【治法】补气养阴,通络益肾。

【方药】参芪地黄汤加减。

【方药解析】参芪地黄汤的组成包括人参、黄芪、熟地黄、山茱萸、干山药、茯苓、丹皮。本方出自《杂病源流犀烛》。方用熟地黄滋阴补肾、填精益髓为君药。参、芪益气健脾,助气化,助化生气血而无伤阴之弊;山茱萸滋养肝肾而涩精,淮山药补益脾阴而固精,共为臣药。配伍丹皮清泻肝火,并制山茱萸之壅滞,茯苓淡渗利湿,以助山药之健运,均为佐药。整体用药动静结合,药力较平和,适宜守方缓图。

【方药加减】兼见形寒肢冷者加桂枝、干姜以温中助阳;若自汗出者加浮小麦、麻黄根、防风固表敛汗;腰痛甚者可酌加桑寄生、枸杞子、狗脊等补肾之品;水肿明显者加泽泻、车前子、猪苓等利水化湿之品。

【临证体会】高血压肾损害是多种病理因素长期作用的结果,而肾络瘀损这一基本病机则贯穿疾病的始终,本病病位主要在肾,涉及肝、脾等脏,虚实夹杂是该病的一个特点。治疗上,通络益肾是该病治法的一大特色,亦应用在该病各期治疗中。同时对于高血压肾损害的治疗也应强调原发病的治疗和预防,未病先防、已病防变正是中医学素来尊崇的学术观点,故临证时应加强对于高血压患者血压的控制,将延缓本病的发生发展。

(五) 验案举例

赵某,男,68岁。高血压病史15年,发现血肌酐升高3个月。自觉尿量较前减少(具体不详),尿中时有泡沫,伴尿不尽感,时有眩晕、口干、口苦、易怒、腰痛,活动后缓解,无恶心呕吐、无腰酸乏力等,纳眠可,大便调,舌暗、苔黄,脉弦滑。血压:150/80mmHg。血肌酐:130μmol/L,

下肢水肿（+），降压药继续服用。

辨证：肝阳上亢，肾络瘀阻。

治法：平肝潜阳，活血通络。

处方：珍珠母（先煎）30g，黄芩8g，菊花15g，丹参30g，鸡血藤30g，郁金8g，生黄芪40g，山药20g，黄精20g，草决明15g，桃仁10g，红花15g，续断15g，墨旱莲15g，生地黄15g，麦冬15g，牛膝15g，地龙15g，桑寄生15g，女贞子15g。

以上药物共7剂。

二诊：患者诉眩晕、口干、口苦症状有所缓解，仍时有腰痛不适。血压：130/80mmHg。继服上方14剂。

三诊：患者坚持服用本方，血压控制尚可。半年后复查血肌酐：80μmol/L。现患者继续服药，血肌酐基本正常。

按语：《素问·阴阳应象大论》有云："年四十而阴气自半也，起居衰矣。"本例患者年近古稀，肝阴耗损，肝阳上亢，则出现头晕、易怒等症状；阴虚火旺，火性上炎，则出现口干、口苦；乙癸同源，疾病日久，肾阴亦日渐亏耗，阴损及血，久病入络，肾络瘀损，气化失司，故出现自觉尿量较前减少，尿中时有泡沫，尿不尽感；而腰为肾之府，肾络瘀损，则出现腰痛。辨证为：肝阳上亢，肾络瘀阻；方中珍珠母、决明子、菊花、黄芩等药物平肝潜阳、清泄肝热；丹参、鸡血藤、地龙、红花等药活血通络；续断、桑寄生、女贞子、墨旱莲、山药、生杜仲补肾强腰，三者环环相扣，疗效显著。

（六）中医非药物治疗

肾脏五行属水，肾藏精，主生殖，主骨生髓，又主水，主纳气。由于肾脏蕴藏元阴元阳，为人体生长发育之根、脏腑机能活动之本，所以肾脏被称作"先天之本"。我们根据多年临床和养生经验提出"五浴养肾法"和"无比山药粥"肾脏调养。

1. 浴足

每天晚上，睡觉以前，以温水洗净双脚，端坐床上，左手握住左脚大拇趾，以右手小鱼际搓左脚涌泉穴36次，然后左右手足交替，搓右脚涌泉穴36下。涌泉穴，位于足底前1/3处，屈曲凹陷处，为足少阴肾经的"井穴"，所谓井，是源头的意思，所以我们浴足，取从源头上补肾之意。搓涌泉穴，有益肾养阴、清心除烦、导热下行之功。

2. 浴腰

双手握拳，拳眼向内，置于腰带以上，后腰部位上下搓动 36 次。腰为肾之府，肾虚多有腰痛。浴腰的主要穴位有膀胱经的肾俞穴（第二腰椎棘突下，后正中线旁开 1.5 寸）、督脉的命门穴（后正中线上，第二腰椎棘突下）。浴腰有温肾壮腰、培源固本之功。

3. 浴腹

双手平掌，置于小腹，来回搓动，左右各 36 下。浴腹的主要穴位有任脉的气海（前正中线上，脐下 1.5 寸）、关元穴（前正中线上，脐下 3 寸）。浴腹有壮肾起痿、补益下元之效，兼有运脾导滞，减肥排便之功。

4. 浴耳

双手置于耳前，来回搓动 36 下。肾开窍于耳，耳如同倒置的胎儿，全身各部位都在耳部有反应点，称为"耳穴"，浴耳不但能养肾，同时能起到对全身按摩的作用，长期浴耳，可有益肾填精，疏通全身气血之功，能够提高免疫力，预防感冒。

5. 浴头

又称"干梳头"，双手五指分开如梳状，置于前额发际处，从前向后搓动 36 下。头为诸阳之会、精明之府，高巅之上，唯风可到。无论肾阴虚，内风上扰，还是外风侵袭，都可导致"头风"，发为头痛、头晕的症状。浴头可有祛风升清降浊，益肾清脑之功。

6. 食疗

推荐无比山药粥，其主料为鲜山药 200g，大米 50g，加水适量。

山药，甘、平，能平补肺脾肾，养阴生津固精。常服没有阴阳偏性，十分适合食疗养生。

春季多风，五行属木，应肝气生发，加薄荷 15g。薄荷，辛、凉，有疏肝解郁之功，名方逍遥散中就含有薄荷。山药薄荷粥，可补肾疏肝解郁。

夏季多湿多火，夏季属心，长夏属土，应心气生长，脾气运化，湿气较重，加薏米 30g，莲子 30g。薏米，甘、淡、凉，有健脾利湿之功；莲子，甘、涩、平，入心、脾、肾经，能补脾止泻，益肾涩精；莲子心，苦、凉，能祛心火。山药薏米莲子粥，能补肾健脾利湿，清心除烦。

秋季多燥，五行属金，应肺气收敛，天气干燥，加百合 30g。百合，甘、微寒，有润肺止咳之效。山药百合粥，能补肾润肺止咳。

冬季多寒，五行属水，应肾气闭藏，加枸杞 20g。枸杞，甘、平，有补肾填精之效。山药枸杞粥，能补肾填精固本。

（七）西医药物治疗

血压达标可以保护残存肾单位，延缓肾损害的进展，保护心脑血管，预防心脑血管意外，是治疗的第一要义[13]

具体适应证及禁忌证见高血压病的相关内容。

1. ACEI 和 ARB

ACEI 和 ARB 从降压依赖性及非降压依赖性两方面起到保护肾脏的作用，能减少尿蛋白排泄，延缓肾损害进展，这已被临床试验所证实。高血压指南推荐 ACEI 和 ARB 为合并肾损害高血压治疗的一线用药，并推荐 ACEI/ARB 与 CCB 或（和）利尿剂联合治疗。

2. CCB

二氢吡啶类 CCB 扩张入球小动脉强于扩张出球小动脉，对于血压正常个体可能会加重球内"三高"，但对于高血压患者来说，CCB 降低血压引起的球内"三高"降低远强于对肾小球局部血流动力学影响，所以指南推荐 CCB 作为治疗合并肾损害的高血压的一线降压药。

3. 利尿剂

指南推荐利尿剂作为高血压合并肾损害的一线降压药，并推荐与 ACEI/ARB 和（或）CCB 联合用药，能够增强降压效果，减少副作用。

4. β 受体阻滞剂

JNC8 和 2014 日本高血压学会（Japanese Society of Hypertension，JSH）不再推荐其为首选降压药物，而 2016 年加拿大指南不建议老年高血压患者首选 β 受体阻滞剂。2016 欧洲高血压学会发表的《高血压伴心率增快患者管理第二次共识会议声明》指出，对于伴心率加快且有相关症状的高血压患者，没有证据表明应用减慢心率的药物治疗是不安全的，因此仍可考虑应用 β 受体阻滞剂。目前各国指南意见不一致。但 β 受体阻滞剂仍可与一线降压药联合使用。

5. α 受体阻滞剂

适用于合并良性前列腺增生的高血压患者。此类药物的副作用是直立性低血压，有此病史者慎用，心力衰竭患者慎用。目前各国指南均不推荐 α 受体阻滞剂为一线降压药，但仍可与一线降压药联合使用。

（八）西医非药物治疗[14]

1. 低盐饮食推荐非透析患者钠盐（氯化钠）的摄入量为每日 5 ~ 6g，

透析患者钠盐摄入量每日 <5g。

2. 控制体重维持健康体重（BMI 控制在 20~24kg/m²），目前的研究证据还不足以建议透析患者的理想体重范围，但是应避免体重过低和肥胖。

3. 适当运动推荐非透析慢性肾脏病（CKD）患者在心血管和整体情况可以耐受的情况下，每周运动 5 次，每次至少 30 分钟；血液透析和腹膜透析患者在透析间期可进行能耐受的运动；有条件开展血液透析过程中运动的单位，需要在医护人员指导下进行。

4. 饮食多样根据尿蛋白、肾功能、血钾、钙磷代谢等情况具体调整饮食，适当摄入蔬菜、水果，减少饱和脂肪及总脂肪摄入。

5. 限制饮酒量或不饮酒。

6. 戒烟明确建议患者戒烟，提供戒烟咨询。

7. 调整心理状态如确诊心理疾病，应到专科接受正规治疗。

（九）研究进展

相关研究[15,16]证明，降压通络方可以上调高血压肾损害大鼠肾脏肾上腺髓质素（Adrenomedullin，ADM）拮抗血管紧张素 II（AngII）的缩血管作用，从而实现对肾脏的保护，并且该方能够明显改善肾小动脉和肾小球硬化，以及肾小管变性、坏死，拮抗肾间质纤维化，促进肾组织结构恢复。

八、参考文献

[1]葛均波,徐永健.内科学(8 版)[M].北京:人民卫生出版社,2013:257-271.

[2]World Health Organization. GLOBAL STATUS REPORT on noncommunicable diseases 2014［EB/OL］. http://apps. who. int/iris/bitstream/10665/148114/1/9789241564854_eng. pdf.

[3]Wang Z,Chen Z,Zhang L,etal. Status of Hypertension in China:Results From the China Hypertension Survey,2012-2015［J］. Circulation,2018,137(22):2344-2356.

[4]Lewington S,Lacey B,Clarke R,etal. The Burden of Hypertension and Associated Risk for Cardiovascular Mortality in China［J］. JAMA Intern Med,2016,176(4):524-532.

[5]国家基本公共卫生服务项目基层高血压管理办公室,基层高血压管理专家委员会.国家基层高血压防治管理指南[J].中国循环杂志,2017,

(11):1041 – 1048.

[6]王绵之.王绵之方剂学讲稿[M].北京:人民卫生出版社,2005:188 – 192.

[7]王亚红,肖文君,罗斯琼,等.降压通脉方对自发性高血压大鼠血压及左心室肥厚的影响[J].中华中医药杂志,2010,(3):369 – 371.

[8]国家卫生计生委合理用药专家委员会,中国医师协会高血压专业委员会.高血压合理用药指南(第2版)[J].中国医学前沿杂志(电子版),2017,(7):28 – 126.

[9]Whelton P K,Carey R M,Aronow W S,etal. 2017 ACC/AHA/AAPA/ABC/ACPM/AGS/APhA/ASH/ASPC/NMA/PCNA Guideline for the Prevention, Detection,Evaluation,and Management of High Blood Pressure in Adults:A Report of the American College of Cardiology/American Heart Association Task Force on Clinical Practice Guidelines[J]. J Am Coll Cardiol,2018,71(19):127 – 248.

[10]中国老年学和老年医学学会心脑血管病专业委员会,中国医师协会心血管内科医师分会.老年高血压的诊断与治疗中国专家共识(2017版)[J].中华内科杂志,2017,(11):885 – 893.

[11]张琪,李冰,马钰,等.秦建国高血压肾损害"肾络瘀损"辨治经验[J].北京中医药,2018,(03):235 – 237.

[12]秦建国,郭一,韩琳,等.从"肾络瘀损"探讨高血压肾损害的中医病机与治疗[J].中国中西医结合肾病杂志,2015,(09):834 – 835.

[13]王海燕.肾脏病临床概览[M]北京:人民生出版社,2016:388 – 39.

[14]中国医师协会肾脏内科医师分会,中国中西医结合学会肾脏疾病专业委员会.中国肾性高血压管理指南2016(简版)[J].中华医学杂志,2017,(20):1547 – 1555.

[15]Lin Han,Yan Ma,Jian – guo Qin,etal. The Renal Protective Effect of Jiangya Tongluo Formula, through Regulation of Adrenomedullin and Angiotensin II,in Rats with Hypertensive Nephrosclerosis[J]. Evidence – Based Complementary and Alternative Medicine 2015,1(1):ePub Article ID 428106.

[16]韩琳,秦建国,王媛媛,等.降压通络方对高血压肾损害大鼠肾上腺髓质素表达的影响[J].北京中医药大学学报,2015,12(38):801 – 805.

（秦建国、张　帆、沈一凡、贾祎凡、韩佳丽）

第二章

冠心病心绞痛

一、概述

冠状动脉粥样硬化性心脏病（简称冠心病）是由于冠状动脉粥样硬化使管腔狭窄或者阻塞导致心肌缺血缺氧而引起的心脏病[1]，也是动脉硬化导致器官病变的最常见类型。冠心病归属于中医学"胸痹"范畴，是指胸部闷痛，甚则胸痛彻背、气短、喘息不得卧的一种疾病，轻者仅感觉胸闷窒息，重者则有胸痛，严重者心痛彻背、背痛彻心。

美国统计资料显示，心脏病致死者占总死亡人数的32%，冠心病以40岁以上人群多发，患病率为4%～7%，年发病率为0.3%～0.5%，冠心病住院患者占总心脏疾病住院患者的比例为0.7%～21.9%，男性多于女性，城市居民多于农村居民。近年来发病呈年轻化趋势，患病率逐年上升，病死率也随之升高，极大地威胁着人们的生命健康[2]。

1979年世界卫生组织将冠心病分为五型：隐匿性冠心病；心绞痛；心肌梗死；缺血性心肌病；猝死。根据发病特点和治疗原则，临床上主要分为两大类，即慢性心肌缺血综合征，包括隐匿性冠心病、缺血性心肌病和稳定型心绞痛；急性冠脉综合征，包括不稳定型心绞痛、非ST段抬高型心肌梗死和ST段抬高型心肌梗死。

二、历史沿革

中医文献中虽无"心绞痛"的病名，但对类似证候的记载却非常丰富。从临床表现来看，冠心病心绞痛类似中医学"心痛""胸痹"。"心痛"一词最早见于1973年长沙马王堆汉墓出土的《五十二病方·足臂十一脉灸经》，其中记载道"足少阴温（脉）……其病：病足热……心痛，烦心"，可认为是关于心痛症状的最早描述。

《黄帝内经》中多篇论及"心痛",如在《素问·标本病传论》记载"心病先心痛",《素问·缪刺论》有"卒心痛""厥心痛"之称,《灵枢·五邪》记载"邪在心则病心痛喜悲,时眩仆",《灵枢·厥病论》提出"真心痛,手足青至节,心痛甚,旦发夕死,夕发旦死",此类心痛症状严重,短时间内会迅速造成死亡。

《难经》根据心痛的病因病机、病变部位、程度及预后情况,将心痛分为"厥心痛"和"真心痛"两种。"其五脏气相干,名厥心痛;其痛甚,但在心,手足青者,即名真心痛。其真心痛者,旦发夕死,夕发旦死",认为五脏病变影响及心所致者为厥心痛,病邪直犯心脉所致者为真心痛,预后较差。

张仲景在《金匮要略·胸痹心痛短气病脉证治》篇中对其症状的论述较《黄帝内经》更为明确,并称之为"胸痹","胸痹之病,喘息咳唾,胸背痛,短气,寸口脉沉而迟,关上小紧数,瓜蒌薤白白酒汤主之""胸痹,不得卧,心痛彻背者,瓜蒌薤白半夏汤主之""心痛彻背,背痛彻心,乌头赤石脂丸主之",并认为本病为本虚标实之证,从"心痛彻背,背痛彻心"症状来看,与冠心病心绞痛非常相似。

晋代葛洪在《肘后备急方》中首提"久心痛"的名称,并列出治疗方药。并记载:"胸痹之病,令人心中坚痞忽痛,肌中苦痹,绞急如刺,不得俯仰,其胸前皮皆痛,不得手犯,胸满短气,咳嗽引痛,烦闷自汗出,或彻引背膂,不即治之,数日害人。"

隋代巢元方在《诸病源候论》中做了进一步的探讨,分篇论述了"心痛""心痹"与"胸痹",如"心痛者,风冷邪气乘于心也。其痛发,有死者,有不死者,有久成疹者""心为诸脏主而藏神,其正经不可伤,伤之而痛,为真心痛,朝发夕死,夕发朝死"。论"心痹"云:"思虑烦多则损心,心虚故邪乘之。邪积而不去,则时害饮食,心里愊愊如满,蕴蕴而痛,是谓之心痹。"论"胸痹"云:"寒气客于五脏六腑,因虚而发,上冲胸间,则胸痹……胸满短气,咳唾引痛,烦闷,白汗出,或彻背膂。其脉浮而微者是也。"

宋代《圣济总录》对"心痛"进行分类,按照发病速度分为"卒心痛"和"久心痛";按照发病原因分为九种心痛"曰虫,曰注,曰风,曰悸,曰食,曰饮,曰冷,曰热,曰去来者是也";按照原发脏腑可以分为肝心痛、脾心痛、胃心痛和肾心痛。

三、病因病机

（一）中医学对冠心病心绞痛病因病机的认识

中医学认为，本病的发生主要与七情内伤、饮食不调、肝肾不足有关，具体可总结为以下几个方面。

1. 七情内伤

秦景明《症因脉治》言："心痹之因，或焦思劳心，心气受伤。"怒则伤肝，肝失疏泄以致肝郁气滞，气郁化火，灼津成痰。忧劳伤脾，脾失健运，津液不布，遂聚为痰。恐则伤肾，肾脏为全身之元阳，而肾脏受损。喜、怒、忧、思、悲、恐、惊，七种情志失常，正气逆乱，或停滞胸中阻碍气机，使血行失畅，脉络不利，而痰瘀互阻，或致气机瘀滞，心脉痹阻，不通则痛，从而发为胸痹。长期不良情志刺激使人体阴阳火调，脏腑功能紊乱，气血运行失常，导致疾病的发生及发展。

2. 寒邪内侵

寒主收引，既可抑遏阳气，又可使血行瘀滞，发为胸痹。《素问·调经论》曰："寒气积于胸中而不泻，不泻则温气去，寒独留，则血凝泣，凝则脉不通。"巢元方《诸病源候论》指出："寒气客于五脏六腑，因虚而发，上冲胸间，则胸痹。"王肯堂《证治准绳》言："心虚则邪干之，故手心主包络受其邪而痛也。"《医门法律》言："胸痹总因阳虚，故阴得乘之。"《医学正传·胃脘痛》曰："有真心痛者，大寒触犯心君。"素体阳虚，加之心阳不足，阴寒之邪乘虚侵袭，寒凝气滞，痹阻胸中之阳，发为胸痹。

3. 饮食不节

饮食失调，如过食肥甘、膏粱厚味，平素嗜食肥甘厚味，或嗜烟酒者，均可损伤脾胃。脾胃为气血生化之源，后天之本，饮食失调，脾失健运，可聚湿生痰，痰浊阻滞脉络，络脉不通遂发为胸痹心痛。《灵枢·经脉别论》曰："食气入胃，浊气归心，淫精于脉。"指出了经脾胃消化后的饮食水谷，一方面送注于心以供给营养，助阳化气；另一方面若过食肥腻之品，则可导致浊阴不化，阻于脉道而发胸闷、心前区疼痛等症状。《滇南本草》记载烟草"性温味辛，有大毒"。《本经逢源》记载："毒草虫灼脏腑，游行经络，壮火散气。"饮酒或抽烟过度，导致痰浊内生，气机不利，血行不畅。烟草中的有害物质进入脏腑、经络，导致机体精气耗损。《素问·生气通天论》言："味过于咸，大骨气劳，短气，心气抑。"盐为咸而苦涩之品，长期过食盐，偏食咸，则易损害心肾，苦易化燥，耗伤阴血。

4. 劳倦内伤

劳累过度则伤正气，《素问·举痛论》曰："劳则喘且汗出，外内皆越，放气耗矣。"正气虚则肾不纳气，则喘，而正气虚无法温养脏腑、肌肤，故出汗。《素问·举痛论》曰："知百病生于气……也劳则气耗……"劳倦伤脾，脾虚转输失常，气血生化亦乏其源，无以濡养心脉，拘急而痛。

5. 年迈体虚

年过半百，肾气自半，肾为先天之本，脏腑阴阳之根。《素问·阴阳印象大论》曰："人年四十而阴气自半。"《备急千金要方》中指出"人年五十以上，阳气日衰，损与日俱，心力渐退"，肾阳虚衰则不能鼓动五脏之阳，引起心阳不振或心气不足，血脉失于温运，故痹阻不畅。肾阴亏虚则不能濡养五脏之阴，肾水不能上济于心，可致心火肝旺，肝郁化火，心阴亏虚，心脉失养；加之老年人脾胃虚弱，气血生化乏源而进一步致心气心血不足，心失濡养，不荣则痛；或运化失司，水湿停聚，痰浊内生，阻滞心脉，不通则痛。

综上所述，本病的发生与情志失节、寒邪内侵、饮食失调、劳倦内伤、年迈体虚等因素有关。

（二）郭维琴教授对冠心病心绞痛病因病机的认识

郭维琴教授认为，胸痹是指因外来寒邪侵袭，或情志所伤，或内有所伤致心系脉络瘀阻，以胸部闷痛阵作，甚则胸痛彻背，或兼短气、喘息不得卧的病证，又名"厥心痛""卒心痛""真心痛"。胸痹心痛又有广义和狭义之分，广义的胸痹心痛指古人所谓九心痛，在《备急千金要方》《医学心悟》《类证治裁》中均有记载，多指气心痛、血心痛、食心痛、饮心痛、风心痛、注心痛、悸心痛等多种原因引起的胃脘痛、腹痛及胸痛；而此处指狭义的心痛，即因心脏病引起的胸痹心痛，又分为厥心痛、真心痛，二者心脏受损部位有别，预后亦不同。如《医学入门·心痛》"真心痛，因内外邪犯心君，一日即死；厥心痛，因内外邪犯心包或他脏邪犯心之支络"，说明真心痛，为心脏直接受邪，则疼痛重，病死率高；而厥心痛或久心痛，是心包络受邪，故疼痛时发时止，病程较长，预后较真心痛好。

郭维琴教授认为，胸痹的病因主要包括劳倦过度、年老体弱、饮食不节、七情内伤等几个方面（图2-1）。若劳倦过度，耗伤心气，心气亏虚，心气虚不能推动血液的正常运行，血液凝滞不畅，形成瘀血，阻于络脉。年老体虚者肾气已虚，肾为五脏之根，心气根源于肾气，所以心气亦虚，久病及肾，造成肾阳亏虚。肾为先天之本，脾为后天之本，肾阳不足则脾阳不足。阳虚则推动无力，胸阳不振，则行血无力，以致瘀血阻络。年老体虚，肾精不足，肝肾同源，肝肾阴虚，则血液生成不足，心主血脉，心血不足则脉道不利，血行不畅日久致阴阳互损，阴损及阳，耗伤心阳、心气，导致瘀血停滞。嗜食肥甘厚味者，脾胃功能受损，水液不化，聚湿成痰，痰湿郁积化热，阻遏气机，血行不畅致心系络脉痹阻。七情内伤，如肝失疏泄，气滞血瘀，瘀血阻于心系络脉，不通则通，发为胸痹。胸痹病位在心，病性为本虚标实，本虚为心气虚，心阳不足，阴血亏虚；标实为血瘀、痰浊、寒凝、气滞。主要病理为心系脉络瘀阻，心脉不通。

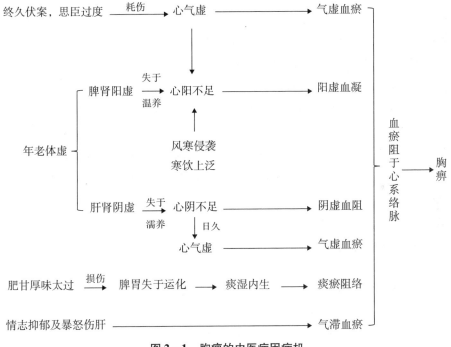

图 2-1 胸痹的中医病因病机

郭维琴教授在长期的临床实践中发现气虚血瘀证是胸痹最常见的证型。郭维琴教授认为冠心病心绞痛多发于中老年人，年过半百，肾气已虚，肾为五脏之根，心气根于肾气，所以心气亦虚。加之该病起病缓、病程长，发病之前多有高血压、糖尿病、脂血症等慢性疾病，所以认为久病心气已虚。而且患者除胸闷胸痛外，常伴有气短、乏力，有动则诱发或加重胸闷胸痛的发病特点，所以认为心气虚是胸痹之根本。心主血脉，气为血之帅，气行则血行，心气亏虚则行血无力，血行不畅，血脉瘀阻，不通则痛，则发作胸闷胸痛。

因为胸痹是由于心脉闭阻不通而出现胸闷胸痛的一种病证，不论气滞、痰浊、寒凝各种因素最终都会导致心血瘀阻，所以血瘀是最主要的标实，也是导致胸痹发生的根本原因。因为心主血脉，气为血之帅，心气的正常与否与瘀血的发生关系最密切，所以心气虚是胸痹发生的内在之根本。

综上所述，郭维琴教授认为胸痹的基本病机为气虚血瘀，以心气亏虚为本，以心血瘀阻为标。表现为本虚标实，虚实夹杂。郭维琴教授认为胸痹的根本病机为气虚血瘀，益气活血是治疗胸痹的根本大法。郭维琴教授精选药物，自拟益气通脉汤，包括党参、炙黄芪、丹参、红花、片姜黄、鬼箭羽、郁金、枳壳，在临床有显著疗效，可有效缓解心绞痛症状及发作次数[3]。方中党参、炙黄芪补心气为君药，针对气虚之根本，起到推动血瘀循行的作用。气虚严重的可用红参、西洋参、红芪，偏于气阴两虚的选用太子参、黄精，偏于阳气虚的加用薤白、桂枝、荜茇、荜澄茄。方中丹参、红花养血活血，片姜黄、鬼箭羽、郁金理气活血，针对血瘀之标，活血止痛共为臣药。若胸痛严重者，常加用三棱、莪术破血逐瘀；若伴胁肋痛常加用白蒺藜、皂角刺，疏肝理气止痛；若斑块明显、血管狭窄严重者常加用浙贝、昆布软坚散结。枳壳行气为佐使药，一方面促进血液运行，一方面防止补气药滋腻壅滞气机。

四、西医诊断

（一）临床表现

冠心病心绞痛以发作性胸痛为主要临床表现，疼痛的特点为：多由体力劳动或情绪激动所诱发，疼痛部位主要在胸骨后，或心前区，甚至横贯前胸，甚可放射至后背部。呈压迫、发闷或紧缩性，或烧灼感疼痛，持续时间一般数分钟至十余分钟，多为 3~5 分钟，很少超过半小时。休息或去除诱因或含服硝酸甘油后症状可缓解；发作时常见心率增快、血压升高、表情焦虑、皮肤冷或出汗，有时出现第四或第三心音奔马律。

（二）辅助检查

1. 实验室检查

血糖、血脂、血清心肌损伤标志物，如心肌肌钙蛋白 I 或 T、肌酸激酶

（CK）及同工酶（CK - MB）等，必要时检查甲状腺功能。

2. 心电图和动态心电图检查

大部分患者心绞痛发作时心电图可出现短暂性心肌缺血引起的 ST 段移位，常见反映心内膜下心肌缺血的 ST 段压低（≥0.1mv），发作缓解后可恢复，有时出现 T 波倒置，有助于诊断。心电图连续动态监测 Holter 检查可连续记录并自动分析 24 小时（或更长时间）的心电图，可发现心电图 ST 段、T 波改变和各种心律失常。胸痛发作时相应时间的缺血性 ST - T 改变有助于确定心绞痛的诊断，也可检出无痛性心肌缺血。

3. 放射性核素检查

核素心肌灌注显像静息及运动试验是目前认为比较可靠的诊断方法。

4. 多层螺旋 CT 冠状动脉成像（CTA）

判断冠脉管腔狭窄程度和管壁钙化情况，对判断管壁内斑块分布范围和性质也有一定意义。

5. 超声心动图

超声心动图可测定左心室功能，有助于发现其他需与冠脉狭窄导致的心绞痛相鉴别的疾病如梗阻性肥厚型心肌病、主动脉瓣狭窄等。

6. 冠脉造影

冠脉造影目前仍然是诊断冠心病较可靠的方法，可发现狭窄性病变的部位并估计其程度。冠脉狭窄可根据直径变窄百分比分为四个等级，Ⅰ级为狭窄 25% ~ 49%，Ⅱ级为 50% ~ 74%，Ⅲ级为 75% ~ 99%，Ⅳ级为 100% 完全闭塞。一般认为，管腔直径减少 70% ~ 75% 以上会严重影响血供，50% ~ 70% 狭窄者也有缺血的意义。

7. 其他检查

胸部 X 线检查对稳定型心绞痛并无特异的诊断意义，一般情况下都是正常的，但有助于了解其他心肺疾病的情况。

（三）诊断标准

根据典型心绞痛的发作特点，结合年龄和存在的危险因素，除外其他原因所致的心绞痛，一般即可建立诊断。心绞痛发作时心电图检查可见 ST - T 段改变，症状消失后心电图 ST - T 段改变亦逐渐恢复，支持心绞痛诊断。未捕捉到发作时心电图者可行心电图负荷试验。冠状动脉 CTA 有助于无创性评价冠脉管腔狭窄程度及管壁病变性质和分布，冠状动脉造影可以明确冠状动脉病变的严重程度，有助于诊断和决定进一步治疗。

加拿大心血管病学会（CCS）把心绞痛按严重程度分为四级。

Ⅰ级：一般体力活动（如步行和登楼）不受限，仅在强、快或持续用力时发生心绞痛。

Ⅱ级：一般体力活动轻度受限。快步、饭后、寒冷或刮风、精神应激或醒后数小时内发作心绞痛。一般情况下平地步行200m以上或登楼一层以上受限。

Ⅲ级：一般体力活动明显受限。一般情况下平地步行200m内，或登楼一层引起心绞痛。

Ⅳ级：轻微活动或休息时即可发生心绞痛。

五、中医治疗

（一）辨证要点

本病有虚实不同，胸痹的辨证应首分虚实，虚者指脏腑气血阴阳亏虚，包括心气不足、心血亏虚、心阴亏损、心阳不振和气阴两虚，以扶正为主要治则，治法包括有补气、养血、滋阴、温阳。实者因寒凝、气滞、血瘀、痰浊或火邪之不同，以祛邪为主，治法包括有温散寒邪、疏利气机、活血化瘀、化痰逐饮、清热泻火等。但本病多以虚实错杂多见，故发作期以标实为重，当以治其标，治以通脉止痛为要。缓解期当缓治其本，以补气血阴阳不足，兼以祛邪。做到祛邪不伤正，扶正不助邪。

（二）辨证分型

1. 气虚血瘀

【主症】胸痛时轻时重，以隐痛为主，遇劳加重或诱发。

【兼症】气短乏力，心悸，自汗，面色㿠白。

【舌脉】舌暗淡，舌体胖有齿痕，脉弱无力。

【治法】益气活血止痛。

【方药】益气活血汤、补阳还五汤、桂枝黄芪五物汤加减。

【用药】党参，黄芪，当归，赤芍，白芍，甘草，远志，酸枣仁，木香。

【方药解析】黄芪甘温，入肺补气，入表实卫，为补气诸药之最，《本草逢原》记载"黄芪能补五脏诸虚，治脉弦自汗，泻阴火，去肺热，无汗则发，有汗则止"。党参甘平，归脾、肺经，有补中益气、健脾益肺功能。两者相配，补脾益肺，培补宗气，相得益彰。宗气得充，血行得运，脏腑四肢得以濡养。

【方药加减】若脾气虚者，可见腹胀便溏，食后胀满，可加茯苓、白术；兼肾气不足者，常见腰酸腿软，夜尿频，则可加用补骨脂、菟丝子、益智仁等；兼阴虚者，常见虚烦不眠，五心烦热，舌红少苔，或为苔中剥脱者，以生脉散合方，加牡丹皮、地骨皮。

2. 气滞血瘀

【主症】胸痛呈刺痛，部位固定不移，入夜更甚。

【兼症】情志改变诱发疼痛，两胁胀痛，胸闷不舒，常叹息，时而烦躁欲哭，心悸，梦多。

【舌脉】舌质紫暗或有瘀斑、苔薄白，脉沉涩或弦涩。

【治法】理气活血，通络止痛。

【方药】血府逐瘀汤、丹栀逍遥散、一贯煎合安神定志丸加减。

【用药】丹参，红花，枳壳，赤芍，牡丹皮，当归。

【方药解析】丹参，苦、微寒，入心、肝二经，可化瘀血、生新血，祛瘀而不伤正。红花，性温、味辛，活血散瘀止痛。两药合用，共奏活血化瘀、散瘀通络之效。

【方药加减】若疼痛轻者，可予丹参饮；若痛甚则可酌加降香、郁金、延胡索以理气止痛；若因肝郁化火，可酌加牡丹皮、栀子；若为女性，七七肝始衰，因肝失濡养，而致肝失疏泄者，当以逍遥散加桃仁、红花、郁金等。

3. 阴寒凝滞

【主症】心痛甚，胸痛彻背，遇寒加重或诱发。

【兼症】乏力自汗，气短，心悸，咳喘不得卧，咳吐稀白泡沫痰，四肢厥冷，面色苍白，下肢水肿。

【舌脉】舌苔白腻或水滑，脉沉细。

【治法】辛温通阳，开痹散寒。

【方药】瓜蒌薤白汤或瓜蒌薤白桂枝汤、瓜蒌薤白半夏汤、宽胸丸加减。

【用药】瓜蒌，薤白，半夏，丹参，赤芍，桂枝。

【方药解析】瓜蒌涤痰散结，除心胸中之阴霾；薤白辛温通阳，宽胸散结；半夏配合瓜蒌涤荡痰浊；桂枝通阳散寒，降逆平冲；瓜蒌、薤白、桂枝三药相配，通阳散结之力颇强。

【方药加减】兼肾阳虚，心悸头晕，腰酸腿软，夜尿多，脉迟者，加用补骨脂、仙茅、淫羊藿、巴戟天、肉苁蓉等；若肾阳虚，水饮不化，外溢肌肤而见水肿者，用真武汤合五苓散，以温阳利水；若水饮上泛心肺，出现心悸、喘咳不得卧、咳吐白色泡沫痰者，予乌头赤石脂合五苓散，加白果、紫苏梗、紫苏子、炒酸枣仁；若阳气虚损，见短气汗出如珠、面色苍白、精神疲惫、全身湿冷、四末不温、脉微欲绝者，应给予参附汤或参附汤与右归饮合方，以回阳救逆固脱。

4. 阴虚血阻

【主症】心痛时轻时重，多呈隐痛伴憋闷，劳则加重或诱发。

【兼症】头晕目眩，腰酸腿软，五心烦热，午后潮热，虚烦不眠。

【舌脉】舌暗红，或有瘀斑，舌苔少或剥脱，脉沉细弦。

【治法】育阴活血，通络止痛。

【方药】通幽汤、天王补心丸加减。

【用药】桃仁，红花，生地黄，远志，天冬，柏子仁，酸枣仁。

【方药加减】若心痛且虚热甚为明显者，上方加牡丹皮、知母、鳖甲、地骨皮等；若头晕目眩、耳鸣如蝉者，上方加夏枯草、龙骨、牡蛎等；兼心悸加麦冬、五味子、柏子仁以养心安神。

5. 气阴血虚

【主症】胸痛时轻时重时止，劳则加重。

【兼症】心悸气短，倦怠少语，面色少华，头晕目眩，腰腿酸软。

【舌脉】少苔，脉沉细。

【治法】益气养阴，活血通络。

【方药】生脉散合人参养荣汤加减。

【用药】人参，麦冬，五味子，党参，白术，茯苓。

【方药加减】偏于气虚者可用生脉散合保元汤，以加强健脾益气之功；偏于阴虚者可用生脉散合炙甘草汤以滋阴养血，益气复脉；兼有瘀者，可用生脉散合丹参饮；痰热互结者，可用生脉散合温胆汤，益气养阴，清化痰热以止痛。

6. 湿热阻遏

【主症】胸憋闷伴疼痛，阴寒天气则加重。

【兼症】脘腹胀满不适，食欲欠佳，重则恶心、呕吐，大便正常或便秘。

【舌脉】舌暗红、苔黄腻，脉滑数或弦滑。

【治法】化湿清热，宣痹通脉。

【方药】小陷胸汤、温胆汤加减。

【用药】半夏，竹茹，枳壳，黄芩，瓜蒌，大黄。

【方药加减】若兼胸脘满闷，咳吐黄痰者，可予温胆汤加黄芩、桑白皮；便秘者加酒大黄；体质稍差者加全瓜蒌或熟大黄。

（三）验案举例

1. 案例一

邢某，男，主因"阴雨天胸闷8年"就诊。

患者8年前开始出现阴雨天胸闷，呈阵发性，每次可持续7～8分钟，伴胸部压痛、乏力、气短，近8年来仍反复发作胸憋闷，多于阴雨天明显。伴有怕热、多汗，食欲好、睡眠好、烦躁易怒、二便正常，舌边尖红、苔黄腻，脉细弦。既往有冠心病病史。心电图提示窦性心律，Ⅰ、aVL、V5、V6导联ST段轻度下移。超声心动图提示主动脉瓣钙化伴轻—中度狭窄、主动脉瓣轻度反流、三尖瓣轻度反流、升主动脉瘤样扩张。冠脉造影提示前降支近段30%～50%狭窄，回旋支近段50%狭窄，右冠状动脉远段50%～80%狭窄。

辨证：气虚血瘀，湿热闭阻。

治法：益气活血，行气化浊。

处方：党参15g，黄芪20g，瓜蒌10g，薤白10g，法半夏10g，陈皮6g，丹参20g，红花10g，鬼箭羽12g，郁金10g，枳壳10g，藿香10g，佩兰10g，炒山栀10g，茯苓15g，五味子10g。

共14剂，水煎服，每日1剂。

辨证分析：患者平素嗜食肥甘厚味，损伤脾胃，脾失运化，水液代谢失调，导致湿浊内生。病久，湿浊郁久化热，湿热内盛，闭阻血脉，导致气血运行不畅，胸中气机不畅故出现胸憋闷，血行不畅故胸痛。阴雨天湿气较重，患者内有湿浊，外湿合并内湿，病情加重，故胸憋闷多于阴雨天发作。湿热外蒸，逼迫津液外泄，故出现怕热、多汗；湿热内扰心神，故出现烦躁易怒；湿热日久，耗伤正气，心气亏虚，故出现气短、乏力。舌边尖红、苔黄腻，脉细弦，均为气虚血瘀、湿热内盛之征象。

讨论：临床上，心绞痛发作与阴雨天有关的冠心病患者，中医辨证论治多从湿浊入手。因阴雨天湿气重，体内素有湿浊的人会内外湿邪相夹，闭阻气机，导致气血循行不畅，引发心绞痛发作。所以，阴雨天易发作心绞痛的患者，提示患者体内有湿浊。治疗上，多用藿香、佩兰、砂仁、豆蔻、石菖蒲、郁金、陈皮等芳香化湿、行气化浊的药物。若单纯湿浊，没有化热，可加用荜茇、荜澄茄、薤白、桂枝、干姜等温振脾阳的药物，有助于湿浊化去，可选用瓜蒌薤白半夏汤加减；若湿郁久化热，湿热内盛，可加用栀子、黄连、滑石、虎杖等清利湿热。

2. 案例二

王某，女，50岁，以"胸痛反复发作半年"就诊。

半年来胸痛向后背放射，情绪激动时加重，可累及两胁，双目干涩、乏力、纳差、食欲不振，无反酸烧心感，大便1~2日一行，小便正常，舌暗有齿痕、苔薄白，脉沉弦。既往有高血压、冠心病病史。血压140/90mmHg，心律70次/分，心电图提示窦性心律，ST-T改变。

辨证：肝郁气滞，痰瘀阻络。

治法：活血化痰，疏肝理气。

处方：柴胡10g，川楝子10g，当归10g，片姜黄10g，郁金10g，枳壳10g，牡丹皮10g，半夏曲10g，茯苓10g，白术10g，焦山楂10g，焦神曲10g，焦麦芽10g，泽兰15g，赤芍15g，白芍15g。

共7剂，水煎服，每日1剂。

辨证分析：患者胸痛放射至后背，时可窜及两胁，疼痛剧烈，情绪波动时明显，两眼干涩。多于情绪波动时发作，系情志所伤，导致气机不畅，久之则气滞血瘀，瘀阻于心系脉络则发胸痹；肝郁气滞，久则脾气虚弱，运化不利，导致痰湿内生，而出现乏力、食欲不佳；苔薄白腻，舌胖有齿痕，脉沉为脾虚痰湿内生的表现，故本例为胸痹，证属肝郁气滞、痰瘀阻络，当以疏肝理气，活血化痰立法。

讨论：活血化瘀法治疗心系疾病尤其是冠心病比较盛行，认为血瘀证是心系疾病的重要病机，应用活血化瘀法能起到恢复心主血脉的功能，然而导致血瘀证的原因众多，单纯活血化瘀治标，而不治疗导致血瘀证的病因，临床疗效并不佳。气血关系非常密切，气为血之帅，气行则血行，血为气之母，血能载气。方中以柴胡、川楝子疏肝理气，当归、赤芍、白芍、片姜黄、郁金、枳壳、牡丹皮理气活血，半夏、茯苓、白术健脾化湿，焦神曲、焦麦芽、焦山楂健脾开胃。肝郁气滞，易灼伤肝阴，故常养血柔肝，以使肝疏泄条达，尤其是肝肾阴虚之女性或更年期女性，必在滋阴养血基础上疏肝。

临证体会：郭维琴教授通过长期临床实践及实验观察，结合中医基础理论，总结出益气活血法治疗心系疾病的学术思想，认为益气活血法是治疗心系疾病的重要方法[4,5]。该学术思想，具有重要的临床指导意义及学术理论价值，亦在长期的临床实践中得到了很好的验证。

（四）中医其他疗法

相关研究表明，遵循西医学诊治方案的同时，正确应用中医药治法，不仅可以缓解患者症状，还可进一步改善预后。除内服中药汤剂、膏方、中成药外，还包括外治法如穴位贴敷、耳穴针刺、艾灸、推拿、刮痧等，以及保健之法如运动、饮食、情志调节等。

1. 穴位贴敷

穴位贴敷是采用特定药物贴特定穴位，以达到整体调节的作用。可选用心俞、膻中、内关等穴位，实证可选用活血化瘀、理气通络之品如麝香、冰片、血竭、川芎、红花、郁金等，虚证可选用益气温阳之品如附片、肉桂、黄芪、细辛、当归等。

2. 耳穴压丸

中医学认为，耳朵和脏腑经络有着密切的联系。冠心病心绞痛者可选主穴包括心、小肠、脾、肾、肾上腺，失眠可配皮质下、神门穴，血压偏高者可配降压沟穴，血脂偏高者可配耳尖及内分泌穴。

3. 针刺法

针刺法在临床的应用十分广泛，在冠心病的治疗中可达到"急则治其标，缓则治其本"的目的，主穴可选心俞、内关、厥阴俞等穴位，寒凝心脉可配关元，气滞血瘀可配血海、膈俞，痰湿内阻可配中脘、丰隆等。

4. 灸法

针所不为，灸之为宜，对于使用药物等方法治疗效果不佳时，配用灸法往往能缓解症状。如艾条温和灸，可取穴厥阴俞、心俞、关元、膻中、内关穴，主治冠心病心绞痛寒凝心脉者。

5. 推拿

推拿法是一种通过不同程度的手法刺激，通过体表、穴位、经络，达到祛病健身的非药物疗法。可选膻中、三阴交、神门、内关、大陵等穴位，如治疗冠心病心绞痛，表现为痰浊痹阻者，可取劳宫、内关、心俞、膈俞穴，用拇指按揉劳宫、内关各 3 分钟，以酸胀为宜，然后通过擦、热敷背部的心俞、膈俞穴，以透热为宜，手法应平稳，从轻到重。

6. 刮痧

刮痧通过刺激血管，使气血通畅，平衡阴阳。操作时，患者取俯卧位，选取全息穴区、背部督脉等处，热毛巾擦洗施术部位后，右手持刮痧工具并涂抹刮痧介质如精油或凡士林等，先在患者颈项正中凹陷处刮抹，后刮脊柱正中督脉处，以刮出紫黑色瘀点为宜。

7. 膏方

膏方是中医滋补强身，防病治病的传统制剂，对冠心病心绞痛因病致虚、因虚致病的防治和调养有较好疗效。冠心病的膏方注重固本求源，如党参、黄芪、白术补益心气，柴胡、郁金、半夏、山楂调理脾胃，兼以生地、熟地黄、何首乌、枸杞等补肾益气之品。

8. 运动疗法

冠心病患者稳定期可坚持规律锻炼，锻炼强度宜适中，如散步、太极拳、八段锦等均可改善心肺功能，有助于后期康复，提高生活质量。

其他如合理膳食、情志疗法、音乐疗法等均有助于冠心病的调理及康复。

六、西医治疗

稳定型心绞痛是在冠状动脉严重狭窄的基础上，因心肌负荷的增加而引起心肌急剧、暂时性缺血缺氧的临床综合征，也称劳力性心绞痛。其特点为阵发性的前胸压榨性疼痛或憋闷，主要位于胸骨后部，可放射至心前区和左上肢尺侧，常发生于劳力负荷增加时，持续数分钟、休息或用硝酸酯制剂后疼痛消失。疼痛发作的程度、频度、性质及诱发因素在数周至数月内无明显变化。

（一）稳定型心绞痛

1. 治疗原则及目标

稳定型心绞痛的治疗原则主要是，改善冠脉血供和降低心肌耗氧。治疗目标为，首先是改善患者心绞痛症状和发作频率，提高生活质量，同时治疗冠脉粥样硬化，其二是预防心肌梗死和死亡，以延长生存期。

2. 综合治疗措施

（1）改变生活方式 心绞痛发作时应立刻休息，对较重的发作采取药物治疗，可舌下含服硝酸甘油、硝酸异山梨酯，2~5分钟见效，作用维持2~3小时。一般患者在停止活动后症状即逐渐消失。合理饮食，戒除烟酒，减轻精神负担。积极综合治疗冠心病的危险因素，如控制血压、血脂、血糖、体重。

（2）药物治疗　①硝酸酯类药物：松弛血管平滑肌，舒张全身动静脉，包括冠脉血管，增加回心血量，减少心肌需氧，改善心肌灌注，从而减低心绞痛发作的频率和程度，改善生活质量，不良反应主要为低血压、反射性心率加快、搏动性头痛和皮肤潮红等。②β受体拮抗剂：选择性的作用于β肾上腺素能受体，竞争性地抑制循环中儿茶酚胺的作用，减慢心率、减弱心肌收缩力、降低血压，从而降低心肌耗氧量以减少心绞痛发作和增加运动耐量，一般可见恶心、呕吐、轻度腹泻等不良反应，停药后症状消失。③钙通道阻滞剂：显著降低缺血心肌细胞的钙超负荷，保护线粒体功能，使缺血心肌细胞得以存活，抑制心肌收缩，减少心肌氧耗；扩张冠脉，解除冠脉痉挛，改善心内膜下心肌的供血；扩张周围血管，降低动脉压，减轻心脏负荷；抑制血小板钙离子内流，有抗血小板聚集，改善心肌的微循环的作用，不良反应主要有头晕、头痛、面色潮红、低血压、肢端麻木、牙龈肿胀和踝部水肿等。④抗血小板药物：阿司匹林通过抑制环氧化酶和血栓烷A2的合成达到抗血小板聚集的作用；氯吡格雷能有效地减少腺苷二磷酸（ADP）介导的血小板激活和聚集，主要用于支架植入以后及阿司匹林有禁忌证的患者。⑤他汀类药物：他汀类药物能有效降低胆固醇（TC）和低密度脂蛋白（LDL－C），还有延缓斑块进展、稳定斑块和抗炎等调脂以外的作用。⑥血管紧张素转换酶抑制剂（ACEI）或血管紧张素受体拮抗剂（ARB）：显著降低冠心病患者的心血管死亡、非致死性心肌梗死等主要终点事件的危险性。⑦其他：曲美他嗪通过抑制脂肪酸氧化和增加葡萄糖代谢，提高氧的利用率而治疗心肌缺血。

（3）血运重建　①经皮冠状动脉介入治疗（PCI）：是指一组经皮介入技术，与内科保守疗法相比，PCI术能使患者的生活质量提高、活动耐量增加，但是心肌梗死的发生和死亡率无显著差异，再狭窄和支架内血栓是影响其疗效的主要因素。②冠状动脉旁路移植术（CABG）：术后心绞痛症状改善者可达80%～90%，且65%～85%的患者生活质量有所提高，这种手术创伤较大，有一定的风险，适用于严重心绞痛，正规内科治疗不能控制，冠脉证实明显梗阻者，或三支及以上病变，左心功能受损，症状明显者，此外术后移植的血管还可能闭塞，应个体化权衡利弊，慎重选择手术适应证。

3. 预后

稳定型心绞痛患者大多数能生存很多年，但有发生急性心肌梗死或猝死的危险。合并室性心律失常或传导阻滞者预后较差，冠脉病变累及心肌供血的范围和心功能是决定预后的主要因素。

（二）不稳定型心绞痛

1. 一般治疗

卧床休息止痛，吸氧心电监护。

2. 药物治疗

（1）抗血小板治疗　首选阿司匹林，对于阿司匹林有禁忌证的患者改用氯吡格雷或替格瑞洛。

（2）抗凝治疗　抗凝药物可以抑制血栓生成及活性，进而减少血栓事件。目前临床上常用的非口服抗凝剂包括肝素或低分子肝素等。

（3）硝酸酯类药物　小剂量可扩张静脉，将大量血液淤积于外周容量血管，减轻心脏前负荷，降低心肌氧耗。大剂量可扩张动脉，降低血管阻力，减轻心脏后负荷。

（4）β受体阻滞剂　可控制疼痛症状，改善远期预后，减少再缺血事件及心肌梗死的发生。

（5）钙通道阻滞剂　在不稳定型心绞痛中，钙通道阻滞剂可以缓解症状，但并不能减少心肌梗死的发生率和死亡率。

（6）尼可地尔　静脉应用尼可地尔不仅可以缓解患者的心绞痛症状，尤其是微血管性心绞痛，还可改善中长期预后。

（7）他汀类药物　除了可降低血脂水平外，还可稳定斑块，减轻斑块炎症，改善内皮功能。

3. 血管重建治疗

包括 PCI 或 CABG。

七、参考文献

[1]陈灏珠.实用内科学(第 12 版)[M].北京:人民卫生出版社,2005:1806-2027.

[2]Members W G,Mozaffarian D,Benjamin E J,et al. Heart Disease and Stroke Statistics-2016 Update:A Report From the American Heart Association [J]. Circulation,2016,133(4):e38.

[3]孙卉丽,刘玉霞,王亚红,等.基于数据挖掘的郭维琴教授治疗冠心病用药规律分析[J].中华中医药学刊,2015,33(03):624-626.

[4]梁晋普,王亚红,秦建国.郭维琴教授益气活血法治疗冠心病临证经

验[J].北京中医药大学学报(中医临床版),2013,20(05):44-46.

[5]闫文婷,刘玉霞,李靖靖,等.郭维琴治疗心绞痛临床经验[J].辽宁中医杂志,2014,41(06):1119-1120.

（孟　伟、马聪燕）

第三章

·············

急性心肌梗死

一、概述

急性心肌梗死（AMI）是指在冠状动脉粥样硬化基础上，由某些机械原因，如高血压、冠脉痉挛等，导致冠状动脉易损斑块破裂，并继发血栓形成，导致冠脉急性严重狭窄或完全闭塞，心脏供血持续减少或终止，引起的心肌严重缺血和坏死。属于中医学"真心痛""胸痹心痛重症"的范畴，由胸痹、心痛进一步发展而来，临床表现为心脉骤然闭塞不通而致剧烈持久的胸骨后疼痛可伴有烦躁不安、恐惧不宁、心悸喘促、肢冷汗出、面色苍白，甚则唇舌、爪甲青紫，神昧不清，脉微细欲绝，直至厥脱，严重者可危及生命。

急性心肌梗死为危害世界公共健康最为严重的急危重症之一。近年来，随着居民生活水平的提高、饮食习惯的改变，急性心肌梗死的发病率、死亡率逐年升高。蒋立新教授发表的 China - PEACE 研究表明，2001 年至 2011 年间，我国因 AMI 住院的人数增加了 4 倍，但患者住院病死率及主要并发症的发生风险并无明显改善[1]。《中国心血管病报告 2018》统计数据显示，2002 ~ 2016 年 AMI 死亡率总体仍呈上升态势，从 2005 年开始，AMI 死亡率呈现快速上升趋势，农村地区 AMI 死亡率不仅于 2007、2009、2011 年超过城市地区，而且从 2012 年开始农村地区 AMI 死亡率明显升高，2013 年和 2016 年大幅超过城市平均水平，2016 年 AMI 死亡率城市为 58.69/10 万，农村为 74.72/10 万[2]由此可见，我国 AMI 防治现状仍非常严峻，需广大医务工作人员加以重视。

第三版"心肌梗死全球定义"将心肌梗死分为 5 型。

1. 1 型自发性心肌梗死

由于动脉粥样斑块破裂、溃疡、裂纹、糜烂或夹层，引起一支或多支冠状动脉内血栓形成，导致心肌血流减少或远端血小板栓塞伴心肌坏死。患者大多有严重的冠状动脉病变，少数患者冠状动脉仅有轻度狭窄甚至正常。

2. 2 型继发于心肌氧供需失衡的心肌梗死

除冠状动脉病变外的其他情形引起心肌需氧与供氧失平衡，导致心肌损伤和坏死，例如冠状动脉内皮功能异常、冠状动脉痉挛或栓塞、心动过速或过缓性心律失常、贫血、呼吸衰竭、低血压、高血压伴或不伴左心室肥厚。

3. 3 型心脏性猝死

心脏性死亡伴心肌缺血症状和新的缺血性心电图改变或左束支阻滞，但无心肌损伤标志物检测结果。

4. 4a 型经皮冠状动脉介入治疗（PCI）相关心肌梗死

基线心脏肌钙蛋白（cTn）正常的患者在 PCI 后 cTn 升高超过正常上限 5 倍；或基线 cTn 增高的患者，PCI 术后 cTn 升高 >20%，然后稳定下降。同时发生，心肌缺血症状、心电图缺血性改变或新发左束支阻滞、造影示冠状动脉主支或分支阻塞或持续性慢血流或无复流或栓塞、新的存活心肌丧失或节段性室壁运动异常的影像学表现。

5. 4b 型支架血栓形成引起的心肌梗死

冠状动脉造影或尸检发现支架植入处血栓性阻塞，患者有心肌缺血症状和（或）至少 1 次心肌损伤标志物高于正常上限。

6. 5 型外科冠状动脉旁路移植术（CABG）相关心肌梗死

基线 cTn 正常患者，CABG 后 cTn 升高超过正常上限 10 倍，同时发生，新的病理性 Q 波或左束支阻滞、血管造影提示新的桥血管或自身冠状动脉阻塞、新的存活心肌丧失或节段性室壁运动异常的影像学证据。

在此主要是对于 1 型心肌梗死的诊断分型进行详细阐述。

二、历史沿革

真心痛病名首见于《灵枢·厥病》篇"真心痛，手足青至节，心痛甚，旦发夕死，夕发旦死"。一则说明"真心痛"并非为一般胸痹、心痛，心脏君主之病，病情严重、预后较差，可发生手足青至节的休克结果，其次用"真"字鉴别诊断临近心窝部位的胃、肝、胆等证候引起的疼痛。《难经·六十难》指出"其痛甚，但在心，手足青者，即名真心痛，旦发夕死，夕发旦死"。汉代张仲景在《金匮要略》中更是设有胸痹心痛专篇，提出"心痛彻背，背痛彻心"，认为"阳微阴弦"，即阳气衰微，阴寒内盛为其主要病机，并提出瓜蒌薤白白酒汤、瓜蒌薤白半夏汤、枳实薤白桂枝汤等通阳宣痹的方剂，并被后世广为流传，奠定了胸痹心痛的辨治基础。隋代巢元方在《诸病源候论》中论及"心为诸脏主而藏神，其正经不可伤，伤之而痛为真心痛"，认为"真心痛"乃邪伤于心之本藏，因心为君主之官，受邪则死，故认为"真心痛"预后极差。明代以前，许多医家认为真心痛多不可救治，在辨证治疗方面的论述较少。直至明代，医家提出了"亦未尝不可生"的见解，如明代方隅在《医林绳墨》中通过临床实践发现"真心痛，手脚青不至节，或冷未至厥，此病未深，犹有可救"。王肯堂在《暴症知要》指出："心藏神，为人一身之主，其正经为风邪所乘，名真心痛，六时痛六时死，心包络脉为心之别脉，被风冷所乘，亦致心痛，其痛引喉……外有脾心痛则心下急痛，胃心痛则腹满而心痛，肾心痛则重而苦泄寒中及九种心痛，各有方脉，宜浮滑，忌短涩。"《奇效良方》为治疗"真心痛"立了"术附汤"等方，并提倡用辛香温通之剂温通经脉、回阳救逆，为后世治疗真心痛确立了一定的治法。

三、病因病机及发病机制

（一）中医学关于急性心肌梗死病因病机的相关学说

1. 六淫致病说

六淫主要指风、寒、暑、湿、燥、火六种邪气。当气候异常或长期生活在潮湿、寒冷、高温环境中均易受邪致胸痹心痛，如《素问·气交变大论》提及，"岁金太过，燥气流行……则体重烦冤，胸痛引背，……甚则喘咳逆气肩背痛""岁金不及，炎火乃行……口疮甚则心痛""岁火太过，炎暑流行……甚则胸中痛，胁支满、痛，膺背肩胛间痛，两臂内痛""岁火不及，寒乃大行……民病胸中痛，胁支满，两胁痛，膺背肩胛间及两臂内痛"。巢元方的《诸病源候论》曰："心痛者，风冷邪气乘于心也。"唐代孙思邈的《备急千金要方》亦言："寒气卒客于五脏六腑，则发卒心痛胸痹。"

2. 情志致病说

情志失调，七情异常伤及脏腑，致脏腑虚损，影响水液代谢和血液运行，产生痰、瘀停滞心脉导致胸痹心痛。王叔和的《脉经》曾言："愁忧思虑则伤心，……心伤者，其人劳倦头不垂，心中痛彻背……此为心脏伤所致也"。清代沈金亦云："曲运心机，为心之劳，其证血少，面无色，惊悸，盗汗梦遗，极则心痛。"

3. 饮食致病说

饮食不节制，过食肥甘、生冷或嗜烟好酒，损伤后天之本，酿湿生痰，阻滞脉络，经脉气血失畅而发为胸痹、心痛。如《素问·五脏生成》有言："有积气在中，时害于食，名心痹"。明龚延贤在《寿世保元．饮食·嗜酒丧身》更是强调了饮酒过多可能诱发"胸痹心痛"，书中有云："酒性大热有毒，大热能助火，一饮下咽，肺先受之……痰郁于上，溺涩于下，肺受贼邪，不生肾水，水不能制心火，诸病生下焉……或心痹痛……"。

4. 久病素虚说

素体阳虚或胸阳不振致气血运行失畅，外寒乘虚内陷，阴寒凝滞痹阻脉络而发为胸痛。《医门法津》提到"然胸痹心痛，总因阳虚故阴门乘之"。《类证治裁》中亦有"胸中阳微不运，久则阴乘阳涩而为痹结也"。

5. 外伤致病说

《黄帝内经》已认识到外伤血脉可致胸痹心痛，如《素问·刺要论》云："刺肉无伤脉，脉伤则内动心，心动则夏病心痛。"

（二）中医学对急性心肌梗死病因病机的相关论述

1. 心脉痹阻论

胸痹病位在心，心主血脉，气虚、气滞、寒凝、痰浊均可导致瘀血闭阻心脉、不通则痛，表现为胸痛隐隐、胸闷不舒等不适。《素问·痹论》曰："心痹者，脉不通。""痹在于骨则重，在于脉则血凝泣不流。"《素问·举痛论》亦有言："经脉流行不止，环周不休，寒气入经稽迟，泣而不行，客于脉外则血少，客于脉中则气不通，故卒然而痛。"

2. 阳微阴弦论

《金匮要略·胸痹心痛短气病脉证治》提出胸痹"阳微阴弦"的基本病机。书中有言："夫脉当取太过与不及，阳微阴弦，即胸痹而痛。所以然者，责其极虚也。今阳虚知在上焦，所以胸痹心痛者，以其阴弦故也。"此处依据"阳微阴弦"的脉象，阐述了胸痹心痛的病机。"阳微"即寸脉微弱，为阳气虚于上，"阴弦"即尺脉沉弦，为阴寒盛于下。由于上焦阳气不振，以致阴寒邪气乘虚上逆，胸阳不振，痹阻脉络而发病。"阳微阴弦"为胸痹心痛总的病机，通过该篇条文所论述可以看出，"气虚""阳虚"即

"阳微"，"阴弦"包括"寒""痰""瘀""气""饮"。

3. 痰瘀互结论

中医学认为，胸痹心痛的病机多为"阳微阴弦"，但对于火热炼液灼津而成痰瘀，结于心中发为心痛者亦有阐述。如《素问·气交变大论》中"岁火太过，炎暑流行，少气咳喘……，甚则胸中痛、胁支满、胁痛、脚背痛间痛、两臂内痛"，就记录了火热煎熬津液成痰，热邪煎灼血液而成瘀。《圣济总录》亦提到"毒热内淤"，王清任的《医林改错》亦有关于火热成瘀的论述，"血受寒则凝结成块，血受热则煎熬成块"。明、清时代对于胸痹、心痛的病机有了更加完善的认识，如"污血""瘀血""痰瘀同患"等论述，更加丰富完善了"阴弦"的病机，如《证因脉治》"胸痹之因，……痰凝血滞……"，《古今医鉴·心痛》"其有真心痛者，或太阳触犯心君，或污血冲心而痛极，手足青至过节者，旦发夕死，夕发旦死"。

（三）现代医家对真心痛病因病机的认识

现代医家对真心痛的认识虽各有见解，但其基本病机总归本虚标实，病位在心，与肝、脾、肾相关。本虚有气虚、阴虚、阳虚，标实有血瘀、痰浊、气滞、寒凝，以气虚血瘀为基本病机。主要为长期饮食不节、情志内伤、劳逸失调、肝肾亏虚等致心的气血阴阳不足及肝脾肾功能失调，致使痰浊、瘀血等病理产物渐阻于心脉。在情绪激动、饱餐、劳累过度、寒冷刺激等诱因作用下，使心之脉络闭塞而发为真心痛。如烦劳过度，耗伤心气，心气亏虚，心主血脉，气能行血，心气虚不能推动血液的正常运行，血液凝滞不畅，形成瘀血，阻于络脉；嗜食肥甘厚味，内伤脾胃，脾失健运，水液不化，聚而成湿，停而为痰，痰湿郁积，日久化热，湿性黏滞，阻遏气机，胸阳不展，不能行血，痹阻心系络脉；七情内伤，肝失疏泄，气机不畅，气滞血瘀；肾为先天之本、脾为后天之本，年老体虚，则脾肾虚损，或心气虚损日久，久病及肾，造成肾阳亏虚，肾阳为一身阳气之根本，肾阳不足则脾阳亦不足，阳气有温煦推动作用，阳虚则胸阳不振，行血无力，瘀血阻络；一身之阴以肝肾之阴为根本，肝肾同源，年老体虚，肾精不足，肝肾阴虚，精血同源，血液生成不足，心主血脉，心血不足，脉道不利，则血行不畅，且久病阴阳互损，阴损及阳，耗伤心阳、心气，导致瘀血停滞。上述种种病因皆能引起痰、瘀等病理产物渐阻于心脉，导致血行不利，在诱因的作用下致心脉闭塞不通发为真心痛，如不及时救治，短时间内可致心阳虚衰，鼓动无力，而发为心衰、脱证等危候（病因病机

图3-1）。

张伯臾教授认为，真心痛由心痹发展而来亦属本虚标实，治疗提倡药宜淳和勿悍烈，治宜通补防厥脱，张氏认为本虚可为表现为阳虚、阴虚，但以阳虚居多。阳微不运，阴乘阳位而致血脉不通，则闭结而痛，标实者则因气滞，或因血瘀，或因痰浊，或因寒凝。治疗上应扶正祛邪灵活运用通补之法，宜温阳通阳而不宜补阳，宜益气补气而不宜滞气，宜活血行血而不宜破血，宜行气降气而不宜破气，宜化痰豁痰而不宜泻痰，宜散寒温寒而不宜逐寒。本病若发展至阳微阴绝，心阳外越之休克，或见阳虚水饮凌心射肺之心衰，以及心阳阻遏、心气不通之严重心律失常，则应用中西医同治方法进行抢救。岳美中教授认为，阳气素虚，寒气聚于清阳之府，若夹浊阴上逆，导致胸膺部痹塞闷痛则发为胸痹。胸为清阳之府，心属少阴，体阴而用阳，一有浊阴，主张以阳药和通药清散阴邪，不可掺杂阴柔滋敛之品，所用血府逐瘀汤中多去芍药等阴柔之品而加温通类药，另外其重视舌脉诊，认为胸痹多为白苔打底，上罩一层薄黄苔，且多滋润。浊阴之舌苔多为白色，若见黄色，多因阴邪踞阳位，表面阳化或浊阴上承，阳气上腾所致，不可单从阳论治，概括而论为浊阴弥漫勿过阴柔，胸痹苔黄非尽属热。陈可冀教授认为心绞痛的发作有偏热、偏寒、偏虚、偏实之不同，程度较重时，多为血络痹阻、胸阳不宣或寒凝络脉，应重视通或通补兼施，常用"芳香温通""宣痹通阳""活血化瘀"之法。

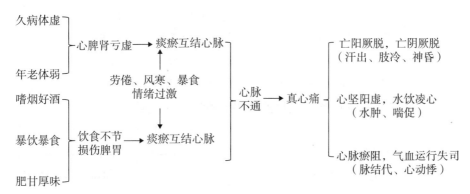

图3-1 真心痛的中医病因病机

（四）郭维琴教授对急性心肌梗死病因病机的认识

郭维琴教授在传承其父郭士魁先生丰富的临床经验及"活血化瘀""芳香温通"的冠心病治疗大法，基于"心主血脉"的基础理论与临床经验，尤其重视正气在心血管疾病中的重要作用，认为气虚血瘀为心系疾病根本病机，并重视益气活血法在治疗中的运用。

真心痛是胸痹进一步发展的严重病证，其特点为剧烈而持久的胸骨后疼痛，伴心悸、水肿、肢冷、喘促、汗出、面色苍白等症状，甚至危及生命。如《灵枢·厥论》谓："真心痛，手足青至节，心痛甚，旦发夕死，夕发旦死。"其病因病机和"胸痹"一样，在劳倦体弱、饮食、情志等长期作用下产生痰浊、血瘀致血行不利，心脉痹阻，在感邪、寒冷、饱餐、活动及情绪激动等诱因下致使气滞寒凝，血瘀痰阻，闭塞心脉发为真心痛。真心痛病位在心，病性为本虚标实，缓解期以本虚为主，多见心气虚、心阳不足、阴血亏虚；急性期以标实为主，多见血瘀、痰浊、寒凝、气滞。其主要病机为心系脉络瘀阻，心脉不通，若心气不足，运血无力，导致心脉瘀阻，心血亏虚，气血运行不利，可见心动悸、脉结代（心律失常）；若心肾阳虚，水邪泛滥，水饮凌心射肺，可出现心悸、水肿、喘促，即心力衰竭的症状和体征，或亡阳厥脱，亡阴厥脱，即心源性休克的症状和体征，或阴阳俱脱，最后导致阴阳离决。心痛是真心痛最早出现、最为突出的症状，其疼痛剧烈，难以忍受，且范围广泛，持续时间长久，患者常有恐惧、濒死感。因此，在发作期必须选用有速效止痛作用之药物，以迅速缓解心痛症状。疼痛缓解后予以辨证施治，常以补气活血、温阳通脉为法，可与胸痹辨证互参。心痛发作时，可予以宽胸气雾剂口腔喷雾给药，或舌下含化复方丹参滴丸，或速效救心丸，或麝香保心丸，以缓解疼痛，并注意卧床休息，同时低流量给氧，保持情绪稳定，大便通畅等，临床多采用中西医结合治疗。

（五）西医学对急性心肌梗死发病机制的认识

1. 冠状动脉粥样硬化斑块的不稳定性

冠状动脉粥样硬化斑块的不稳定性是急性心肌梗死的主要病理基础。由于血管内膜局部持续损伤产生过度的纤维增生性回应（脂质沉积－脂质条纹－脂质核心、纤维帽）最终致粥样斑块形成，最后由于泡沫细胞不断凋亡，脂质沉积及巨噬细胞释放酶水解纤维帽致脂质核心增大、纤维帽逐渐变薄，导致斑块不稳定性增加。

2. 冠状动脉内血栓形成

在冠状动脉严重狭窄的基础上，因血管内皮损伤和不稳定粥样斑块破裂等原因，在相关冠状动脉的某分支内形成血栓，这是造成急性心肌梗死的主要原因。

3. 冠状动脉管腔痉挛

冠状动脉管腔痉挛是导致急性心肌梗死发生和（或）程度加重的重要因素，持久的冠状动脉痉挛可致心肌供血严重障碍，直接造成心肌梗死，也可使邻近斑块的血管内皮变形，形成扭转性应力，导致粥样斑块发生撕裂，两种情况都可产生血栓堵塞冠状动脉。多数情况下痉挛发生在狭窄的冠状动脉，但也有例外，有文献报道大约有 10% 的急性心肌梗死患者的冠状动脉无病变。急性心肌梗死的主要发病机制是冠状动脉粥样斑块破裂，斑块内大量的促凝物质释放，在患者体内多种因素共同作用下导致局部冠状动脉急性堵塞以及冠状动脉痉挛。

四、西医诊断

（一）心肌梗死的诊断标准

具有梗死性心绞痛的特点，同时具有心电图动态演变，根据相邻导联 ST 段是否抬高分为 ST 段抬高型心肌梗死与非 ST 段抬高型心肌梗死，并且有以下至少一项：心肌坏死标志物（如肌钙蛋白）≥1 次测定值超过正常上限 2 倍，或增高后降低；超声心动图提示阶段性室壁运动异常；冠脉造影提示冠脉阻塞。临床表现疑似心梗的患者，应完善相关辅助检查并除外其他可能的疾病，及早予以再灌治疗，开通罪犯血管，挽救濒死心肌，缩小梗死范围，预防严重并发症。必须指出，症状和心电图能够明确诊断 ST 段抬高型心肌梗死的患者不需要等待心肌损伤标志物和（或）影像学检查结果，而应尽早给予再灌注及其他相关治疗。

1. 症状、病史及体征

（1）心梗典型症状　发病前数日多伴有新发生心绞痛或原有心绞痛加重，乏力、胸部不适，活动时心烦、气急、烦躁等先兆表现；突发胸骨后或心前区剧烈的疼痛呈压榨感、紧缩感、窒息感或胸闷憋气；时间常超过 20 分钟，可向左上臂、左前臂尺侧、咽部、下颌、颈部、背或肩部放射；既往缓解方式（如含服硝酸甘油）不能完全缓解。

（2）心梗不典型症状　多见于女性、老年、糖尿病、慢肾衰及痴呆患者。疼痛放射部位不典型，如放射剑突下、上腹部表现为腹胀、胃灼热伴恶心和呕吐；疼痛性质不典型，如无胸痛或胸痛不明显而表现为气短、呼吸困难、大汗、头晕、黑朦、晕厥或短暂意识丧失。

（3）既往史　包括冠心病史（包括心绞痛、心肌梗死、CABG 或 PCI）、高血压、糖尿病、外科手术或拔牙史、出血性疾病（包括消化性溃疡、脑血管意外、大出血、不明原因贫血或黑便）、脑血管疾病（包括缺血性卒中、颅内出血或蛛网膜下腔出血）以及抗血小板、抗凝和溶栓药物应用史。

（4）体格检查　应密切观察患者的生命体征、一般状态，视诊有无皮肤湿冷、面色苍白、烦躁不安、颈静脉怒张等，听诊有无肺部啰音、心律不齐、心脏杂音和奔马律，评估神经系统体征。

2. 心电图的动态演变

应在首次接诊后 10 分钟内记录 18 导联心电图，由于早期心电图可能改变不明显，故应间隔 10 ~ 30 分钟复查，并与既往心电图进行比较，尽早开始床旁检测，及时发现恶性心律失常。

典型心电图动态演变为：缺血性 T 波（T 波基底增宽，振幅增高可持续数分钟至数小时，梗死区对侧导联 T 波直立加大，多见于急性早期）；ST 段融合性抬高至 ST – T 单向曲线型抬高（对应导联镜像性 ST 段压低，多见于充分发展期）；Q 波形成（Q 波增大变深，多于亚急性期同时 R 波减少消失，ST 段回落，T 波由直立逐渐倒置变深）。应注意部分心肌梗死患者（非 ST 段抬高性心肌梗死）心电图不表现为 ST 段抬高，而表现为其他非诊断性心电图改变，常见于老年人及有心肌梗死病史的患者。注意警惕新发或可疑新发的 ST 段抬高或完全性左束支传导阻滞的心电图表现，若心梗诊断困难时需结合临床情况仔细判断。

3. 血清心肌标记物浓度的动态改变

cTn 是诊断心肌坏死最特异和敏感的首选心肌损伤标志物，可鉴别心梗（cTn 在发病后 24 小时内增高或增高后降低，且有 ≥1 次超过正常上限或 ≥2 倍正常值上限或相邻 2 次结果比较升高 ≥20%）和心绞痛，并有助于预后评估及危险分层。肌酸激酶同工酶 MB（CK – MB）对判断心肌坏死的临床特异性较高，STEMI 时其测值 ≥2 次超过正常上限或 ≥2 倍正常值上限伴有先升高后回落的动态变化；溶栓治疗后梗死相关动脉开通时 CK – MB 峰值前移（14 小时以内）；诊断再发心肌梗死。肌红蛋白测定有助于 STEMI 早期诊断，但特异性较差。三种血清心肌标记物的动态改变见表 3 – 1。

表 3 – 1   三种血清心肌标记物的动态改变

检测时间	肌钙蛋白 T	肌钙蛋白 I	肌酸激酶同工酶 MB	肌红蛋白
开始升高	2 ~ 4 小时	2 ~ 4 小时	4 ~ 6 小时	1 ~ 3 小时
峰值时间	10 ~ 24 小时	10 ~ 24 小时	18 ~ 24 小时	6 ~ 9 小时
持续时间	5 ~ 14 天	4 ~ 10 天	2 ~ 3 天	1 ~ 1.5 天
意 义	发现少量坏死心肌，敏感性高		大范围心肌梗死	心梗早期诊断，特异性较低但是阴性预测准确率高

4. 其他相关检验、检查

包括全血细胞计数（常伴有白细胞升高）、血沉、血生化（离子、肝功能、肾功能、血脂等）、血凝（溶栓或抗凝治疗基线对照）、心衰标记物（BNP/NT – proBNP）等，以了解并存病情及严重程度。

超声心动图，有助于急性心肌梗死的诊断，并发症包括节段性室壁运动异常、乳头肌断裂、二尖瓣脱垂等的诊断，以及鉴别诊断包括急性心包炎、主动脉夹层、肺栓塞，心肌损害的范围及静息左心室功能的评估。

X 线胸片、CT，有助于了解心肌梗死合并急性左心衰所致的肺淤血水肿的情况，除外气胸、急性心包炎、夹层动脉瘤及肺栓塞等引起急性胸痛的原因。

冠状动脉造影，作为诊断冠心病的最佳指标，可以显示病变部位、是否存在冠脉痉挛及狭窄程度。应根据患者的危险程度分层，尽早在控制病情的前提下进行此项检查，以明确罪犯血管并予以介入干预治疗。急性期冠脉造影的主要应用指征为经无创性辅助检查不能确定诊断；心梗后心绞痛；合并严重心律失常或心功能不全；其他情况如心脏核磁共振（CMR）、冠状 CT 三维成像、核素心室造影及核素心肌灌注和（或）代谢显像等应待病情稳定后完善相关检查

5. 鉴别诊断

STEMI 应与主动脉夹层、急性心包炎、急性肺动脉栓塞、气胸和消化道疾病（如反流性食管炎）等引起的胸痛相鉴别。向背部放射的严重撕裂样疼痛伴有呼吸困难或晕厥，但无典型的 STEMI 心电图变化者，应警惕主动脉夹层。急性心包炎表现发热、胸膜刺激性疼痛，向肩部放射，前倾坐位时减轻，部分患者可闻及心包摩擦音，心电图表现为 PR 段压低、ST 段呈弓背向下型抬高，无镜像改变。肺栓塞常表现为呼吸困难、血压降低、低氧

血症。气胸可以表现为急性呼吸困难、胸痛和患侧呼吸音减弱。消化性溃疡可有胸部或上腹部疼痛，有时向后背放射，可伴晕厥、呕血或黑便。急性胆囊炎可有类似 STEMI 症状，但有右上腹触痛。这些疾病均不出现 STE-MI 的心电图特点和演变过程。

（二）评估

1. 判断心肌梗死患者的心梗部位

（1）前间壁心肌梗死 $V_1 \sim V_4$。

（2）下壁心肌梗死 II、III、AVF。

（3）前壁广泛心肌梗死 $V_1 \sim V_6$、I、AVL。

（4）下壁广泛心肌梗死 II、III、AVF 加 $V_7 \sim V_9$ 和/或 $V_3R \sim V_5R$。

（5）正后壁心肌梗死 $V_7 \sim V_9$。

（6）右心室心梗 $V_3R \sim V_5R$。

2. Killip 心功能分级及死亡风险

适用于心肌梗死后心衰患者，用于判断心肌受累的面积及预后，分级越高再灌注治疗效益越明显，分级标准见表 3 – 2。

表 3 – 2　Killip 心功能分级及死亡风险评价

分级	临床特点	预期死亡率
I 级	无心衰及心脏失代偿表现	5%
II 级	轻度心衰，肺部啰音 <50% 肺野，奔马律，窦性心动过速或其他心律失常，静脉压升高有肺淤血的 X 线表现	15% ~20%
III 级	肺部啰音 >50% 肺野，可出现急性肺水肿	40%
IV 级	心源性休克，有不同阶段和程度的血流动力学障碍	80%

五、中医治疗

（一）常用治疗大法

1. 芳香温通法

使用芳香走窜、温经止痛的药物，以治疗寒凝脉络为主的胸痹心痛。汉代以前，多采用芳香温通的方法治疗胸痹心痛。如《灵枢·五味》篇记载 "心痛宜食薤"，最早提出了薤白治疗心痛的方法。汉代张仲景更是在《黄帝内经》温通用薤法的基础上创立了多种以薤白为主药的方剂，如瓜蒌薤白白酒汤、枳实薤白桂枝汤等。晋代葛洪在《肘后备急方》中，治疗卒心痛的方中多配以桂心、干姜、吴茱萸、麝香等芳香温通之品。唐代孙思邈《备急千金要方》中记载了五辛汤治疗心腹冷痛，如细辛散、蜀椒散治胸痛达背，熨背散治胸背疼痛而闷等。《外台秘要》中亦收载了多种芳香温通治疗心痛的验方，如蜀椒丸、麝香散等。宋代以后关于运用芳香温通法治疗心痛的记载更加丰富，如《太平圣惠方》中治疗卒心痛多选辛温之良姜、附子、桂心、乌头与芳香之麝香、木香相伍，《圣济总录》中用乌头丸、吴茱萸汤治疗卒心痛，以桂心丸、沉香丸、丁香汤等治疗久心痛。清代喻家言在《医门法律·中寒门》中提到："诸经心痛，宜急温其经，诸腑心痛，宜急温其腑，厥心痛，急以术附汤温之。"《临证指南医案·心痛》中总结了叶桂的用药经验："脾厥心痛者用良姜、姜黄、丁香、草果、厚朴治之，以其脾寒气厥，病在脉络，为之辛香开通也。"

2. 活血化瘀法

使用活血、行血、破瘀的中药治疗以血瘀为主的胸痹心痛。此法源于《黄帝内经》的"血实宜决之"，而葛洪的《肘后备急方》将活血化瘀法最早用于胸痹心痛，唐代的《备急千金要方·心腹痛》中记载了治疗心痛的当归汤，方以当归、桃仁、芍药等组成，使活血化瘀法治疗胸痹心痛基本成形。宋代以后，活血化瘀法被广泛应用，例如在《太平圣惠方》记载的治疗心背痛、卒心痛的方剂中选用丹参、川芎、当归、莪术等活血破血之品。明代医家更是在前人的基础上，创立了大量活血化瘀的方剂，如《普济方》中载有的赤芍丸、桃红丸等。至清代可谓是活血化瘀治疗胸痹心痛的巅峰时期，具有代表性的医家有王清任、唐容川和叶天士。王清任在所著的《医林改错》中提出"补气活血""逐瘀活血"两大法则，特别提出，突发胸痛投水金散、瓜蒌薤白白酒汤，不效时可服血府逐瘀汤。唐容川在《血证论》中亦提出，心瘀血，急宜去瘀为要，应用归芍失笑散，加琥珀、朱砂、麝香治之。叶桂在《温热论》中主张用虫类药通络以活血化瘀，常用药物如地龙、土鳖虫、水蛭等。这些论述对后世论治胸痹心痛颇有启发。

3. 化痰逐饮法

以豁痰开胸、健脾祛湿的药物组方，用于治疗胸痹心痛以痰浊为主的证候。《素问·至真要大论》有载"民病饮积心痛"，提出了"胸痹心痛"的病因为痰饮。《金匮要略·胸痹心痛短气脉证治》以化痰逐饮为法创治了沿用至今的效方系列瓜蒌剂，奠定了化痰逐饮法的基础。唐代《千金要方·脚痹》以前胡汤疗"脚中逆气，心痛彻背，少气不得食"，药用前胡、半夏、生姜等化痰逐饮，并配桂心温通、人参扶正，相得益彰。宋代《太平圣惠方》更是在瓜蒌薤白半夏汤方中加温化痰饮之品使其效更佳。明清两代更是将化瘀逐饮法广泛运用于胸痹心痛的治疗中，伍用化痰、化瘀两类，提出"一病二治"，其不仅认识到胸痹心痛发病中痰的重要性，更是注意到痰、瘀互结导致胸痹心痛的相关性。

4. 痰瘀同治法

"心痛宜食薤""血实者宜决之"，可谓胸痹心痛从痰、瘀论治的雏形。明代以前多以究其方药、据方测证，推测胸痹心痛的痰瘀同治法。明代以后，便明确提出了胸痹心痛的痰瘀致病说。张仲景在治痰方中多配以白酒畅达血气，为体现痰瘀同治法的最早方。唐代《备急千金要方·心腹痛》对卒发胸痹心痛治之以大黄、鬼箭羽以活血化瘀，桔梗化痰体现了痰瘀同治的思想。《圣济总录》中治疗胸痹方的四温散方中用枳实散结化痰、莪术活血化瘀；治心痛的当归散中以当归、赤芍活血，桔梗、槟榔化痰浊。《太平圣惠方》治卒心痛，胸闷欲绝、面色青、四肢逆冷的吴茱萸丸方中，以干漆、当归活血，槟榔、白术、桔梗化痰积；可见宋代医家已将痰瘀同治的思想广泛用于胸痹的治疗。危亦林的《世医得效方》有载治久心痛的神效散，以陈皮、荜茇理气化痰，三棱、莪术、元胡活血止痛。明代以后提出"痰瘀同患"致病说，《万氏家传保命全集》"瘀血痰饮所冲，则其痛掣背……手足俱青至节，谓真心痛"，《证因脉治》"胸痹之因……痰凝血滞……"，均属痰瘀同论。曹仁伯在《继志堂医案·痹气门》中提到"胸痛彻背，是胸痹，……此病不唯痰浊，且有瘀血交阻隔间"，表明他们在前人基础上完善了理论并推广运用于临床。

5. 益气养阴法

以健脾益气养阴之药组方用于治疗胸痹心痛以气阴两虚为主的证候。《金匮要略·胸痹心痛短气病脉证治》秉承了《素问·五常政大论》中"虚者补之""损则益之"的治则，创制了人参汤用于治疗胸痹心痛之虚证。《伤寒论》中益气养阴之炙甘草汤以炙甘草、桂枝、人参益心气，以麦冬、生地黄、阿胶养心阴，主治脉结代、心动悸，其配伍对后世益气养阴法治疗胸痹心痛有很大影响。金元时期，李杲尤为重视中焦脾胃的作用，认为内伤杂病多为中焦受损、元气损耗的结果，并且创制了益气养阴名方生脉饮，对后世运用益气养阴法治疗"胸痹心痛"做出了显著贡献。喻家言更是在《医门法律》中提出了"心痛者……为心虚，而用地黄白术补之"，在强调养阴益气治疗胸痹心痛的同时又突破了前人重视补气而忽视养阴或重于养阴而略于补气的不足，使益气养阴治疗胸痹心痛的论述更加完善。

6. 补肾固本法

补肾固本法是以温壮肾阳、滋补肾阴的药物组方治疗胸痹心痛以肾虚不足为主的证候。《金匮要略》中以乌头赤石脂丸壮心肾阳气、通阳宣痹治疗真心痛，开创了温肾阳治法的先河，但后世医家多局限于温补肾阳而忽略滋补肾阴。至明代，张介宾打破前人的局限，所著的《景岳全书》中提到："凡房劳过度，肾虚森弱之人，多有胸胁间隐隐作痛，此肝肾精虚……唯宜左归饮、小营煎及大补元煎之类为主之……"主张调整肾之阴阳，即温阳滋阴并举，奠定了补肾固本治疗胸胁痛的基础，对后世治疗胸痹心痛，启发良多。

（二）辨证分型

1. 血脉骤闭，心阳衰微

【症状】胸痛剧烈，胸痛彻背，背痛彻胸，面色苍白，汗出，手足发凉，皮肤湿冷，畏寒。

【舌脉】舌淡黯、苔白腻，脉沉无力、迟缓、细弱或结代、弦紧、沉紧或沉弱。

【治法】活血通脉止痛，益气温阳敛阴。

【方药】乌头赤石脂丸加减。

【用药】乌头，附子，蜀椒（川椒），赤石脂，干姜。

【方药解析】乌头赤石脂丸本出《金匮要略·胸痹心痛短气病脉证治》，由乌头、附子、蜀椒（川椒）、赤石脂、干姜组成，主治"心痛彻背，背痛彻心"。附子属大辛大热，主治亡阳脉微细欲绝，或肾阳虚腰膝冷痛，或脾肾阳虚五更泄泻；川乌功专祛风散寒除湿而止痛；蜀椒燥湿祛寒，通痹止痛，又能止泻，主治命门火衰之停痰、水饮；干姜温中散寒，温肺化饮。方中一特殊之处为乌头、附子均为毛莨科植物的一部分，其中乌头为块根，而附子为其旁生块，古籍《本草备要》载"乌头功同附子而稍缓，附子性重敛逐脾之温寒，乌头性轻疏逐脾之温风，寒疾以附子宣而风疾用乌头宣"，由此而见尚不能解疑惑。《金匮要略》中亦有记载"方中乌头附子同用按乌头以逐水而附子循环血气，乌头附子为一物其功大同小异，一力用二品而意疑"亦未能明了，其用意尚有待进一步体会。

2. 心肾阳微，水气凌心

【症状】心痛暴作，憋闷欲死，咳吐泡沫痰涎，心悸喘息不得卧，咳吐白色泡沫痰，汗出肢冷，小便不利。

【舌脉】舌胖大质黯、苔白腻水滑，脉沉细滑。

【治法】益气温阳化饮。

【方药】益气泻肺汤或苓桂术甘汤加减。

【方药解析】益气泻肺汤为郭维琴教授治疗心衰病阳气亏虚、水停血瘀的自拟方，认为其病机为上焦阳气亏虚，水饮、瘀血、痰浊等阴邪上犯阳位所致，治宜益气温阳，活血利水为主。药以党参（病情危重、阳气欲脱者代以人参）、黄芪（生用）、葶苈子、桑白皮、车前子、泽兰、茯苓、猪苓组成。其中党参（或人参）、生黄芪甘苦温，益气以生发阳气；桑白皮、葶苈子为肺经药，泻肺气之壅塞以利水；车前子、茯苓、猪苓利水消肿；泽兰活血化瘀，兼以利水。苓桂术甘汤出自《金匮要略》：茯苓五钱，桂枝三钱，白术五钱，甘草三钱，炙。其中甘草、白术补中焦，健脾胃以塞水；茯苓淡渗利水；桂枝温阳化水，上济心火下交肾水，治水气凌心大效。

3. 寒邪直中，心阳暴脱

【症状】胸痛剧烈，胸痛彻背，背痛彻胸；或有窒息感，喘促不宁，心慌，面色苍白，冷汗淋漓，烦躁不安；甚或表情淡漠，重则神志不清，昏迷，畏寒四肢厥冷，口开目合，手撒遗尿。

【舌脉】脉疾数无力，脉微欲绝或脉迟缓。

【治法】回阳救逆，益气固脱。

【方药】多见于心梗急性期心源性休克，本着"急则治标，缓则治本"的治疗原则，此期患者应积极予再灌注、抗休克及止痛治疗。此时应首选急诊 PCI 术以恢复心肌再灌注，PCI 术可以直达病所，开通罪犯血管，拯救濒死心肌，从而有效缓解胸痛，拯救患者性命，体现中医学"通"法之妙。然而此时心阳较虚，单用"通"法会进一步损耗正气，术后患者多表现为神志淡漠、嗜睡、乏力、畏寒、肢冷等表现，仍需积极加强益气温阳散寒之力，西医多采用多巴胺、去甲肾等以振奋心阳、守护心气，升高血压，改善重要组织器官灌注，此时参以中药参、芪、附子之品亦有意犹未尽之妙。①独参汤：取红参（人参），浓煎急服。用于冷汗淋漓、阳虚不固，用人参大补元气以固脱。②参附汤：出自宋代严用和的《严氏济生方》以人参半两，附子（炮，去脐），一两上咀，分作三服，水二盏，生姜十片，煎至八分，去滓，治真阳不足，上气喘急，自汗盗汗，气虚头晕，但是阳虚气弱之证，并宜服之。人参得附子补气固脱力更强，附子得人参之佐回阳祛寒之功更著。③参附龙牡汤加味：出自《世医得效方》卷六，参附汤药物组成：人参、附子、肉豆蔻。剉散，每服二钱，加水半盏，生姜七片，大枣二枚，水煎，饭前服。治疗阳虚下脱之虚痓痢。生龙骨、生牡蛎镇静安神、平肝潜阳，尤其二药具收敛固脱作用，对于阳虚阴寒，虚阳欲脱的患者，于参附汤中加用具有益气温阳、收敛固脱的功效。

4. 气阴两虚，痰热腑实

【症状】胸闷隐隐，乏力，低热，食欲差，口干，小便黄，大便不畅。

【舌脉】舌暗红、苔黄腻，或厚腻，脉数。

【治法】益气养阴活血，化痰通腑泄热。

【方药】生脉散合小陷胸汤或温胆汤加减。

【用药】党参，黄芪，麦冬，五味子，川芎，红花，丹参，桃仁，黄连，瓜蒌，丹皮，枳实。

【方药解析】生脉散在《医学启源·卷之下》中论述："麦门冬，气寒，味微苦甘，治肺中伏火，脉气欲绝，加五味子、人参二味，为生脉散，补肺中元气不足。"现代药理实验亦证明，生脉散有正性肌力作用，可改善左室功能、增加冠脉血流量、降低心肌耗氧量、改善心肌缺血、调整心肌代谢等。小陷胸汤出自《伤寒论》：黄连一两，半夏半升，瓜蒌大者，一枚，治伤寒误下，小结胸病正在心下，按之则痛，脉浮滑者，及痰热塞胸予此汤以除膈上结热。黄连性苦寒以泄热，瓜蒌性寒润以涤垢，半夏性辛温以散结。结胸多由痰热结聚，故用三物以除痰去热也。温胆汤出自《外台秘要》，方以生姜 4 钱，半夏（洗）、竹茹各 2 钱，橘皮 3 钱，枳实 2 枚（炙），甘草 1 钱。切碎、水煎、去滓，分 3 次温服。方中半夏降逆和胃，燥湿化痰为君；竹茹清热化痰，止呕除烦，枳实行气消痰，使痰随气下为臣；陈皮理气燥湿，茯苓健脾渗湿为佐；姜、枣、草益脾和胃，协调诸药为使。诸药合用，共奏理气化痰、清胆和胃之效。此证候多见于真心痛衍变期，患者多接受再灌注治疗，病情多有缓解，本虚标实症状突出，本虚以气阴两虚为主，见乏力、口干；标实以痰热、腑实为主，此期由于不稳定斑块破裂、继发血栓的形成及坏死组织吸收从而多伴有剧烈的炎症反应而致痰化热，同时此期多伴有宿食化热生湿而见胸闷隐隐、低热、小便黄、大便不畅、舌苔黄厚腻，所以治疗上当益气养阴、清热化痰，另外需要注意此时若腑气不通、湿热不去，则可加重胸阳闭阻之苦故此期当"以通为顺"，所以药中多加加藿香、佩兰、酒军以通腑泻热化湿。郭维琴教授认为，所加大黄虽为力猛峻下之品，但气血两分双行，不仅可以通腑泻下，亦能破血化瘀，大黄经酒炮制，行气活血之功增加，与方中参、芪同用，驱邪而不伤正，扶正亦不留邪。体弱者可用熟军、番泻叶缓泻之。若药用大便未下，应酌情予西药开塞露灌肠等处理使其缓泻之，避免因虚坐努责而诱发真心痛发作或心脏破裂等。

5. 心气不足，脉络失畅

【症状】心梗恢复期，心胸刺痛间作胸部闷滞，动则加重，短气乏力，汗出心悸。

【舌脉】舌体胖大，边有齿痕，舌质黯淡或有瘀点瘀斑，舌苔薄白，脉弦细无力。

【治法】补益心气，和血通脉。

【方药】益气通脉汤加减。

【方药解析】其中益气选用党参、黄芪，二药味甘，入脾、肺经，补脾生化之源以益心气。活血药选用苦微寒之丹参配辛温之红花，入心、肝二经，寒温相合，辛开苦降，共奏活血止痛、祛瘀生新之功，驱邪不伤正。"气行则血行"，治血首当调气，取郁金既入血分，又入气分，以活血止痛，行气解郁；枳壳入气分，长于行气开胸，宽中除胀；二药合用，共奏理气散郁，活血祛瘀之功。鬼箭羽苦寒，《药性论》载"破陈血，落胎。主中恶腰腹痛"，其活血止痛力强，对于缓解心绞痛疼痛有稳定的疗效，而且现代药理学研究也证明，本药有调脂、降糖、抗心肌缺血的作用，针对冠心病患者常合并血脂、血糖异常者尤为适合。此证型多见于心梗恢复期，心功能逐渐恢复，但仍有气短、乏力、自汗，活动后胸闷，甚或心悸等不适，此期瘀血、痰热等标实证候得以大部分解除，素体本虚加之 PCI 术（金刃所伤）使气虚症状逐渐显现，所以此期多选用党参、黄芪、白术、茯苓等益气健脾之品，同时气为血之帅，气虚不能行血而致血瘀及脉络留瘀，所以多配伍丹参、红花、川芎等活血化瘀，郁金、枳壳、片姜黄活血通经理气，使气血通畅，阴阳合和，切记慎用破血逐瘀之品，恐耗伤正气。郭维琴教授几十年临床观察亦发现，长期服用以上药物确实可以减少心绞痛次数和再发心梗可能。

（三）验案举例

患者，张某，男，78 岁，于 1998 年 10 月 12 日入院。患者因突发心前区憋闷疼痛 5 小时入院。入院时症见：胸部憋闷疼痛、疲乏气短、口干、冷汗淋漓、舌淡黯、脉细数。查体：体温 36.4℃，脉搏 98 次/分，呼吸 22次/分，血压 102/82mmHg，精神疲倦，呼吸促，皮肤湿冷，心音低钝。心电图提示：急性前壁心肌梗死。心肌酶谱增高，急行 PCI 术见左前降支（LAD）近端完全闭塞，右冠状动脉（RCA）近端70%狭窄。前降支行 PTCA＋支架置入术，置入支架一枚。术后患者发生心源性休克，中医予生脉注射液、参附注射液静脉滴注；西医置入主动脉内球囊反博（IABP）辅助循环，持续血管活性药物多巴胺泵入升压，休克缓解，血压稳定，胸闷、胸痛等症状稍有改善。郭维琴教授来诊见：胸部隐痛、四肢转温、乏力气短、食欲差、口干、大便干，舌暗红，苔黄腻中根部剥脱，脉细数。

辨证：阳损及阴，气阴两虚，心脉痹阻，瘀热腑实。

治法：活血化瘀，益气养阴，通腑泄热。

处方：太子参15g，黄芪20g，麦冬15g，五味子10g，川芎10g，红花10g，丹参20g，桃仁10g，黄连6g，瓜蒌15g，丹皮15g，枳实10g，酒大黄6g。

5剂药后胸闷、便干等症明显改善。病情平稳后出院，院外以益气通脉汤辨证加减调护，随访6个月胸闷、胸痛未作。

小结：郭维琴教授结合多年临床经验认为，真心痛的病机为正虚邪实，"虚"和"瘀"贯穿始终，正虚包括阳虚（急性期）、阴虚（衍变期）、气虚（恢复期），标实包括血瘀寒凝（急性期）、湿热痰浊（衍变期）、痰瘀互结（恢复期）等。治疗应重视急性期以瘀和阴盛症状明显，临床主要表现为胸痛剧烈、窒闷欲死、动则为甚，治疗当以活血化瘀通脉，温阳散寒敛阴，重视通脉、止痛及温通（温补）在治疗中的运用。心梗急性期病情最为危重，病死率亦最高，多见真阳衰微、阴阳离决的心源性休克及心肾阳微、水饮凌心射肺之急性左心衰，根据中医学"急则治标，缓则治本"的原则，此时应积极再灌注开通血管祛除血瘀（顷刻获益）、抗心衰、抗休克及止痛治疗，同时参以中药益气回阳固脱之参附及益气温阳化瘀利水之品，临床常获奇效。衍变期病情逐渐平稳，患者可无症状；或表现为胸闷，胸痛时作，舌质暗或有瘀斑，此时痰浊、瘀血内停现象较为突出，从而掩盖了气虚之象。治疗应以化痰除湿、活血通脉为主，佐以益气之品，并且常因支架术后、坏死物质吸收及宿食化热生湿，应注重清热化湿通腑之品的应用。稳定期病情较为稳定，无明显不适，或只表现为疲乏无力、动则尤甚，胸部偶有不适感。此时，虚证为主要矛盾，且以气虚血瘀证最为多见，故在临床治疗中将益气活血法作为贯穿始终的基本大法，益气药常选用党参、黄芪，二药味甘，入脾、肺经，补脾生化之源以益心气。活血药选用苦微寒之丹参配辛温之红花，入心、肝二经，寒温相合，辛开苦降，共奏活血止痛、祛瘀生新之功，驱邪不伤正。"气行则血行"，治血首当调气，取郁金既入血分，又入气分，以活血止痛，行气解郁；枳壳入气分，长于行气开胸，宽中除胀，二药合用，共奏理气散郁，活血祛瘀之功。鬼箭羽苦寒，《药性论》载"破陈血，落胎。主中恶腰腹痛"，其活血止痛力强，对于缓解心绞痛有一定的疗效，而且现代药理学研究也证明，本药有调脂、降糖、抗心肌缺血的作用，针对冠心病患者常合并血脂、血糖异常尤为适合。临床发现对于衍变期（支架术后）及恢复期的患者，长期使用中药调理的确可以减少心绞痛的发作次数及支架术后再狭窄或再发心梗的次数，降低患者的再住院率，为中医治疗真心痛的一大特色及优势，具体可参考支架术后再狭窄及冠心病章节。急性心肌梗死作为内科危急重症之一，目前西医对其最有效的治疗方法为尽早开始介入、溶栓治疗，开通罪犯血管挽救濒死心肌缩小梗死范围，预防严重并发症。而对于有介入、溶栓禁忌证者在给予内科对症治疗，积极运用中医药的治疗也取得了不错的临床疗效，同时中西医结合治疗可明显降低 AMI 的死亡率，具有较强的优势。

（四）中医非药物治疗

1. 中药泡洗

中药泡洗如中药浴足。心梗稳定期患者，多有气虚、血瘀、痰阻症状，因此在治疗上可以采用中药浴足以达到益气、活血、化痰的作用。中药基本方：党参、黄芪、鸡血藤、红花、川芎、赤芍、茯苓、瓜蒌等。其中，阳虚寒凝血瘀者可选用：桂枝、杜仲、红花、葱白、鸡血藤等。本方法适用于心梗稳定期。

2. 耳穴贴压

耳穴贴压也叫耳穴埋豆。耳与五脏六腑有着密切的关系，《灵枢》有云："耳者，宗脉之所聚也。"人体十二经络均直接或间接与耳联系，而刺激耳穴可调节脏腑之间的功能，从而达到治病目的。

胸痹主穴为心、肺、胸，配穴为交感、皮质下、神门及相应压痛点。

3. 灸法

灸法的应用久远。《医学入门》云："药之不及，针之不到，必须灸之。"其对人的免疫器官和循环系统等都有较好的调理效果。

随症配穴，如心俞、内关、膻中、至阳、曲泽、关元、气海等穴位。艾灸主要用于心梗稳定期阳虚寒凝血瘀的治疗。艾灸内关可宣痹心阳，治疗心、胸、胃等疾患。艾灸膻中可宽胸利气，温阳通络除痰。艾灸心俞可通阳散结，理气活血化痰宁心。艾灸至阳穴可以宽胸利膈，清热化痰。艾灸曲泽可清热除烦，舒筋活血。关元为人体内元阴元阳相交的地方，艾灸关元可以补充元阳；任脉的水气在此吸收热后在气海膨胀发散，艾灸气海可以生发阳气，艾灸上述两个穴位可以补气温阳，调理人体气体升降，促进气血运行及水液运化，而且长期艾灸关元、气海可以强身壮体，是保健的良穴。艾灸这 7 个穴位，有振奋胸阳、温通心气、通脉活血及行瘀止痛的效果。

4. 穴位贴敷

能够疏通心脉，调节阴阳。适用于心梗稳定期。多以芳香温通开窍活血的药物研末，用食醋或蜂蜜调成糊状，贴敷于选定穴位，每日 1 次，每次 6~8 小时。

5. 中医特色锻炼

（1）太极拳　每天 1 次，每次 20 分钟。可疏通经络气血，具有保精、养气和存神的作用。太极拳对心血管、呼吸、神经及消化系统具有明确的保健作用。能提高中老年人有氧工作能力，降低心血管疾病的发病率。适合心梗稳定期的康复治疗。

（2）五禽戏　效仿鸟兽动作以舒筋活血，健身治病，其中虎势以壮筋骨，鹿势以益腰肾，猿势以开心胸，熊势以强脾胃，鹤势以调呼吸，应做到心静体松，动静相兼，刚柔相济，以意引气，使气贯全身，以气养神，精足气通，气足生精，从而促进新陈代谢，具有活血化瘀、驱邪扶正、健身益寿的功效，适合心梗稳定期的康复治疗。

6. 健康指导

（1）生活起居指导　患者有规律地起床和入睡，养成定时排便的习惯。保持大便稀软，避免大便用力。强调动静结合，根据心肌梗死及心功能情况，进行适当地活动和锻炼，建议病情稳定的患者出院后每日进行 30~60 分钟中等强度的有氧运动，如快步行走等，每周至少 5 天。体力运动应循序渐进，避免诱发心绞痛和心力衰竭。

（2）饮食指导　饮食当以低盐、低脂、清淡、易消化为原则，多摄入富含维生素和微量元素的食物，注意戒烟戒酒；对于左心梗死急性期的患者应严格控制液体入量，减少心肌耗氧，避免容量负荷过重引起的急性心衰，对于右心梗死急性期的患者应适当补充液体，维持循环血压，预防心源性休克；控制钠盐摄入量，当视血压及心功能情况而定，轻者每日食盐不超过 6g，中度者每日不超过 3g，重者每日不超过 1g；进食的次数，主张少量多餐，每日进餐 4 ~ 6 次，每晚进食宜少，注意细嚼慢咽，避免饱餐。

（3）情志调理　指导患者注意调摄情志，宜平淡静志，避免情绪波动；劝慰患者正确对待情绪变化，保持心情愉快，消除紧张心理；告知患者诱发心肌梗死的各种因素、心绞痛发作的自我保护及应对措施，使患者对疾病有正确的认识，了解相关的医学知识，加强自我保健，增强遵医行为。

六、西医治疗

（一）急诊处理

1. 一般处理

复查心电图、监测生命体征，吸氧（维持血氧饱和度 > 90%），制动（病情稳定者绝对卧床休息 1 ~ 3 天），建立静脉通路，除颤准备，相应的对症支持治疗，禁食及缓泻。

2. 药物治疗

（1）止痛药物　①阿片类药物：吗啡镇静（2 ~ 4mg/次，缓慢静注，必要时 5 分钟后重复给药，总量不超过 15mg）；②硝酸酯类药物：扩张冠脉减轻心脏负荷（如硝酸甘油 10ug/分钟静滴，每 3 ~ 5 分钟增加 5 ~ 10ug/分钟，总剂量 < 100ug/分钟，直至出现疗效）；③β 受体阻滞剂：美托洛尔（除外相关禁忌，结合患者心率、血压等具体情况决定其用量。如酒石酸美托洛尔 12.5mg 口服或静脉用药）。

（2）抗心肌缺血药物　①抗血小板药物，无禁忌证患者立即口服或者嚼服负荷剂量的阿司匹林 300mg 结合氯吡格雷 300mg（拟进行静脉溶栓或者年龄≥75 岁的患者）或替格瑞洛 180mg（拟行冠脉介入治疗）；②抗凝药物：依据患者具体情况，予低分子肝素、磺达肝癸钠或比伐芦定。

（二）再灌注治疗

1. 溶栓治疗

不具备 PCI 条件的医院或因各种原因使首次医疗接触（FMC）至 PCI 时间明显延迟时，对有适应证的 STEMI 患者，静脉内溶栓仍是较好的选择，对发病 3 小时内的患者，溶栓治疗的即刻疗效与直接 PCI 基本相似，左束支传导阻滞、大面积梗死溶栓获益较大。

（1）适应证　发病 12 小时以内，PCI 时间延迟大于 120 分钟，无溶栓禁忌证；发病 12 ~ 24 小时仍有进行性缺血性胸痛和至少 2 个胸前导联或肢体导联 ST 段抬高 >0.1mV，或血流动力学不稳定的患者，若无直接 PCI 条件，溶栓治疗是合理的。

（2）禁忌证　既往脑出血史或不明原因的卒中；已知脑血管结构异常；颅内恶性肿瘤；3 个月内缺血性卒中（不包括 4.5 小时内急性缺血性卒中）；可疑主动脉夹层；活动性出血或出血素质；3 个月内严重头部闭合伤或面部创伤；2 个月内颅内或脊柱内外科手术；严重未控制的高血压。

（3）溶栓剂的选择　建议优先采用特异性纤溶酶原激活剂。重组组织型纤溶酶原激活剂阿替普酶可选择性激活纤溶酶原，对全身纤溶活性影响较小，无抗原性，是目前最常用的溶栓剂，其半衰期短，需联合应用肝素（24～48 小时）。运用全量 90 分钟加速给药法，首先静脉推注 15mg，随后 0.75mg/kg 在 30 分钟内持续静脉滴注（最大剂量不超过 50mg），继之 0.5mg/kg，进行 60 分钟持续静脉滴注（最大剂量不超过 35mg）。或者进行半量给药法，将 50mg 溶于 50mL 专用溶剂，首先静脉推注 8mg，其余 42mg 于 90 分钟内滴完。

（4）疗效评估　胸痛症状明显缓解，心电图变化（ST 段回落、再灌注心律失常），心肌损伤标志物峰值前移，冠状动脉造影示血流 TIMI2 或 3 级。

2. 介入治疗

（1）直接 PCI　发病 12 小时内（包括正后壁心肌梗死）或伴有新出现左束支传导阻滞的患者；伴心源性休克或心力衰竭时，即使发病超过 12 小时者；常规支架置入。

（2）溶栓后 PCI　溶栓失败者尽早实施挽救性 PCI。

（3）FMC 与转运 PCI　首诊于无直接 PCI 条件的医院，当预计 FMC 至 PCI 的时间延迟 <120 分钟时，应尽可能地将患者转运至有直接 PCI 条件的医院；如预计 FMC 至 PCI 的时间延迟 >120 分钟，则应于 30 分钟内进行溶栓治疗。

（4）未接受早期再灌注治疗患者的 PCI（发病 >24 小时）　病变适宜 PCI 且有再发心肌梗死、自发或诱发心肌缺血或心源性休克或血流动力学不稳定的患者建议行 PCI 治疗。

3. CABG

当患者出现持续或反复缺血、心源性休克、严重心力衰竭，而冠状动脉解剖特点不适合行 PCI 或出现心肌梗死机械并发症需外科手术修复时可选择 CABG。

（三）药物治疗

1. 抗血小板药物

抗血小板药物，通过抑制血小板环氧化酶使血栓素 A2 合成减少，达到抗血小板聚集的作用，代表药物为阿司匹林，或干扰二磷酸腺苷介导的血小板活化，代表药物为氯吡格雷、替格瑞洛。

（1）适应证　所有无禁忌证的心肌梗死患者均应立即服用。

（2）用法及用量　口服水溶性阿司匹林或嚼服肠溶阿司匹林 300mg 继以每日 75~100mg，长期维持；负荷量替格瑞洛 180mg，以后每次 90mg，每天 2 次，至少 12 个月或氯吡格雷 600mg 负荷量，以后每次 75mg，每日 1 次，至少 12 个月。

2. 抗凝药物

（1）直接 PCI　患者静脉推注普通肝素（70~100U/kg），维持活化凝血时间 250~300 秒。联合使用血小板膜糖蛋白（GP）Ⅱb/Ⅲa 受体拮抗剂时，静脉推注普通肝素（50~70U/kg），维持激活全血凝固时间 200~250 秒，并维持至 PCI 后 3~4 小时，以减低急性支架血栓形成的风险。

（2）静脉溶栓　患者应至少接受 48 小时抗凝治疗（最多 8 天或至血运重建）；静脉推注普通肝素 4000U，继以 1000U/小时滴注，维持活化部分凝血活酶时间 1.5~2.0 倍（50~70 秒）。

3. 他汀类药物

他汀类药物除调脂作用外，还具有抗炎、改善内皮功能及抑制血小板聚集的作用，所有无禁忌证患者入院后应尽早开始他汀类药物治疗，且无须考虑胆固醇水平。常用药物（瑞舒伐他汀钙片 10mg 每晚一次，阿托伐他汀钙片 20mg 每晚一次），注意 1 个月后查肝功和肌酶，3 个月后复查血脂评估降脂疗效。

4. β 受体阻滞剂

β 受体阻滞剂，短期作用于心脏 β_1 受体产生负性的变时变力变传导作用，降低心肌耗氧，预防恶性心律失常；抑制 RAAS 活性，长期应用可改善心功能，提高左心室射血分数；治疗 4~12 个月，还能延缓或逆转心肌重构；降低病死率、心衰再住院率、猝死率。

（1）适应证　无禁忌证的心梗患者应在发病后 24 小时内常规使用

（2）禁或慎用　心力衰竭或低心排血量；严重低血压或心源性休克高危患者；心电图 PR 间期 >0.24 秒、心动过缓（心率 <55 次/分）、二度或

三度房室传导阻滞；活动性哮喘或反应性气道疾病。

（3）使用方法　服 β 受体阻滞剂，建议口服美托洛尔，从低剂量开始，逐渐加量。若患者耐受良好，2～3 天后换用相应剂量的长效控释制剂。

5. 硝酸酯类

硝酸酯类药物可扩张冠脉血管，缓解缺血性胸痛，控制高血压或减轻肺水肿。

（1）禁或慎用　收缩压 <90mmHg 或较基础血压降低 >30%；严重心动过缓（<50 次/分钟）或心动过速（>100 次/分钟）；拟诊右心室梗死不应使用硝酸酯类药物。

（2）使用方法　静脉滴注硝酸甘油应从低剂量（5～10g/分钟）开始，酌情逐渐增加剂量（每 5～10 分钟增加 5～10g/分钟），直至症状控制，通常有效治疗剂量可使收缩压降低 10mmHg（血压正常者）或 30mmHg（高血压患者）。在静脉滴注硝酸甘油的过程中，应密切监测血压（尤其大剂量应用时），如出现心率明显加快或收缩压 ≤90mmHg，应降低剂量或暂停使用。

6. 钙拮抗剂

钙拮抗剂可缓解心肌缺血、控制房颤或心房扑动的快速心室率，多应用长效二氢吡啶类钙拮抗剂或非二氢吡啶类钙拮抗剂。

7. 血管紧张素转换酶抑制剂（ACEI）和血管紧张素受体拮抗剂（ARB）

ACEI 主要通过影响心肌重构、减轻心室过度扩张而减少慢性心力衰竭的发生，降低死亡率。

（1）适应证　所有无禁忌证的患者均应长期使用 ACEI 和 ARB 治疗，应从低剂量开始，逐渐加量。

（2）禁忌证　急性期收缩压 <90mmHg，严重的肾功能衰竭（血肌酐 >265mmol/L）、双侧肾动脉狭窄、移植肾或孤立肾伴肾功能不全，对 ACEI 过敏或导致严重咳嗽者，妊娠及哺乳期妇女等。

8. 醛固酮受体拮抗剂

醛固酮受体拮抗剂长期使用可延缓甚至逆转心室重塑，降低死亡率，通常在 ACEI 治疗的基础上使用，对 STEM 后 LVEF ≤0.40、有心功能不全或糖尿病，无明显肾功能不全及高钾血症的患者，应给予醛固酮受体拮抗剂如螺内酯等，逐渐地滴定到最大可耐受剂量。

（四）并发症的识别及处理

1. 右心梗死

右心梗死的预防和治疗原则是维持有效的右心室前负荷，避免使用利尿剂和血管扩张剂。若补液 500 ~ 1000mL 后血压仍不回升，应静脉滴注血管活性药（如多巴酚丁胺或多巴胺）。合并房颤及房室传导阻滞时应尽早治疗，维持窦性心律和房室同步十分重要。右心室梗死患者应尽早施行再灌注治疗。

2. 心力衰竭

心力衰竭临床上常表现为呼吸困难、端坐呼吸、咯粉红色泡沫痰、窦性心动过速、肺底部或全肺野啰音及末梢灌注不良。查利钠肽、胸片、超声心动图，评估肺淤血心功能及预后情况，予心电监护、吸氧，监测血氧饱和度、动脉血气分析，药物予以利尿剂呋塞米 20 ~ 40mg 缓慢静脉注射，必要时 1 ~ 4 小时重复 1 次或加量；扩管，无低血压患者静滴硝酸酯类药物；发病 24 小时内不主张使用洋地黄制剂，以免增加室性心律失常的风险。

3. 心源性休克

心源性休克临床表现为低灌注状态，包括四肢湿冷、尿量减少和（或）精神状态改变；严重持续低血压（收缩压 <90mmHg 或平均动脉压较基础值下降 >30mmHg）伴左心室充盈压增高、心脏指数明显降低。需除外其他原因导致的低血压如低血容量、药物致低血压、心律失常、心脏压塞、机械并发症或右心室梗死。药物以静脉滴注正性肌力药（多巴胺 5 ~ 15ug · kg/分钟，必要时静脉泵入多巴酚丁胺或去甲肾上腺素）稳定血流动力学；急诊静脉溶栓（不适用于非 ST 段抬高性心肌梗死）或血运重建治疗改善远期预后；合并机械性并发症时选择冠脉搭桥术（CABG）和相应心脏手术。

4. 机械性并发症

（1）左心室游离壁破裂　常发生突然血流动力学恶化伴一过性或持续性低血压，同时存在典型的心脏压塞体征，超声心动图检查发现心包积液，宜立即手术治疗。

（2）室间隔穿孔　表现为临床情况突然恶化，出现胸前区粗糙的收缩期杂音，超声心动图检查可定位室间隔缺损和分流的严重程度。如血管扩张剂（无低血压）联合主动脉球囊反搏（IABP）辅助循环改善症状；外科手术改善远期生存。

（3）乳头肌功能不全或断裂　表现为突然血流动力学恶化，二尖瓣区新出现收缩期杂音或原有杂音加重；胸片示肺淤血或肺水肿；超声心动图可诊断和定量二尖瓣反流。宜在血管扩张剂（如静脉滴注硝酸甘油）联合 IABP 辅助循环下尽早进行外科手术治疗。

5. 心律失常

（1）室性心律失常　持续性和（或）伴血流动力学不稳定的室性心律失常需要及时处理电除颤或药物复律。对无症状的室性期前收缩、非持续性室速（持续时间 <30 秒）、加速性室性自主心律，不需要预防性使用抗心律失常药物。

（2）房颤　应尽快控制心室率，恢复窦性心律，重视抗凝治疗。但禁用 IC 类抗心律失常药物转复房颤。

（3）房室传导阻滞（AVB）急性期　发生影响血流动力学的 AVB 时应立即行临时起搏术，待急性期后评估是否植入永久性起搏器。

七、参考文献

［1］Li J, Li X, Wang Q, et al. ST – segment elevation myocardial infarction in China from 2001 to 2011（the China PEACE – Retrospective Acute Myocardial Infarction Study）：a retrospective analysis of hospital data. Lancet, 2015, 385（9966）：441 – 445.

［2］胡盛寿,高润霖,刘力生,等.《中国心血管病报告 2018》概要［J］. 中国循环杂志,2019,34(03):209 – 220.

（孟　伟、王亚楠）

第四章

冠心病支架术后再狭窄

一、概述

冠心病支架术后再狭窄，血管造影定义为直径狭窄≥50%，临床定义为靶病变再次血运重建、心肌梗死或者心源性死亡。在每一支架边缘5mm内新的增殖性病变一般被认为是"治疗节段"的一部分，尽管在这一区域的显著意义上并不划分为"支架内"再狭窄，当治疗节段与支架内节段同时考虑时，支架术后再狭窄的发生率将提高10%。

经皮冠状动脉血管成形术是目前治疗冠状动脉粥样硬化所致缺血性心脏病的有效方法之一，众多患者已接受了此项技术，显著降低了冠心病的发生率和死亡率。该手术是通过导管对冠状动脉的狭窄或阻塞部位进行有控制地压迫，起到扩张血管的作用。但解除阻塞的同时，手术又会引起血管壁脂质斑块破裂、内皮剥脱、肌层受损等创伤。在术后3~6个月内，有30%~50%的患者会出现手术局部再狭窄，即使是冠状动脉内支架置入术的应用，再狭窄率仍为20%~30%[1]。近年来，随着药物洗脱支架（DES）的广泛应用，支架内再狭窄的发生明显减少。尽管如此，DES术后支架内再狭窄发生率仍高达10%。

二、历史沿革

传统医学无经皮血管成形术后再狭窄的专门命名，究其发病基础为"胸痹"，所以归于"胸痹、心痛"范畴。"胸痹"之词首见于《灵枢·本脏》[2]，其中曰："肺大则多饮，善病胸痹，喉痹逆气。"《黄帝内经》中对于胸痹的描述较多，但是无统一明确定义。汉代时期，张仲景明确提出了关于"胸痹"的病名，并且在《金匮要略》中专设《胸痹心痛短气病脉证

80

治》对其病因病机、治法方药进行了详细论述，并将胸痹、心痛合而论述[3,4]。晋代名医葛洪在《肘后备急方》中阐述本病："胸痹之病，令人心中坚痞忽痛，肌中苦痹，绞急如刺。"隋代巢元方的《诸病源候论·咽喉心胸病诸候》，将胸痹分门别类进行概述，分列为"心痹候""胸痹候"。至宋代，《圣济总录·诸痹门》中将"胸痹病"分列为"胸痹噎塞候""胸痹心下坚痞急候""胸痹短气候"三候。明代虞传的《医学正传·胃脘痛》则认为胸痹是指胃病，而将其纳入胃病中讨论。清代吴谦的《医宗金鉴》根据发病特点将胸痹列入"胸胁痛"中，将心痛列入"气臼腹痛"中。目前，"胸痹心痛"作为全国心病协作组对本病的统一命名，已被国家中医药管理局医政司所认可，并向全国推广使用[5]。近代各位医家也对本病有不同程度、不同方面的认识及临证经验。

三、病因病机及发病机制

（一）中医学对冠心病支架术后再狭窄病因病机的认识

中医医家根据临证经验及体会不同，对本病有不同的认识及理解。王阶教授认为，无论本病的临床表现如何变化多端，脏气虚衰、心脉瘀阻始终是本病的病机之要，气虚血瘀是最主要的证候，始终存在于支架术后的病程发展中，老年人发病主要是以气虚为主，中青年以血瘀为主，女性因痰浊、热毒发病的明显多于男性[6,7]。邓铁涛教授认为支架术后再狭窄的基本病机同胸痹类似，均气虚血瘀、本虚标实，"标实"包括痰、瘀两方面，正气不足包括心阳虚及心阴虚两个方面[8]。顾晓晶等经研究发现，冠心病支架术后再狭窄的发病率较高，所以辨证分为血癖证、气虚证、痰浊证、心虚证、肾虚证、脾虚证六个证型[9]。刘薇等将本病辨证为气阴两虚证、气滞血癖证、胸阳不振证、痰浊痹阻证、心肾阴虚证五个证型[10]。气阴两虚证治以益气养阴为主，用生脉散加减；气滞血癖证治宜理气活血、化瘀通络，方用血府逐瘀汤随证加减；胸阳不振证治宜宣痹通阳、行气止痛，方用瓜蒌薤白桂枝汤加减；痰浊瘀阻证治宜通阳泄浊、豁痰散结，拟方瓜蒌薤白半夏汤加减；心肾阴虚证治宜滋阴养血、益肾宁心，拟用天王补心丹合六味地黄丸随症加减。邹旭等经研究，将本病分为气虚痰瘀、阴虚痰瘀、痰瘀内阻证三个证型，以益气化痰活血为主要治疗原则[11]。何庆勇等通过研究，将冠心病介入术后再狭窄患者分为血瘀、痰浊、气虚、阴虚、阳虚五大类，认为活血化瘀、化痰通络、益气等是防治冠状动脉介入术后再狭窄的有效方法[12]。左冠超等认为本虚、瘀血、脂毒是本病的主要证型及发病机制，提出了补虚、化瘀、消脂、解毒的治法[13]。安洪泽等将本病总结为八个证型，即心脉不通、血瘀痰阻、气阴两虚，瘀毒互结、本虚标实、气虚血瘀、气化失司，肝失疏泄[14]。

（二）郭维琴教授对冠心病支架术后再狭窄病因病机的认识

郭维琴教授根据多年临床经验，结合西医学认识，认为冠心病患者"年老多虚，久病多虚"。该病多发于中老年人，年老者更为多见，《黄帝内经》云："年四十而阴气自半也。"中老年人，肾气渐衰，肾为五脏之根，五脏的正常生理功能有赖于肾脏的鼓舞和滋润，肾气虚衰则不能鼓动五脏之阳气，引起心气不足或心阳不振。该病发病过程较长，高血压、脂血症、动脉硬化是病情发展过程中重要的致病因素，久病，虚者为多。心主血脉，推动血液在脉中循行，气为血之帅，气行则血行，心气不足或心阳不振行支架置入术者，大多是在正气亏虚、痰瘀内阻的基础上，出现严重的痰瘀痹阻心脉、心脉不通时所采取的紧急救治措施。虽然，疏通脉道，及时使血脉通畅，能使危证得以解救。但已有心气、心阳损伤在先；再加上支架置入术外源性、机械性的损伤，耗气伤血，进一步损伤正气，可谓虚上加虚。在支架术后再狭窄的病机中，已有正气亏虚，心气、心阳的不足；另外，支架置入术的机械性扩展血管，拓开管壁的同时伤及络脉，正如陈无择《三因方》所述的"金刃所伤"，势必造成血行不畅、瘀阻血络，在原病变基础上，导致新的瘀血形成。

郭维琴教授认为，支架术后再狭窄的病机包含虚实两端，实即为寒凝、血瘀、气滞、痰浊等病理因素，而致痹阻胸阳、心脉瘀阻；虚即为气血阴阳虚衰，各脏器衰竭均可影响血脉运行，而致心脉失养。郭维琴教授认为，支架术后再狭窄的病位在心，与肝脾肾三个脏腑有明显相关性，主要病机为虚中夹实，支架术后再狭窄在发病初期以实证居多，疾病的中后期阶段多以正气亏虚为表现。该病病程较长，高龄者多发，本身亦有各种临床合并疾病，所以病程日久，虚者为多。支架术多是在正气亏虚的基础上，突发心脉痹阻不通而采用的迫切手段。体内正气亏虚的基础上，再加上支架外源性、机械性的损伤，从而进一步耗损正气，使正虚程度进一步加重。手术伤所致的内在局部红、肿、热、痛，与西医学的炎症发病极为类似，势必会造成血行不畅、瘀阻血络，在原发病变的基础上，进一步形成新生瘀血。支架术后患者，或者素体阳虚，血脉感寒凝滞，不通则痛，或者忧思恼怒，导致肝气瘀滞于血脉，血行不畅；或者饮食不当，耗损脾胃，脾虚生痰，痰凝心脉；或者过度劳累，耗气伤血，气血亏虚，不能濡养心脉，故发为本病。郭维琴教授总结自己多年的临床经验，认为是支架术后再狭窄病机的主要与虚、瘀、热毒密切相关。

（三）西医学对冠心病支架术后再狭窄发病机制的认识

支架术后再狭窄的发病机制多种多样，大多数研究重点在内皮细胞结构、功能改变，平滑肌细胞增殖，炎症反应，血管重塑等方面。

1. 炎症反应

支架术对血管造成了持续的损伤，激活各种物质如 CRP、白介素家族、金属机制蛋白酶、肿瘤坏死因子等的合成及分泌，迅速启动炎症反应，在 RS 的产生和发展程中，炎性细胞有着明确并且重要的作用[15]。较多临床实验研究发现，经检测血液生物学指标，支架术后几天即可产生炎症细胞，支架术后损伤的血管部位，进行病理切片及染色后可以见到较多的此类细胞，炎症细胞可以分泌黏附因子，促进血小板聚集，也会加速 SMC 增殖，从而使血管腔内直径变小。IL-1、IL-6、IL-8 激活中性粒细胞，参与 PCI 术后再狭窄炎症反应过程；肿瘤坏死因子 α（Tumor necrosis factor-α，TNF-α）、hs-CRP、MMP-9 在炎症和细胞死亡中发挥调节作用，在炎症应答中降解细胞外基质，促进平滑肌细胞的迁移和新生内膜的过度增生。张春柄等通过观察检测颈动脉损伤大鼠模型后富含半胱氨酸61蛋白及组织炎症因子 TNF-a、IL-6、IL-1β 水平发现，模型组血管壁组织的上述指标明显升高，并且形成了密度不均的新生内膜，说明在血管损伤后，组织蛋白的释放促进了炎症因子的分泌，最终使血管壁组织增生导致血管的再狭窄[16]。

2. 血管壁剪切力和张力的改变

有研究发现血管被器械损伤后，内膜剥脱，血小板黏附在血管壁上，血管内的血流动力学发生了改变，而这种改变又反过来增加了血小板黏附的可能性，所以恶性循环之下，血管管腔逐步狭窄，而且血流加快也增加了血管壁损伤的程度。病变血管部位的切力和张力均下降[17]，而切力和张力的改变又会改变血管壁的组成结构，每一环节既是再狭窄的原因又是再狭窄的结果。内皮损伤后暴露大量的胶原，后者可以激活血小板释放各种血管活性物质，促进白细胞黏附[18]，活化的血小板会诱导更多的血小板聚集[19]，血小板过度聚集会使内膜逐步增厚[20]，进一步加重血流动力学的改变及管腔狭窄。

3. VSMC 的改变

内皮细胞（Endothelial cells，EC）剥脱后，内皮细胞分泌功能紊乱，如内皮素分泌明显增加，一氧化氮及肝素样物质则分泌减少[21]，导致 EC 无法抑制 VSMC 的活动。最终促进 VSMC 的增殖、迁移进程的发生发展。增殖的肥大的 VSMC 在血管损伤 2 个月后分泌大量的细胞外基质，加重内膜的增厚[22]。

血管损伤后，成纤维细胞生长因子激活了 VSMC，导致 VSMC 活化、迁移、增殖进程加快，并且生成了大量的细胞外基质。刘晓等认为已经活化的 VSMC，被 PDGF – BB 刺激、激活以后，VSMC 从中膜迁移到内膜[23]。血管壁被球囊扩张或者支架机械性的损伤刺激以后，EC 脱落后暴露了内皮下基质，并且使大量胶原成分增殖，随后大量的血管活性物质如 ET 被刺激后迅速生成，在这些血管活性物质的不断刺激之下，在碱性成纤维细胞生长因子介导下，激活、增生并且修复了受损的血管中膜的 SMC。

VSMC 的增殖和迁移，还与内皮损伤后激活了纤溶系统中纤溶酶的活性有关[24]。使纤溶酶启动激活因子的合成，使后者表达增强后把基质降解酶激活成活性酶。纤溶酶的降解作用把细胞的基质膜降解以后[25]，平滑肌细胞结构功能异常，并且增加了中膜通透性，穿破阻力层的阻力明显降低，使本应在中膜层的 SNf，较为容易地进入即到内膜层。多种细胞因子能够引起再狭窄，但其中，MMP 的作用显得尤为突出，格外重要[26]。血管损伤以后，生成大量的 MMP 能够使细胞外基质溶解，外基质溶解后 SMC 就从中膜移植到外膜，引起平滑肌细胞的增殖，引起狭窄[27]。

4. 内皮细胞功能结构的改变

支架植入术是一种机械损伤性的手术[28]，球囊或者支架的侵入，损伤了冠脉血管内皮，损伤细胞内膜，导致 EC 的剥脱，影响 EC 正常的分泌等功能，EC 脱落后暴露了内皮下基质以及大量胶原成分，这些成分的暴露使 EC 产生了大量的趋化因子、黏附分子，最终使冠脉血管内形成了大量的血栓，这些新生血栓附着于血管壁上，最终会影响正常的冠脉血液流变。

5. 血管舒缩功能障碍

手术导致血管内皮细胞受损，导致心肌顿抑，已经由器械扩张开的心肌细胞弹性回缩障碍[29]。导致它在舒缩血管方面功能下降，作用力大大削弱。

6. 外膜纤维化

支架术属于一种创伤性手术，器械的入侵导致局部血管产生炎症反应，纤维化的原因可能与炎症相关，炎症反应越强烈，外膜纤维化程度越严重，二者的发展相伴，相互促进，成正相关性[30]。除此之外，交感神经和免疫反应也被证实参与了再狭窄的环节。

7. 支架术后再狭窄的过程

与 PTCA 一样，支架术后再狭窄在第 1 个月不常见，在第 3 个月时达到高峰，第 3 ~ 6 个月是平台期，12 个月后不常见。几项血管造影研究发现，支架植入后 6 个月至 3 年管腔直径进一步增加，提示 6 个月时的血管造影可能低估了支架术的益处。

8. 支架再狭窄的预测因素

支架再狭窄的最强烈预测因素是病变长度、糖尿病、总斑块负荷和支架置放后通过 IVUS 评估的管腔横截面积。支架的数目和长度反映了总斑块负荷，是支架后再狭窄的重要预测因素。然而，支架重叠不是再狭窄的预测因素。

四、西医诊断

（一）诊断标准

冠状动脉造影发现支架血管狭窄 > 50%，在支架透缘外 5mm 之内新的增生性病变一般也考虑为支架相关的再狭窄病变。

（二）支架术后再狭窄的类型

在 PalmazSchatz 支架年代的一种分类是把支架后再狭窄划分为局限性（病变长度 < 10mm）和弥漫性。局限性病变占支架内再狭窄的 42%，一般在再次介入治疗后结果满意。局限性病变被进一步分类为连接处或间隙处病变、支架两端的边缘病变、支架内的局部病变或短的、多处局部病变。弥漫性病变分类为 22% 的支架内病变（再次 TLR 率为 35%），30% 的超过支架边缘的弥漫"增殖性"病变（再次 TLR 率为 50%）或 6% 的完全闭塞（再次 TLR 率为 83%）。

（三）并发症

1. 急性冠状动脉闭塞

急性冠状动脉闭塞指 PCI 时或 PCI 后靶血管急性闭塞或血流减慢至 TIMI 0 ~ 2 级。急性冠状动脉闭塞常由冠状动脉夹层、痉挛或血栓形成所致。

某些临床情况、冠状动脉解剖和 PCI 操作技术因素可增加急性冠状动脉闭塞发生的危险性。明确潜在夹层存在，及时应用支架置入术，通常是处理急性冠状动脉闭塞的关键。高危患者 PCI 前和术中应用血小板糖蛋白 11 b/111a 受体拮抗剂有助于预防血栓形成导致的急性冠状动脉闭塞。

2. 慢血流或无复流

慢血流或无复流指冠状动脉狭窄解除，但远端前向血流明显减慢（TIMI 2 级，慢血流）或丧失（TIMI 0～1 级，无复流）。多见于急性心肌梗死、血栓性病变、退行性大隐静脉旁路血管 PCI、斑块旋磨或旋切术时，或将空气误推入冠状动脉。目前认为，无复流的治疗包括冠状动脉内注射硝酸甘油、钙通道阻滞剂维拉帕米或地尔硫卓、腺苷、硝普钠、肾上腺素等；必要时，予以循环支持，包括多巴胺和主动脉内球囊反搏，以维持血液动力学稳定。对慢血流或无复流的处理原则应是预防重于治疗。

3. 猝死。

（四）辅助检查

1. 冠状动脉造影术（CAG）

CAG 是一种较为安全可靠的有创性诊断技术，可清楚显示整个左或右冠状动脉的主干及其分支的血管腔，了解冠状动脉血管树的详细情况，包括冠状动脉起源和解剖变异，狭窄病变的部位、范围、严重程度和侧支血管，从而为冠心病的诊断、治疗提供可靠的解剖、功能资料和疗效判断。

2. 血管内超声（IVUS）

IVUS 可明确血管壁病变的形态、性质及病变分布，并能准确测定血管狭窄程度（最小和最大管腔直径、最小管腔面积和斑块面积），是 CAG 的重要补充手段，有助于介入治疗策略的选择。相关研究证实，有些没有完全贴壁和（或）扩张不良的支架在 CAG 中不能显示（左主干、长病变和分叉病变），如果 IVUS 证实支架放置非常理想，则可安全地降低全身抗凝的水平，这些研究结果推动了支架置入术改进，可以通过高压球囊扩张使支架完全扩张和贴壁。IVUS 观察 DES 发现，支架置入术后如支架扩张和贴壁不理想，需要进一步采用高压球囊扩张，而支架放置不理想，尤其是扩张不充分是 DES 术后发生支架内再狭窄和血栓的重要原因。IVUS 研究显示，支架术后发生的再狭窄主要是由内膜的过度增生引起的，管型支架的弹性回缩较少见，支架边缘再狭窄与病变未完全覆盖有关。IVUS 是目前检出晚期支架贴壁不良方面最有价值的方法。

3. 冠状动脉内压力测定

血流储备分数（FFR）是指存在狭窄病变的情况下，该冠状动脉所供心肌区域能获得的最大血流与同一区域在理论上、正常情况下所能获得的最大血流之比，定义为充血状态下冠状动脉狭窄病变远端的平均压与主动脉平均压的比值。FFR 最有临床应用价值之处在于对临界病变的评价、多支血管病变时罪犯血管的检出、非侵入性检查无心肌缺血证据时决定是否行血管成形术，以及确定造影所不能显示的病变的位置。压力测定也被用于指导和评价介入治疗。

4. 光学相干断层扫描（OCT）

OCT 利用光纤干涉仪和能发射低能量、波长 1320Sil1 的近红外光光源，通过导管技术，成像光纤导丝可提供冠状动脉的二维横截面图像和三维重建图。OCT 的临床应用包括评价药物或介入治疗对病变结构和血管形态的影响，可评价支架扩张、贴壁和内膜增生情况。DES 置入后，新生内膜的增生受到明显的抑制，有时支架表面可能仅有几层细胞覆盖，远超出 IVUS 的分辨率。

五、中医治疗

（一）郭维琴教授临证体会

1. 辨证重点

郭维琴教授从临床治疗中，结合西医学对再狭窄发病机理的认识，认为虚、瘀、热毒是支架术后再狭窄的关键。根据虚、瘀、热毒的病机，结合自己多年的临证经验认为对于支架术后再狭窄，需要从以下三个方面来辨证。

（1）辨病情轻重　辨别是厥心痛还是真心痛，厥心痛疼痛程度较轻，持续时间较短，经休息或含服硝酸甘油可缓解，而真心痛是以猝然大痛、四肢不温、面白唇紫、大汗淋漓、脉微欲绝，经舌下含服硝酸甘油及芳香温通类药不能缓解，为心痛重症，需采取紧急救助措施。

（2）辨分期　郭维琴教授认为支架术后再狭窄的发生是一个动态的病理过程，治疗时不能谨遵一方一法，应根据不同时期的病理特点分期进行论治。支架术能够快速开通狭窄血管，改善了胸痛、胸闷症状，但几乎同时启动了再狭窄的发生。所以在术后早期治疗应以抑制炎症反应、抗血小板聚集、抗血栓为主，以清热凉血、活血解毒积极治疗，急性期过后，气虚症状逐渐加重，但是慢性炎症仍持续存在，故中期治疗应在清热解毒之外，适当增加益气活血之物，通补合用才能有效防治支架术后再狭窄。

（3）辨气血阴阳　冠心病支架术后的患者，急性损伤过后，中后期多以虚证为主。所以，郭维琴教授认为支架术后再狭窄的治疗上主张，早期宜清热凉血、活血解毒，应用连翘、金银花、赤芍、牡丹皮、三棱、山慈菇、郁金、太子参等，随症加减。中、后期治宜益气活血、清热凉血，药用生黄芪、丹参、红花、鬼箭羽、金银花、虎杖、山慈菇、三棱、莪术、昆布等，随症加减。

2. 治疗阶段

（1）第一阶段　郭维琴教授认为本病早期，即 PCI 术后即刻至 1 个月。此时血管被球囊或者支架损伤，产生强烈的局部炎症反应，热毒内结。因此"热毒"为该期治疗的重点，以清热凉血、活血解毒为法，以抑制炎症介质的释放，减轻炎症因子对血管的损伤。运用牡丹皮、赤芍清热凉血，金银花、山慈菇清热解毒，柴胡清热可治"寒热邪气"。《本草纲目》曰："丹皮治血中伏火，除烦热。"《本草备要》曰："赤芍尤能泻肝火，散恶血，能行血中之滞。"《本草纲目》曰："金银花能散热解毒，治一切风湿气及诸肿毒、痈疽疥癣、杨梅诸恶疮。"《本草纲目》曰："山慈菇主疔肿，攻毒破皮，解诸毒。"现代药理研究证实，牡丹皮含牡丹酚能起到抗炎作用，丹皮还能增加冠脉血流量，减轻心肌缺血；赤芍中的有效成分为芍药苷，具有明确的抗炎作用，能避免氧化反应，减少损伤、减慢细胞凋亡，使心肌细胞保持在内稳态，还能扩张冠状动脉，改善微循环，提高耐缺氧能力，有抗血小板聚集、降低血液黏稠度的作用[31]；金银花能够减弱炎性物质的合成，减少炎性物质的合成以及释放，减弱自由基对于细胞的损伤，抑制过氧化反应，降低释放浓度和速度，时间越久，抗炎作用越明显，其关键作用的成分被证实是金银花的挥发油和甲醇提取物[32]。大剂量的山慈菇能够影响 bFGF 的诱导作用，剂量越大，上述抑制内皮细胞增生、抗血管活性作用越明显[33]；柴胡能够增加 NO 的生成[34]，扩张血管，增加血流量，并且柴胡还能增加胆固醇的肠道代谢，抑制肠道吸收，又能从源头抑制血脂的生成。另外，考虑到该病本虚标实的病机因素，在方药中酌加太子参、生黄芪等以清补正气的不足。

（2）第二阶段　中期为 PCI 术后 1 至 6 个月。此期损伤已有所恢复，随着血管内皮的修复及血管内异物（支架）的刺激，"血瘀"就成为该期治疗的重点。郭维琴教授多用三棱、莪术等药破血逐瘀通络，用地龙既可清热，又可通经活络。莪术可"治心腹痛，下气水胀，血气，通妇人经脉，瘤结"。现代药理研究亦证实，莪术能够调整血脂、降低血液黏稠度、改善血流变相关参数、抗血小板聚集[35]、抗氧化、抑制血管新生、防止血管再狭窄等。地龙可以延长凝血时间、抑制血栓形成，起到抗凝血、纤溶作用[36]，通过抑制 ACE 的活性从而降压。另外，急性炎症期已过，开始出现正气不足的症状，而慢性炎症持续存在，此时还应以益气活血、清热凉血为法，同时应用生黄芪、党参补益正气，通过益气以化瘀、扶正以驱邪，从而进一步抑制再狭窄的发生、发展进程。

（3）第三阶段　后期为术后 6 个月至 1 年。此期炎症反应逐渐减弱，主要以心气亏虚、血瘀阻络为主，故以益气活血为主要治疗原则，运用赤芍、地龙活血化瘀，丹皮、金银花清热解毒凉血，莪术破血逐瘀散结，地龙活血通络，山慈菇清热解毒、软坚化结，重用党参、黄芪、丹参益气活血。现代药理研究证实，丹参能够减弱血管平滑肌细胞的氧化反应[37]，具有抗动脉硬化[38]、抗凝、抗氧化、抗血管收缩等作用[39]，能改善心肌代谢、保护血管内皮[40-42]、增加心脏血管灌注[43-45]。生黄芪能够抗氧化、维持内皮细胞结构及功能[46]、调节血管的舒张和收缩功能、延长细胞的生存时间、维持血管通透性的稳定、抑制 VSMC 数量的增多、扩张血管增加冠脉血流量[47]。支架术后再狭窄，心绞痛再复发者，可参照胸痹心痛进行辨证治疗。

（二）验案举例

1. 案例一

张某，女，88 岁，以心前区疼痛十余年为主诉。患者因心前区疼痛于 2002 年在安贞医院住院时，行冠脉造影及支架置入术，置入支架 1 个（具体不详），复查时发现冠脉仍狭窄。刻下症见：胸闷呈阵发性，心悸，有阵发心房颤动，有时到医院用药纠正，有时可自然缓解。伴乏力、气短、不畏寒，食欲好，二便正常。既往有高血压病史、脑梗死病史、脂血症病史。体格检查：血压 110/70mmHg，心率每分钟 64 次，律齐，舌胖、苔白腻，脉沉弦。辅助检查：心电图示窦性心律，$V_3 \sim V_6$ T 波低平。郭维琴教授诊断为胸痹、心悸，辨证为气虚血瘀、心神失养。西医诊断为冠状动脉粥样硬化性心脏病，冠状动脉支架置入术后，不稳定型心绞痛；阵发性房颤；高血压病；陈旧性腔隙性脑梗死；脂血症。治以益气活血、养血安神定悸。

处方：党参、黄芪、炒酸枣仁各15g，丹参20g，鬼箭羽12g，郁金、积壳、红花、片姜黄、五味子各10g，灵磁石^(先煎)30g，远志6g。

7剂，水煎服，每日1剂。

二诊：药后胸憋闷数周内发作1次，食欲一般，二便正常，舌边尖红、苔薄腻，脉沉弦。相关检查提示颈动脉斑块，肾动脉狭窄，双下肢动脉狭窄。血压160/80mmHg，心率每分钟64次。予以党参、山慈菇、炒酸枣仁、葛根、黄芪各15g，丹参20g，鬼箭羽12g，三棱、莪术、红花、郁金、积壳、片姜黄、五味子各10g，灵磁石^(先煎)30g，远志6g。14剂，水煎服，每日1剂。

三诊：药后胸憋闷未发作，心悸，偶发为期前收缩，瞬间即过。仍乏力，食欲好，二便正常，头晕似不清醒。舌胖、苔厚腻，脉沉无力。冠脉造影示：前降支中段弥漫性狭窄90%，回旋支远段80%狭窄，患者拒绝再做介入治疗。予以党参、山慈菇、钩藤、炒枣仁、葛根、黄芪各15g，丹参20g，鬼箭羽12g，三棱、莪术、红花、郁金、积壳、川芎、五味子各10g，灵磁石^(先煎)30g，远志6g。14剂，水煎服，每日1剂。

四诊：药后心房颤动未发作，时有心悸，有期前收缩感，胸憋闷时作，前额头痛、乏力都减轻，食欲好，二便正常，头昏沉。苔厚腻微黄，脉沉无力。血压130/60mmHg，心率每分钟68次，律齐。予以党参、炒酸枣仁、钩藤、黄芪各15g，丹参20g，鬼箭羽12g，三棱、莪术、郁金、红花、积壳、片姜黄、充蔚子、藁本、川芎、五味子、麦冬各10g，灵磁石^(先煎)30g，远志6g，蜈蚣^(打)2条。14剂，水煎服，每日1剂。

五诊：药后心悸未发作，心房颤动未发作，胸闷、憋气阵作，伴心前区隐痛，头昏沉，头不清醒，头痛以前额为主，乏力，怕冷，食欲好，二便正常。舌胖大，根部黄腻，脉沉弦。血压160/80mmHg，心率每分钟64次，律齐。予以党参、黄芪、炒酸枣仁、钩藤各15g，丹参20g，鬼箭羽12g，红花、三棱、莪术、郁金、积壳、白蒺藜、五味子、川芎、蔓荆子各10g，皂角刺3g，灵磁石^(先煎)30g，远志6g，蜈蚣^(打)2条。14剂，水煎服，每日1剂。

按语：本案患者为心前区疼痛，胸闷阵发性，乏力、气短，舌胖、苔白腻，脉沉弦。综合舌脉证，四诊合参属中医学"胸痹"范畴，证属气虚血瘀，治以益气活血。患者为冠状动脉粥样硬化性心脏病支架置入术后再狭窄，郭维琴教授认为行支架术者，大多是在正气亏虚，痰瘀内阻基础上，出现严重的痰瘀痹阻心脉，心脉不通时，所采取的治疗措施。郭维琴教授从临床治疗体会，结合西医学对再狭窄的发病机制认识，认为虚、瘀、热毒是PTCA术后的病机关键。针对正虚之本，以补正气为主，辅以益气通脉等治法，通过扶正以化瘀通络治疗PTCA术后心绞痛。该案患者为冠状动脉粥样硬化性心脏病支架术后心绞痛，发病机制为虚、瘀、热毒，以益气洁血、清热解毒为法，控制血栓形成，抑制炎症介质释放，考虑患者发病时间较长，存在本虚标实的因素。故应用党参、黄芪健脾益气，通过益气以化瘀，扶正以祛邪，运用丹参、红花、郁金、枳壳、片姜黄以活血化瘀，三棱、莪术活血破血逐瘀，山慈菇清热解毒、软坚散结以逐瘀。综上所述，通过扶正以化瘀通络解毒而防治支架术后再狭窄，以便治疗冠心病支架术后心绞痛，患者胸闷、心前区疼痛得到缓解。

2. 案例二

陈某，男，71岁，主诉心前区痛1个月余。患者于2011年10月1日突然发作心前区痛，在当地医院诊为"急性心梗"，行介入治疗，置入支架1个，后未再出现胸闷、胸痛，刻下症：乏力，全头痛，睡眠好，食欲好，大便黏腻，溏薄。既往史：脂肪肝、高血压病、脂血症。体格检查：血压160/90mmHg，心率每分钟64次，律齐。舌胖大、苔白腻，脉沉无力。辅助检查：心电图示窦性心律，大致正常心电图。

中医诊断：胸痹，头痛。

西医诊断：冠心病，心肌梗死，介入治疗后；高血压病；脂血症。

辨证：气虚血瘀。

治法：益气活血化瘀。

处方：党参、黄芪、钩藤、山慈菇、连翘各15g，丹参20g，红花、三棱、莪术、郁金、枳壳、菊花、蔓荆子、川芎、黄柏、苍术、白头翁各10g，蜈蚣(打)2条。

7剂，水煎服，每日1剂。

二诊：药后乏力、心前区痛、头痛减轻，大便仍黏腻，小便已不黄，舌胖有齿痕，舌质暗、苔薄白腻，脉沉弦。血压110/70mmHg，心率每分钟88次。上方加片姜黄10g，去蔓荆子，30剂。

三诊：药后乏力、头痛减轻，偶尔心前区痛，大便已正常，食欲好，舌胖大有齿痕、苔薄白腻，脉沉细弦。血压138/80mmHg，心率每分钟72次。在二诊处方基础上，加羌活10g，去黄柏、苍术。30剂。

四诊：药后头痛、胸痛均未发作，乏力减轻，食欲好，大便清薄、黏腻，每日3次，舌胖有齿痕、苔薄白，脉沉弦。血压130/80mmHg，心率每分钟 72 次，心电图提示窦性心律，大致正常心电图。在三诊基础上，加鬼箭羽 10g，夏枯草 12g，去菊花、蜈蚣、羌活、白头翁。30 剂。

五诊：药后头痛、胸痛均无明显发作，精神体力好转，大便已成形，食欲好，腰眠好，舌胖有齿痕，舌质暗淡、苔薄白腻，脉沉。心率每分钟 80 次，心电图提示窦性心律，大致正常心电图。在四诊基础上，加昆布、菊花各 10g，去连翘、片姜黄、川芎。30 剂。

六诊：药后头痛、胸痛均未明显发作，服药期间大便溏薄，食欲好，舌胖有齿痕，舌质暗、苔薄白腻，脉沉弦。心率每分钟 67 次，律齐，血压 120/80mmHg，心电图提示窦性心律，大致正常心电图。在五诊基础上，加五味子、白术各 10g，灵磁石（先煎）30g，炮姜 9g，炒酸枣仁、茯苓各 15g，去钩藤、夏枯草、菊花、鬼箭羽。30 剂。

按语：胸痹心痛，病位在心，表现为本虚标实。本虚有气虚、阴虚、气阴两虚、阳虚，标实常见有血瘀、气滞、寒凝、痰浊等。治疗原则，一为补法，二为通法，可先通后补，或先补后通，也可通补兼施。本病为中老年人常见病，脂血症、动脉硬化是其发病基础，应早期治疗。据临床统计，本病气虚血瘀者占比例较高，尤其是曾有心肌梗死的患者，湿热阻遏的比例其次。本案患者胸闷、胸痛、头痛为血瘀，脉络不畅，不通则痛所致，伴见乏力，舌胖大、苔白腻，脉沉无力属气虚，大便黏腻，溏薄，苔腻属痰湿。综上所述，辨证为气虚血瘀兼痰湿，治以益气活血，化痰祛瘀。方中党参、黄芪益心气，通过补脾气，滋生气血之源来益心气，鼓动血脉运行；丹参（苦、微寒）、红花（辛、温）、三棱（辛、苦、平）、莪术（辛、苦、温）以活血化瘀；山慈菇、连翘清热解毒，清心火，尚可软坚散结，去有形之瘀血，考虑到患者曾有心肌梗死，故用之；郁金、枳壳行气以活血，气行则血行，用于胸闷痛，犹如重物压迫，或伴窒息感，与通阳活血药并用效更佳；患者头痛，同时患有高血压，故应用钩藤、菊花、蔓荆子平肝潜阳、清利头目；蜈蚣、川芎活血通络止痛；苍术、黄柏、白头翁清热燥湿以除肠道湿邪。

二诊时患者诸证减轻，头痛减，故去掉蔓荆子（疏散风热，清利头目），保留钩藤、菊花清肝、平肝及蜈蚣、川芎活血通络以治本，舌质暗，加用片姜黄以配郁金加强活血化瘀之功。二者多用于心痛甚，疼痛向两臂内放射，或真心痛后，左肩至肘部疼痛难忍或痛连胸胁者，有片姜黄横行肩臂之说。三诊时大便转常，故去掉黄柏、苍术，加用羌活（辛苦温，归膀胱、肾经）解表散寒，祛风胜湿，止痛。药理研究表明，羌活注射液具有镇痛及解热的作用，羌活水溶部分有抗试验性心律失常的作用，挥发油亦有抗炎、镇痛、解热的作用，并能对抗垂体后叶素引起的心肌缺血，增加心肌营养性血流。四诊患者头痛愈，故去菊花、蜈蚣，大便次数增，故去羌活、白头翁。考虑到患者高血压，加用夏枯草，因相关药理研究表明，夏枯草茎、叶、穗及全草均有降压作用，但穗的作用较明显。患者有脂血症，故应用鬼箭羽，现代研究证明，其有降血脂（主要是三酰甘油）及缓慢的降血糖的作用。五诊时患者诸证减轻，且精神转佳，舌质暗淡，瘀血症减轻，故去连翘、片姜黄、川芎，加昆布（药理研究提示昆布有降压及降血清胆固醇的作用）、菊花（药理研究其有扩张冠状动脉、增加冠脉血流量、提高心肌耗氧量的作用，还有降压作用）。六诊大便溏薄，故加用炮姜、茯苓、白术以温中健脾止泻，眠欠安，因心主神明加用五味子（涩肠止泻、补肾宁心）、酸枣仁、灵磁石宁心安神。

临诊体会：冠心病属于中医学"胸痹""厥心痛""真心痛"的范畴，该病多发于中老年人，年老体弱者多见。心主一身之血脉，心病日久，心气虚衰，心阴耗损，往往导致阴阳俱虚。心气虚则血脉鼓动无力，血行不畅，形成血瘀，诸脏腑失养而虚衰，多数患者长期患有高血压病、脂血症、动脉硬化，中医学认为"年老多虚，久病多虚"，故本病虚者为多。郭维琴教授认为，PTCA属于外源性、机械性的损伤，血管内膜受损引起局部炎症反应，诱发 RS 启动，随后受损局部修复组织增生。郭维琴教授首先提出防治 PTCA 后再狭窄应以活血化瘀、清热解毒治疗为主，益气养阴、益气通阳、化痰通络治疗为辅，同时强调早期论治。郭维琴教授注重应用清热解毒法治疗动脉粥样硬化、治疗 PTCA 术后再狭窄，通过试验以细胞计数法证实金银花、连翘清热解毒，能有效地抑制人类血小板源性生长因子刺激下的血管平滑肌细胞贴壁、生长及促增殖作用，延缓动脉粥样硬化进程。不同程度地影响 hPDGFB/B 刺激下的 VSMC 生长，其中金银花抑制细胞生长最为明显。此外，山慈菇能够阻滞细胞有丝分裂，使细胞分裂停止在中期，起到软坚散结的作用。

关于益气药的应用，郭维琴教授认为，心主血脉，气为血之帅，气行则血行，故而重用益气药，如党参、黄芪、太子参；整个过程中，郭维琴教授一直很注重应用活血药，如桃仁、红花、益母草、鸡血藤、当归、丹参、赤芍、川芎等。中医学认为，PTCA 后再狭窄属于中医学血瘀症范畴。动物实验表明，丹参可阻止动脉粥样硬化形成过程中纤溶活性的降低，延缓和阻止动脉粥样硬化的形成，影响血小板聚集，使血栓溶解；丹参能抑制胆固醇升高，能使受损伤血管的内膜、中膜增生减轻，能抑制血管平滑肌细胞增殖；可抑制急性缺血或再灌注损伤时的脂质过氧化作用的过度激活；丹参还具有钙拮抗作用，故丹参成为防治 PTCA 术后再狭窄的有效中药。临床观察表明，复方丹参滴丸抗凝作用优于阿司匹林，且能够改善心室舒张功能，起到扩张冠脉及改善冠脉侧支血流的作用。郭维琴教授常用木香、香附、郁金、枳壳等以理气助血行，提高活血化瘀的效果。

目前，运用中药防治 PTCA 后再狭窄，经相关实验证实均有一定效果。单味药常用的有水蛭、丹参、丹参注射液、川芎嗪注射液、莪术油、三七皂苷、穿心莲有效成分、雷公藤有效成分、大黄素、金银花、大蒜素等，这些药物大多从不同角度抑制血管平滑肌细胞增生、内膜增厚，如大黄素能够抑制平滑肌细胞的增生过程；穿心莲提取物能抑制单核细胞分泌生长因子及其转化，从而减轻平滑肌细胞的迁移、增生；雷公藤有效成分通过抑制癌基因的表达、活化，抑制平滑肌细胞的增生，最终抑制再狭窄的发生。芎芍胶囊（赤芍、川芎）、复方丹参滴丸（丹参素、三七总皂苷）、血脂康、血府逐瘀汤、血塞通（三七有效成分）、复方当归注射液（当归注射液与丹参注射液合剂）等复合制剂亦有调脂、抗血小板凝聚、减少平滑肌增生的作用。补阳还五汤、心脉通（人参、何首乌、水蛭、丹参等）、通心络（人参、水蛭、全蝎、土鳖虫、蜈蚣、蝉蜕、赤芍、冰片）、心康饮（黄芪、葛根、蒲黄、甘草）等成方均具有益气活血、化瘀通络的作用，对再狭窄有一定疗效。

六、西医治疗

支架术后再狭窄的治疗方法，主要包括药物治疗、基因治疗、手术治疗、放射治疗等几个方面。

（一）药物治疗

1. 抗血小板药物

常用药物包括，阿司匹林、氯吡格雷及替格瑞洛[48]，临床研究和动物实验研究均证实了他们明确的作用，吴联合等将 110 位支架术后患者分为阿司匹林和氯吡格雷两组进行观察发现，两组在心血管不良事件发生率上无明显差别，两组患者的血小板聚集率、D - 二聚体（D - dimer，D - D）水平，前后对照发现用药治疗后上述指标均低于术前，说明这两种抗血小板聚集药能够有效预防再狭窄的发生。另有研究表明，氯吡格雷低剂量不仅有效抑制血小板聚集，并且安全性、经济性上有一定优势。

2. 他汀类药物

他汀类药物不仅能降血中胆固醇水平，还能起到抗动脉硬化的效果。血管内斑块包含的主要成分是巨噬细胞，他汀类药物能够减少斑块的形成，使斑块部位胶原物质增加，稳定血管壁上的不稳定或者新生斑块，使其固定在血管壁上，减少破裂的可能性，抵抗血栓的形成，保护血管内皮，防止 VSMC 增生、迁移[49]。他汀类药物能稳定斑块，抗血小板聚集，从而维持了一个稳定的的凝血 - 纤溶系统。王曼虹等研究表明，阿托伐他汀能够加速低密度脂蛋白的清除，抑制极低密度脂蛋白合成总甘油三酯并且能够增加高密度脂蛋白的含量；瑞舒伐他汀被证实是他汀类中降低 LDL - C 效应最强的药物[50,51]。还有研究表明，在急性冠脉综合征患者中应用他汀类药物还能显著减少炎症因子 hs - CRP 的水平[52,53]。

3. 钙通道阻断剂

氨氯地平是第三代长效钙通道拮抗剂，它不仅能够起到抑制钙通道激活，减少钙内流，还能减少氧自由基的生成，起到抗氧化的作用。童珊珊等研究发现氨氯地平联合丹参冻干粉针能够降低内皮素、总胆固醇及甘油三酯的含量，有效抑制再狭窄的发生[54]。一些动物实验研究发现，氨氯地平能够减轻动脉硬化的程度，减慢它的发生发展，使 VSMC 细胞膜保持稳定性，降低钙的通透性，维持正常的结构和功能。

4. 普罗布考

普罗布考是一种力量较强的的生物抗氧化剂，它可以减缓或者降低细胞内膜的增生，减缓 VSMC 数量的增多，降低再狭窄的发生概率。现代药理学研究发现，普罗布考具有明确的降血脂作用[55]，可降低胆固醇的合成，增加胆固醇的清除。研究表明，抗氧化作用可能是普罗布考预防再狭窄的主要作用机制。普罗布考能够减弱 LDLC 的氧化作用，减轻对手术部位血管的损伤程度，防止内皮细胞功能障碍，减少各类因子，预防各类因子对血管壁的损伤，从而能够起到预防再狭窄的作用。Deng 等对普罗布考的研究提示，其作用机制可能是诱导亚铁血红素氧化酶 mRNA 表达，从而抑制血管平滑肌细胞的增殖，降低再狭窄发生率[56]。刘虹等选择了 72 个支架术后合并糖尿病的患者，均等数量分为两组，术后 6 个月进行追踪观察，采集生物学信息并复查冠脉造影，经统计分析发现，治疗组（普罗布考组）再狭窄的发生比率为 8.3%，比对照组少了 19.5% 的发生率，两组在生物学炎症指标方面，治疗组比对照组下降更多，这个药物能够预防再狭窄，可能与减少炎症反应有关[57]。

5. 全反式维甲酸（ATRA）

ATRA 属于 VitA 类，实质上是一种衍生物，生物学作用明确。近年来，大量的研究报道了 ATRA 对机械性损伤后的血管内膜增生具有抑制作用。杨伟等研究发现本品与非药物治疗相比，虽然在一般生物学指标及心血管不良事件发生率上无明显差异，但是 ATRA 治疗后冠脉造影再狭窄率比对照组减少 28.4%，心脏超声相关指标上比对照组明显改善[58]。还有一些研究表明，ATRA 不仅能够促进 VSMC 表型的分化，还能减少 MMP 的产生，增加胶原含量，并且可能通过改变受损血管的弹性和血管张力来防治 ISR 的进展。

6. 血管紧张素转化酶抑制剂

目前临床上对于血管紧张素转化酶抑制剂的研究开始增多，已经有了一定的理论基础和研究成果。孙娟等建立 20 只大鼠颈总动脉损伤模型，对照组基于 ACEI 制剂，观察术后第 2 天和第 5 天中膜 SMCPDGF - B 和弹性蛋白酶阳性细胞率，结果显示实验组上述两项指标均明显小于对照组，提示 ACEI 能够减少 PDGF 生成，抑制其表性转换，从而减少内膜增生，有效防止术后再狭窄。但由于相关临床实验较少，实际临床效果尚待考究[59,60]。

7. 水蛭素

水蛭素是凝血酶的一种特异性抑制剂。田建伟等通过损伤髂总动脉的动物实验发现，用药组（水蛭素）术后损伤部位的血管直径、管腔面积与对照组相比明显增大，但在新生内膜面积方面显著减少[61]。

（二）手术治疗

支架术后再狭窄主要是手术引起的器械创伤，导致血管内皮损伤、VSMC、血管重塑，现在已研发出肝素涂层支架、蛋白涂层支架、抗肿瘤药物涂层支架等，这些新型支架不仅能够发挥抗炎作用，有些新型支架还能降低支架表面的张力，能够有效降低再狭窄的发生率。樊冰、葛均波等研究发现，切割球囊成形术联合放射治疗与普通球囊扩张两种治疗支架术后再狭窄的患者进行组间对比，随访前者靶器官血运重建发生率为 5%，显著低于后者的 16%，且前者安全性上优于后者[62]。卢英民研究发现，蛋白涂层支架携带血管内皮生长因子能够显著抑制新生内膜生成，狭窄面积比单纯蛋白涂层支架对照组明显减少[63]。还有研究人员发现，旋磨术亦能增加支架术后狭窄血管的管腔直径，有效降低支架内血管直径狭窄[64]。IVUS 研究证实 PTCA 治疗支架内再狭窄使支架进一步扩张和组织往支架外扩展,分别占净增益的 56% 和 44%,因为内膜组织的再次突入,支架植入术并不能达到与最初支架相同的面积。联合应用旋磨、DCA 或激光等斑块销蚀术和辅助性 PTCA 并不比单纯 PTCA 有效。在一大型、随机的 ARTIST 研究中,与单纯 PTCA 相比,旋磨治疗弥漫性支架内再狭窄的导管室内并发症更高、晚期临床事件更多、6 个月时的管腔面积更小,但在 ROSTER 研究中旋磨术后 6 个月 TLR 率更低。一项有关支架再狭窄后 PTCA,DCA、旋磨、激光和再次植入支架的 meta 分析报道,不论使用何种器械,其 6 个月的 TLR 率为 30%。尽管 IVUS 研究提示再次植入支架能消除 PTCA 和其他方法治疗后的内膜再增生,但这种治疗不足以预防再发再狭窄。药物洗脱支架治疗支架内再狭窄患者的研究提示,使用西罗莫司(sirolimus)或紫杉醇(paclitaxel)药物涂层支架能得到很好的结果。一项多中心、非随机治疗 ISR 的研究(TROPICAL)提示,CypherTM 支架能够显著降低 6 个月时病变内的晚期丢失,主要事件和靶病变血管重建较对照组显著降低,MACE 率为 3.7% 对 18.8%,TLR 率为 2.5%。

(三) 放射治疗

FDA 批准短程照射的放射源用于血管内,治疗的两套系统是 Novoste Beta Cath 系统(B 放射源)和 Cordis Checkmate 系统(Y 放射源),在冠状动脉内 B 放射源和 Y 放射源均能释放合适剂量以限制内膜增殖,估计剂量在 14~20Gy,B 放射源的优点包括放射性快速衰减,能够最低限度地减少医务工作人员的暴露,降低屏障需要。然而,快速衰减提高了对放射源中心的要求,使其应用局限于相对小的血管,如冠状动脉而不是髂动脉或股动脉。随机 SCRIPPS,WRIST. PREVENT,GammaOne,START 和其他试验研究结果提示,短程照射治疗患者 6~12 个月的复发再狭窄率较 TLR 率减少 25%~65%,SCRIPPS 研究提示,有益作用能持续 3 年。总观随机和观察性放射治疗研究发现,在再植入支架后进行冠状动脉内放射治疗与不放射治疗比较,其晚期血栓形成增加 4.5 倍(9%:2%),可能的解释包括支架结构的内皮化延迟或放射致内皮功能不全。在 GammaOne 试验中,所有晚期血栓的形成发生在放射治疗的同时,在原支架的靶病变再次植入新支架的患者中,当患者应用噻氯匹定或氯吡格雷时没有晚期血栓的发生,放射治疗后行 PTCA 或斑块销蚀术也没有晚期血栓形成增加的问题。

(四) 基因治疗

这种治疗方式就是把有活性的蛋白,通过各种方式转染到靶细胞中[65],

使其发挥正常有效的生物学功能，修复损伤内皮，加快 VSMC 的凋亡进程，抑制 VSM 分裂生成过多[66]。通过各种影响通路来从调控基因的表达、治疗基因缺陷两大方面进行治疗。这个新型的方法研究较多，优点是对难治性疾病的效果较好，不足之处就是此方法尚在摸索阶段，临床应用普及率尚低。

（五）预防调护

1. 坚持继续治疗

切忌认为已得到彻底治疗而放弃继续治疗。因体内尚存在痰湿、血瘀的因素，即痰瘀互阻于血脉。从西医角度分析，PTCA 后因动脉内皮损伤、修复，平滑肌移植，吞噬细胞、血小板聚集等而易导致再狭窄。

2. 清淡饮食

因动脉硬化源于脂血症，控制饮食很重要，少食动物脂肪、动物内脏及带鱼、鳗鱼、鱼子等。更要提出的一点是，少食用含胶质多的食物如猪肉皮、海参等，因胶质多可增加血液的黏稠度。

3. 适当运动

所谓适当就是既要运动又要有限制。运动对冠心病患者相当重要，冠心病因冠状动脉血管狭窄，相应心肌供血减少，希望通过适当的运动能在冠状动脉的分支长出侧支，以增加缺血心肌的血供。但只能做缓和的运动如太极拳、工间操、散步等。

4. 急救药常备

急救药如急性扩冠药：硝酸甘油、心灵丸、速效救心丸等，家中常备，放在方便取出的位置，准备随时取用，或放在患者身上，随身携带，以备患者发病时随时含服。

5. 其他

发病含服"硝酸甘油"无效时，不要随意搬动患者，及时拨打急救电话。

（六）科研

为验证郭维琴教授防治冠心病支架术后再狭窄的学术思想，郭维琴教授的学生孟伟医生开展了相应的临床和动物实验研究，结果证实在郭维琴教授学术思想指导下的中药防窄化瘀汤能有效地减少冠心病支架术后再狭窄的发生。

1. 临床研究

通过收集 60 例成功行冠脉支架置入术的患者，随机分为常规西药对照组和中药干预治疗组各 30 例，进行临床疗效观察。两组均采用常规西药治疗，治疗组在常规西药治疗的基础上加用郭维琴教授总结自己多年临床经验的防窄化瘀汤口服，共治疗观察 6 个月。治疗后两组再狭窄率比较，治疗组再狭窄率 7.14%，对照组再狭窄率 13.79%。心血管不良事件发生率比较，治疗组无论在减少单独心血管不良事件还是联合心血管事件发生率上均优于对照组。两组血清炎症因子（hsCRP、IL-1、IL-8、MMP-9）变化比较，治疗组炎症因子水平下降更明显，有统计学差异（P < 0.05）。因此证实了防窄化瘀汤能减少冠心病支架术后患者冠脉再狭窄发生率及降低支架术后血清炎症因子（hs CRP、IL-1、IL-8、MMP-9）水平，说明益气活血解毒化结法对防治冠脉支架术后再狭窄有很好的临床疗效，其机制可能与抑制支架术后炎症反应有关[67]。

2. 动物研究

将 SD 大鼠随机分为假手术组、模型组、防窄化瘀汤组及普伐他汀组 4 个组，建立球囊损伤大鼠颈动脉术后再狭窄的动物模型，经组间多重比较，采血观察益气活血解毒化结法指导下的防窄化瘀汤对支架术后再狭窄大鼠血清炎症因子 hs-CRP、IL-1、IL-8、MMP-9 水平的影响。观察血管段经切片、染色后显微镜观察内膜增生情况，计算各组内膜增生程度。采用 PCR 法及 westernblot 法观察防窄化瘀汤对支架术后再狭窄血管组织中 Ca2+/CaM-CaN-NFATc 信号通路活化 T 细胞核因子-1、糖原合成酶激酶-3β（Glycogen synthase excited-3，GSK-3ß）信号分子 mRNA 及蛋白表达的影响。结果：益气活血解毒化结法指导下的防窄化瘀汤能够通过影响钙调神经磷酸内信号通路上信号分子的表达，减少内膜增生程度及发展进程，减少炎症因子 hs-CRP、IL-1、IL-8、MMP-9 含量，减少炎症反应，从而防治支架术后再狭窄。而且病理证实，在同样实验周期内，中药组在抑制内膜增生程度、内膜增生速度方面优于西药组[68]。

七、参考文献

[1] Sturek M, Reddy H K. New tools for prevention of restenosis could decrease the 'oculo-stento' reflex[J]. Cardiovascular Research, 2002, 53(2): 292-3.

[2] 黄小龙. 胸痹概念的衍变及其病因病机分析[J]. 河北中医, 2013, 35(09): 1387-1388.

[3] 叶进. 胸痹研究概览[J]. 环球中医药, 2012, 5(07): 547-552.

[4]陶汉华.胸痹病因病机及证治发微[J].山东中医杂志,2012,31(01):8-10.

[5]姜德友,邱海丽.胸痹心痛源流考[J].山东中医药大学学报,2007(04):319-321,333.

[6]王师菡,何庆勇,李霁.王阶教授治疗冠心病PTCA术后再狭窄经验介绍[J].新中医,2009,41(01):10-12.

[7]王师菡,王阶,何庆勇,等.冠心病介入术后中医证候要素分布规律及相关因素分析[J].世界科学技术—中医药现代化,2008,10(06):11-15.

[8]张敏州,王磊.邓铁涛对冠心病介入术后患者的辨证论治[J].中医杂志,2006(07):486-487.

[9]顾晓晶.冠心病PTCA术后再狭窄的中医证候分布调查及影响因素分析[J].中国中医急症,2016,25(10):1900-1901+1914.

[10]刘薇.PCI术后再狭窄的中医辨证论治探析[J].河南中医,2011,31(11):1220-1221.

[11]邹旭.冠状动脉血管成形术后再狭窄的中医证候初探[J].广州中医药大学学报,2001(04):293-294+307.

[12]何庆勇,王阶,张允岭,等.冠心病介入术后再狭窄危险因素及中医证候要素分析[J].北京中医药大学学报,2008(08):569-572.

[13]左冠超,何霞,王红艳,等.冠心病PCI术后再狭窄的中医病因病机探讨[J].江西中医药,2016,47(03):22-23.

[14]安洪泽,何小明,张景岳,等.冠脉支架术后血管再狭窄的中医药研究进展[J].世界中西医结合杂志,2010,5(04):366-368.

[15]Elmokhtari N,Zschernitz S,Sebens S,et al. Cardiac release and kinetics of cytokines after elective bare metal coronary stenting.[J]. Journal of Thrombosis & Thrombolysis,2010,30(4):391.

[16]张春炳,朱健,张秋玉,等. Cyr61、TNF-α、IL-6和IL-1β与颈动脉损伤后再狭窄的关系[J].上海交通大学学报(医学版),2008,28(11):1410-1415.

[17]张焕鑫,张宏考.经皮腔内冠状动脉成形术后再狭窄的机制及防治研究进展[J].中国全科医学,2006(21):1813-1816.

[18]Roffman D S. Considerations in patients receiving oral antiplatelet therapy after acute coronary syndrome and percutaneous coronary intervention.[J]. American journal of health-system pharmacy,2010,67(7):18-24.

［19］王正东,李平,林智海,等.血管损伤及 PCI 术后再狭窄机制的研究进展和相应对策［J］.医学综述,2016,22(02):280－283.

［20］Schulz S,Sibbing D,Braun S,et al. Platelet response to clopidogrel and restenosis in patients treated predominantly with drug－eluting stents.［J］. American Heart Journal,2010,160(2):355－361.

［21］Myers,P. R.;Webel,R. R.;Thondapu,V. R.;Jenkins,J. S.;Xu,X. P. ng;Pollock,J. S.; Amann,J. F.,1994:Vascular nitric oxide synthase activity following coronary artery balloon injury in a porcine restenosis model. Circulation 90 (4 PART 2):I139

［22］冯敏华,施海民,顾静文.血管平滑肌细胞的调控与 PTCA 术后再狭窄［J］.现代实用医学,2004(05):311－313.

［23］刘晓,陆红.PTCA 术后再狭窄形成机制的研究进展［J］.中国心血管病研究,2007(11):854－857.

［24］Christ G,Nikfardjam M,Huber－Beckmann R,et al. Christ,G. et al. Predictive value of plasma plasminogen activator inhibitor－1 for coronary restenosis:dependence on stent implantation and antithrombotic medication. J. Thromb. Haemost. 3,233－239［J］. Journal of Thrombosis & Haemostasis,2005,3(2):233－239.

［25］Lijnen H R. Role of the fibrinolytic and matrix metalloproteinase systems in arterial neointima formation after vascular injury.［J］. Verhandelingen－Koninklijke Academie voor Geneeskunde van Belgi,2001,63(6):605－22.

［26］刘永胜,江华,刘文卫,等.冠心病 PCI 术后再狭窄患者 IL－18、IL－10 和基质金属蛋白酶－9 水平的研究［J］.国际检验医学杂志,2014,35(11):1431－1432.

［27］李巍,黄岚.PCI 术后再狭窄的病理生理及其危险因素［J］.中国动脉硬化杂志,2013,21(04):375－380.

［28］陈磊磊.PTCA 术后再狭窄的预防及治疗进展［J］.医学综述,2003(09):528－531

［29］田建伟,赵连友,郑强荪.PTCA 术后再狭窄机制的研究现状［J］.心脏杂志,2002(04):353－355＋358.

［30］张琼惠,黄向阳.急性冠状动脉综合征合并糖尿病患者早期应用替罗非班的疗效和安全性评价［J］.中国医药指南,2016,14(01):73－74.

［31］王琳琳,丁安伟. 赤芍总苷对大鼠血瘀证模型的影响［J］. 南京中医

药大学学报,2011,27(06):552-554.

[32]王林青,崔保安,张红英,等.中药金银花提取物抗炎作用研究[J].中国畜牧兽医,2008(08):82-84.

[33]董海玲,郭顺星,王春兰,等.山慈菇的化学成分和药理作用研究进展[J].中草药,2007(11):1734-1738.

[34]邵淑丽,徐兴军,马德滨,等.柴胡、姜黄对小白鼠实验性脂血症的预防作用[J].中医药学报,2002(04):59-60.

[35]唐泽耀,宗成国,林原.莪术醇的活血化瘀活性实验研究[J].中药药理与临床,2003(05):15.

[36]唐鼎,涂乾,李娟,等.药用地龙的药理作用和临床展[J].中国药师,2015,18(06):1016-1019.

[37]赵仁霞.丹参的现代药理研究及临床应用[J].中国医药指南,2011,9(12):291-292.

[38]柳丽,张洪泉.丹参活性成分的现代中药药理研究进展[J].中国野生植物资源,2003(06):1-4.

[39] OwensGK. Regulationofdifferentiationofvascularsmoothmusclecells [J]. Physiological Reviews,1995,75(3):487.

[40]李卫青,谢梦洲,魏平,等.复方丹参滴丸对缺血性心脏病患者血浆NO、ET及血流变学的影响[J].山西中医,2000(04):25-27.

[41]李朝梁,石秋玲,朱平先.丹参酮ⅡA对动脉粥样硬化症患者血管内皮细胞功能的干预作用[J].南昌大学学报(医学版),2012,52(07):44-45+48.

[42]张知新.丹参酚酸B镁对人主动脉内皮细胞的影响的研究[D].北京中医药大学,2006.

[43]秦培森,范丽娟,刘克英,等.复方丹参滴丸治疗冠状动脉粥样硬化性心脏病心绞痛临床观察[J].中成药,2000(09):32-34.

[44]周宜轩,李崇惠,张念志,等.联用复方丹参滴丸和硝酸异山梨酯治疗冠状动脉粥样硬化性心脏病心绞痛68例[J].中西医结合实用临床急救,1999(02):6-8.

[45]吴万垠,罗云坚,程剑华,等.莪术油对小鼠肝癌细胞DNA作用的图像分析[J].中西医结合肝病杂志,1999(01):18-20.

[46]吴勇,欧阳静萍,涂淑珍,等.黄芪多糖对动脉粥样硬化内皮细胞损伤的影响[J].湖北中医学院学报,2002,4(01):21-22.

［47］梁明,韩竹梅,梁小光,等.黄芪冻干粉对大鼠离体心脏的作用［J］.中草药,2000(11):48-4.

［48］张焕鑫,张宏考.经皮腔内冠状动脉成形术后再狭窄的机制及防治研究进展［J］.中国全科医学,2006(21):1813-1816.

［49］陈磊磊.PTCA术后再狭窄的预防及治疗进展［J］.医学综述,2003(09):528-531.

［50］戈睿佗,王曼虹,陈晓军,等.阿托伐他汀对冠状动脉介入治疗的影响及其与TRAIL因子的关系［J］.浙江医学,2015,37(07):567-569+575.

［51］Davidson M,Ma P,Stein E A,et al. Comparison of effects on low-density lipoprotein cholesterol and high-density lipoprotein cholesterol with rosuvastatin,versus atorvastatin,in patients with type IIa or IIb hypercholesterolemia☆［J］. American Journal of Cardiology,2002,89(3):268.

［52］Macin SM,Perna E R,Farías EF,et al. Atorvastatin has an important acute anti-inflammatory effect in patients with acute coronary syndrome:results of a randomized,double-blind,placebo-controlled study［J］. American Heart Journal,2005,149(3):451-457.

［53］Miedema M D,Conover C A,Macdonald H,et al. Pregnancy-Associated Plasma Protein-A Elevation in Patients With Acute Coronary Syndrome and Subsequent Atorvastatin,Therapy［J］. American Journal of Cardiology,2008,101(1):35-39.

［54］童珊珊,吴峻,肖云,等.左旋氨氯地平联合丹参冻干粉针防治冠脉支架内再狭窄［J］.中国实验方剂学杂志,2012,18(18):287-291.

［55］方树青,王文信,温建华.普罗布考的药理学与药效学［J］.新药与临床,1997(05):41-43.

［56］Deng Y M,Wu B J,Witting PK,et al. Probucol protects against smooth muscle cell proliferation by upregulating heme oxygenase-1.［J］. Circulation,2004,110(13):1855.

［57］刘虹,滕涛,王燕,等.普罗布考对合并糖尿病患者冠状动脉药物洗脱支架置入术后再狭窄及炎症因子的影响［J］.中国介入心脏病学杂志,2014,22(11):710-713.

［58］杨伟.全反式维甲酸对防治经皮冠脉介入治疗后再狭窄的临床疗效观察［A］.中华医学会.中华医学会心血管病学分会第八次全国心血管病学术会议汇编［C］.中华医学会:,2006:1.

[59]孙娟,陈丽萍,凌光烈.ACEI抑制球囊扩张术后动脉再狭窄的机制[J].延安大学学报(医学科学版),2006(01):1-2.

[60]蒋健,舒强,凌光烈,等.球囊损伤后血管迁徙平滑肌细胞弹性蛋白酶mRNA的表达[J].中华心血管病杂志,2001(05):53-55,68.

[61]田建伟,赵连友,郑强荪,等.重组水蛭素局部治疗球囊扩张术后内膜增殖和管腔狭窄的实验研究[J].心脏杂志,2002(05):380-383.

[62]樊冰,葛均波,Clemens Von Birgelen,等.经皮腔内β-射线放射疗法与切割球囊成形术联合治疗冠状动脉支架内再狭窄[J].中国介入心脏病学杂志,2004(03):11-14.

[63]卢英民,ELABAZM,OBERTER,等.携带血管内皮生长因子的蛋白涂层支架预防冠状动脉球囊扩张后再狭窄的预防[J].临床心血管病杂志,2002(05):223-225.

[64]祝宝华,Josef Niebauer,Gerhard Schuler.旋磨术与切割球囊在冠状动脉支架再狭窄治疗中的作用[J].中国介入心脏病学杂志,2006(02):93-96.

[65]崔广晖,廖崇先,陈以旺.经皮冠状动脉腔内成形术后再狭窄基因治疗现状与进展[J].国外医学(内科学分册),2005(10):419-421,458.

[66]张文利,黄定.PCI术后冠状动脉再狭窄机制及防治研究进展[J].中国循证心血管医学杂志,2011,3(02):154-1.

[67]孟伟,李本志,王亚红.益气活血解毒化结法对冠脉支架术后再狭窄及炎症因子的干预研究[J].中华中医药学刊,2016,34(1):142-144.

[68]郭文鼐.益气活血解毒化结法对经皮血管成形术后再狭窄大鼠血管内膜增生及钙调神经磷酸酶信号通路的影响[D].北京:北京中医药大学,2018.

（孟　伟、郭文鼐）

第五章

＊＊＊＊＊＊＊＊＊＊＊＊

慢性心力衰竭

一、概述

慢性心力衰竭（简称心衰）是由于心脏结构或功能异常导致心室充盈或射血能力受损的一组复杂的临床综合征，其主要临床表现为呼吸困难和乏力（活动耐量受限），以及体液潴留（肺淤血和外周水肿）。心衰为各种心脏疾病的严重和终末阶段，发病率高，是当今最重要的心血管病之一。中医古代文献中并无"心衰病"一词，对心力衰竭症状的描述，往往见于许多疾病当中，如心痹、心咳、心胀、心水、喘证、痰饮、水肿、咳嗽等。

心衰是许多心脏疾患的转归，相关数据[1]显示发达国家成人心衰患病率为 1%～2%，而 70 岁以上人群患病率高至 10%。中国心力衰竭流行病学调查[2]显示，中国心衰患病率为 0.9%，男性 0.7%，女性 1.0%；随年龄增高，心衰患病率显著上升；北方地区心衰患病率为 1.4%，明显高于南方。根据美国 AHA 研究报告[3]，预计到 2030 年心衰患病率将比 2012 年增加 50%，届时美国的心衰患者将达到 800 万。心衰的病死率极高，约有 50% 的患者在 5 年内死亡，与肿瘤相仿。Brophy 等[4]对收缩功能不全的心衰患者进行临床随访，结果 3 年内死亡率高达 29.9%。Rotterdam[5]研究了近 8000 名心衰患者，通过长期随访，结果提示心衰发生后 30 天存活率为 86%，1 年时降至 63%，2 年生存率降至 51%，而到了 5 年生存率仅有 35%。近年来，心衰的病因中，冠心病占首位，其次是高血压、风心病。1980 年上海市心衰的最主要病因为风湿性瓣膜病，冠心病导致的心衰仅占 31.1%，到 2000 年上升至 55.7%[6]。同年全国调查[7]显示，45.6% 的心衰为冠心病所致。曹雅文[8]等对 2066 家基层医院的心衰患者进行了横断面调查，结果发现心衰病因中冠心病占 57.1%，其次是高血压 30.4%。

依据左心室射血分数（LVEF），心衰可分为 LVEF 降低的心衰（HF - REF）和 LVEF 保留的心衰（HF - PEF）。HF - REF 指传统概念上的收缩性心衰，而 HF - PEF 指舒张性心衰。2016 年 ESC 心衰指南和 2017 年美国 AHA 指南根据 EF 值，以 40%、50% 为界，进一步将心衰分为 HFrEF、HFmrEF 和 HFpEF 三种。

根据心衰发生的时间、速度、严重程度可分为慢性心衰和急性心衰。在原有慢性心脏疾病基础上，逐渐出现心衰症状、体征的为慢性心衰。慢性心衰症状、体征稳定 1 个月以上称为稳定性心衰。慢性稳定性心衰恶化称为失代偿性心衰，如失代偿突然发生则称为急性心衰。

二、历史沿革

中医古代文献中并无"心衰病"一词，古代虽有"心衰"的名称，但与西医学之心力衰竭，相差甚远，其多指心气血不足，如西晋王叔和在《脉经·卷三·脾胃第三》中首次提出"心衰"一词，"土亡其子，其气衰微……心衰则伏，肝微则沉，故令脉伏而沉"。

在古代文献中，对心力衰竭症状的描述，往往见于许多疾病当中，如心痹、心咳、心胀、心水、喘证、痰饮、水肿、咳嗽等。马莳说："心气衰则三气入脉，故名之曰脉痹。"夏天感风寒湿邪为脉痹，为邪气痹阻经脉，血气不行而病痹，以肢体疼痛、无力、脉搏微弱或无脉为主要临床表现。脉痹经久不愈，复感于邪，邪气内舍于心，心主脉而贯肺，火克金，有余则乘其所胜。临床表现为"心痹者……烦则心下鼓，暴上气而喘"。《素问·五脏生成》曰："赤，脉之至也，喘而坚，诊曰有积气在中，时害于食，名曰心痹。"《素问·五脏生成》曰："心痹，得之外疾，思虑而心虚，故邪从之。"明确指出心痹的发生与感受外邪及七情所伤有关。隋代巢元方《诸病源候论》曰："思虑烦多，则损心，心虚故邪乘之。邪积而不去，则时害饮食，心中怫怫如满，蕴蕴而痛，是谓之心痹。"明代李梴《医学入门》曰："风寒湿三邪交侵……在脉则血滞，六脉涩而紧，面无色，应乎心，其证心烦上气，嗌干善噫。"《素问·咳论》篇第三十八"心咳者，其状引心痛，喉中介介如梗"，后期可见心中牵制疼痛、腹满腹胀、不欲饮食、颜面下肢水肿等症状，类似于西医学的右心衰表现。《备急千金要方》对《黄帝内经》中有关咳嗽的论述进行了引用，同时提出"咳而唾血引手少阴，谓之心咳"，认为心咳患者除咳嗽、心痛以外尚伴有痰中带血或咯血、肩臂放射痛，与冠心病心绞痛合并左心衰相似。

"心胀"病名首见于《灵枢·胀论第三十五》："心胀者，烦心短气，卧不安。"营行脉中，卫行脉外，阴阳相随，乃得天和。阴阳不相随顺，卫气逆乱，寒气上逆于膻中，正邪相攻，两气相搏，排脏腑而郭胸胁，发为心胀。《华佗神方·卷一·论心脏虚实寒热生死逆顺脉证之法》："心胀则短气，夜卧不宁，时有懊憹，肿气来往。"《医醇賸义·胀》："心本纯阳，寒邪来犯，阴阳相战，故烦满短气而卧不安也。"

水饮与心系疾患的相关性在《黄帝内经》中早已进行了阐述。《素问·逆调论》曰："夫不得卧，卧则喘者，是水气客也。""水在心，心下坚筑、短气，是以身重少气也，夫水者……主卧而喘也。"东汉张仲景在此基础上进一步提出"心水"之概念，《金匮要略·水气病脉证并治第十四》"心水者，其身重而少气，不得卧，烦而躁，其人阴肿"，与心衰的临床表现相一致。后世的《脉经》《华氏中藏经》《备急千金要方》《普济方》等书均进行了相应转录。如《华佗神方》："心有水气，则身肿不得卧，烦躁。邪气客于心，则梦烟火。"《华氏中藏经》道："又心有水气则痹，气滞，身肿，不得卧，烦而躁，其阴肿也。"《外台秘要》言："水在于心，其人心下坚，筑筑短气，恶水而不欲饮。"《高注金匮要略》曰："心为火脏，水入脏中即猝死；心藏神，神为气之主，神郁于水，而气自滞，故身重而少气；不得卧者，灵道为水所阻，而不得下伏故也；水从火脏之化而热，故烦；肾不得心阳之下交，而其气自寒，故躁也；心肾同治少阴，而肾尤为水脏，心有水而肾更可知，故其人阴肿也。"

"心痹"一病虽接近心衰，但仅为风心病心衰，且中医辨证分型为风寒湿型，它不能概括心衰的全部内容。"心咳"与现代肺心病有近似之处，然必"久咳不已，三焦受之"才有心衰之水肿出现。"心胀"的虚喘不得卧，咳吐涎沫，身肿，亦为重度心衰的典型表现。"心水"所描述的身重而少气、喘咳不得卧、身重肢肿、水溢肌肤以下身为甚的临床特征是严重心衰的典型表现，但不能涵盖轻中度心衰。所以，以上四种病名均存在其不足之处。

三、病因病机及发病机制

（一）中医学对心衰病病因病机的认识

心衰的病因比较复杂，外感风寒湿邪、岁水太过、七情过极内伤、五味过极、久病体虚、他脏传变等均可导致本病发生。

《素问·痹论》曰："风寒湿三气杂至，合而为痹也……脉痹不已，复感于邪，内舍于心……所谓痹者，各以其时，重感于风寒湿之气也。"说明反复感受风寒湿邪，由表及里，内舍于心，发展为心衰病。《素问·五脏生成》篇"心痹，得之外疾，思虑而心虚，故邪从之"，说明心衰病之始为外疾所致。《素问·气交变大论》篇"岁水太过，寒气流行，邪害心火，民病身热，烦心躁悸……甚则腹大胫肿，喘咳"，丙年为岁水太过，气温低、寒气重，寒重伤阳；肺脾肾阳虚，寒水内停；心阳不足，寒饮上犯，症见心悸烦躁，寒水内停外溢，则腹水鼓胀、下肢浮肿、喘憋咳嗽。

心为君主之官，灵应万物，清净虚灵而主藏神。恬淡虚无，真气从之，精神内守，病安从来。《素问·五脏生成》篇"心痹，得之外疾，思虑而心虚，故邪从之"。"五志过极，均可导致心气受损，主不明则十二官危，邪气上扰，喘促胸闷"。

心为阳脏，咸味厚而属阴，伤血而耗伤心气血。《素问·生气通天论》篇指出：味过于咸，则骨气劳伤，肌肉短缩，心气受抑。味过于甘，心气郁滞，喘息胸满，面色黧黑，肾气不衡，肾水上犯。这为后世对心病的饮食调理提供了指导。《备急千金要方·卷二十一·水肿》治疗水肿诸方调护中多见"莫恣意咸物""慎……盐酱""慎口味""勿与盐"等。

（二）郭维琴教授对慢性心力衰竭病因病机的认识

郭维琴教授认为，心衰病临床以悸、喘、肿、脱为主要表现，因此可以归属于虚劳、心悸、怔忡、喘证、水肿、痰饮、癥瘕、心水等范畴，心衰末期阴阳离绝，则当属于脱证、厥证范畴。郭维琴教授认为心衰患者的发病主要有心脏收缩功能下降、心脏前后负荷增加两方面，其主要病机为本虚与标实两个方面。本虚主要是阳虚、气虚，可以兼见阴血亏虚；标实主要是水停和血瘀，因此心衰病中医诊断为"心水"似乎更为恰当。水饮致病在《黄帝内经》中多有描述，如《素问·逆调论》指出：不能平卧，卧则喘憋气促的原因，是水气客心。而《素问·水热穴论》对水饮内停的临床表现做了具体描述：水病，水饮下注则为跗肿大腹，水饮上犯为喘呼、不得平卧者，标本俱病。汉代张仲景提出心水表现为身重而少气、气促、喘憋不得平卧、烦躁、下肢水肿，严重者出现阴囊水肿，"水停心下，严重者则心悸怔忡，轻微者短气"，又如："心下（胁肋胃脘部）坚（腹肌紧张、触及胃肝），大如盘，边如旋杯（边缘锐），水饮所作。"这是类似于右心衰竭、体循环淤血、肝肿大、消化道水肿的表现。

郭维琴教授在传承郭士魁先生"活血化瘀""芳香温通"治疗冠心病的治疗大法同时，深受廖家贞教授影响，重视正气在心血管疾病中的作用，认为气虚血瘀是心血管疾病的根本病机。郭维琴教授早在 20 世纪 80 年代就已提出心衰的基本病机为正气亏虚，血瘀水停。

郭维琴教授认为，心衰是多种原发病引起的全身性疾病，主要由于五脏阳气虚衰，水饮瘀血互结而成，病因复杂，每以外感六淫病邪或过度劳累而诱发加重。王清任说："元气既虚，不能达于血管，血管无气必停留而瘀。"唐容川认为："然气生于水，即能化水，水化于气，亦能病气，气化于下，则水道通而为溺，是气行水亦行也，设水停不化，外则太阳之气不达，而汗不得出，内则津液不生，痰饮交动，此病水而即病气矣。又有肺之制节不行，气不得降，因而癃闭滑数，以及肾中阳气，不能镇水，为饮为泻，不一而足，此病气即病水矣。总之，气与水本属一家，治气即是治水，治水即是治气。"由此可以看出，气与水在生理和病理上都是互相影响的。

先天缺陷，心气虚弱，心血瘀阻，心脉失养；风湿热邪痹阻经络，久则由脉舍心，致使心血耗伤，宗气亏虚，心脉失运；六淫、病毒之邪直接侵袭心脏，引起血运失常；经年久咳，肺肾气虚，影响血运，累及于心均为其可能病因。心系疾病反复发作，迁延日久，正邪相争，正气日耗，致心气亏虚、阴阳不足。阳化气，阴成形，阴阳两虚，则心体受损、心用失职。肾为先天之本，内寓元阳元阴，心本乎肾，"心气根于肾气，心阳赖肾阳之温煦"。心主火，肾主水，阴阳互根，水火既济，二脏互相影响；心气阳虚，久必累及于肾，阳气日衰，肾失摄纳、温煦，水饮内停，上凌心肺。心火衰微，则脾阳失助，水谷不化精微，痰浊水饮内生。

情志失调，七情所伤，耗伤阳气，君相火衰。君火弱则上焦空窍津精出，相火弱则下焦关窍失守，上下不能交通，导致中焦脾胃不能腐熟水谷，五脏衰微。心阳虚不能温煦，血液不能运行全身，导致脏器失于濡养，功能失常。

郭维琴教授认为，心衰的基本病机是在正气内虚的基础上，感受外邪，伤及脾肾阳气，使气滞血瘀，水气不化，血瘀水泛，上凌心肺，外溢肌肤所致。系标本俱病，本虚标实之证，心之阳气，或兼心阴、心血亏虚为本，瘀血、水停、痰饮为标。心气虚是病理基础，血瘀是中心病理环节，痰饮和水湿是主要病理产物。气虚、血瘀和水饮三者在心衰中的病理关系，可以从"血不行则为水""水化于气，亦能病气""水病则累血，血病则累气"等理论得到证实。说明气虚血瘀、阳虚水泛、气血水同病等病理变化在心衰病证中的重要地位。心病日久，正邪相争，正气日耗，致心气亏虚、阴阳不足。阳化气，阴成形，阴阳两虚，则心体受损、心用失职。

"年过四十，阴气自半，起居衰矣"。此阴气指肾气而言，肾主先天之气，所谓先天之气，乃人身之元气。烦劳则张，劳心劳力以耗其阳，元气日损。而以人参、黄芪、白术补气，也只能补助其后天气化，而先天之气日益损耗，五脏虚衰，人体机能日减。

脾为后天之本，饮食入胃，水谷精微之清者入肝以养筋，浊者入心以养脉，水中精气输脾归肺，脾胃虚则五脏衰微。血液运行靠心气推动及心阳的温煦，才能周流不息。心气亏虚，不能推动血液运行全身，周围脏器组织失于濡养，功能失常。

心为五脏之首，五脏六腑之主，乃君主之官，主宰全身生理活动。心主脉，脉藏神，君不明则十二官危。心肺居阳位，同居上焦，故心脏疾患常常影响肺的呼吸功能。肺为相辅之官，主气，主治节，朝百脉。心气亏虚，心血瘀阻，血郁于肺，肺的宣发肃降功能失常，不宣则见咳嗽喘憋，不降而见气逆、小便不利、水肿。水液的运行依赖膀胱气化、三焦通畅、心气之推动、肺气之通调宣布、脾之转输散精、肾气之蒸腾。若膀胱气化不力、三焦壅滞、心气无力，肺虚或肺气痹阻不能布散、通调水液，脾气亏虚，健运失司，导致承上启下、升清降浊功能失常，肾阳之蒸腾、气化无权，水液内停，不能排泄，泛于肌肤则下肢颜面水肿、肿胀，留于体内则为胸水、心水、肺水、腹水。水饮上凌心肺，肺失宣肃，则见喘促不能平卧、咳吐大量白色稀痰，不渴或渴不欲饮；水从热化，凝结而为痰，阻塞气道，可见咳吐黄痰。

气虚血瘀，可见颈部血管怒张、右胁下癥瘕积聚、口唇及爪甲紫暗、肌肤甲错、局部疼痛部位固定、舌暗脉涩等血瘀表现。心蕴君火，心阳虚则脾肾失于温养，导致脾肾阳气亏虚。脾居中焦，主运化，升清降浊；肾主水，潜龙在田，蒸腾气化，分清泌浊。脾肾两虚，水液停聚不化，随其阳虚寒化为饮，上凌心肺，可出现心慌、咳嗽、咳吐泡沫痰、喘促胸闷；水液犯溢肌肤、脏腑，可出现下肢乃至周身浮肿、颈脉跳动、青筋怒张。本病主要病位在心与肾，涉及肺、脾、肝。从临证看，郭维琴教授认为本病病机为本虚标实，本虚为心、脾、肾气虚阳虚，标实为血瘀、水停。

郭维琴教授认为，左心衰患者，其病机主要是气虚阳虚、水饮上犯、凌心射肺；右心衰患者，病机主要是气虚、血瘀、水泛肌肤，日久可见阴阳两虚。心衰初期以正虚为主，病程日久，内生之邪为患，本虚与标实并重。缓解期以本虚为主，急性期为标实为主。心衰正虚主要表现为心脏的气、血、阴、阳亏虚。心气虚临床表现为胸闷气短，心慌怔忡，乏力懒言，动则尤甚，神疲体倦，情绪低落，脉细弱；心阳虚，阳虚不能胜阴，表现为心慌气短，晚间喘憋不能平卧，畏寒肢冷，纳差脘痞，喜热食热饮，腹胀背寒，便溏尿频，舌胖淡或暗淡，舌苔水滑，脉沉细弱缓、尺脉不足，手冷过腕；心阴（血）虚患者临床表现为怔忡心悸，多梦易醒，躁扰不宁，口干饮冷，盗汗身热，稍劳则加剧，尿少，大便干结，舌红苔少欠津，阴虚不能胜其阳，则脉行急迫，脉弦细小数尺不足，重按则减。心衰后期，应用西药利尿等治疗，久病耗伤再加药毒，临床多表现为气血阴阳诸虚杂患，可同时出现两种乃至三种证候要素的重叠，以气阴两虚或阴阳两虚为多见。阴平阳秘，精神乃治，阴阳离决，精气乃绝。因此临床用药时需阴阳双补、气阴同治，不能单纯扶阳、益气。心气亏虚，无力运血而成血瘀，瘀血上乘于肺，壅塞气道，而见咳逆喘促；瘀血在经络，则口唇爪甲青紫，周身疼痛；瘀血在上，则脱发、胸胁刺痛；瘀血在中，则腹痛胁痛、腰脐间刺痛，日久胁下癥瘕；瘀血在下，则少腹胀满刺痛，小便利，大便反硬；瘀血在里，则口渴不欲饮；瘀血在腠理，则营卫不和发寒热；瘀血在肌肉，则症似白虎，发热汗出；水饮内停，症见心悸、喘促、咳逆、眩晕、浮肿、积聚、腹胀、肠鸣、身𥆧动、颈脉动。

1. 心悸

心衰之心悸应属中医学"怔忡"范畴。怔忡与心、肾有密切关系。因"心主脉，脉藏神"，中焦受气取汁，在心脏变化为血液。心病则血液生成不足，心神失养；阳主温煦，血遇寒则凝，得温则行，阳气虚衰，血失温养，行进迟滞，心失所养，故而心慌、心悸。心为离，内含君火；肾为坎，内藏天一之水，水火上下既济，则阴阳和谐。若心火亢于上，肾水盛于下，火不下行、水不上承，则水火未济，阴阳不得正位，阴阳失和，亦可引起心慌、心悸。

2. 喘息不得卧

喘息不得卧为心衰患者的最常见症状，喘证的辨证要点主要分为实喘和虚喘。《黄帝内经》病机十九条指出"诸气膹郁皆属于肺"，实喘责之肺，虚喘责之于肾，多由年老久病，失治误治，或房劳过度、淫欲竭其精，日久肾元亏损，肾阴阳两虚，肾不纳气，气至膈而还，喘促连连。尤以肾阳气虚为主，病程长，病势缠绵，反复发作，临床表现为呼吸短促，难以续接，吸入为快，神疲乏力，气怯声微，咳嗽微微，脉沉弱或浮大而芤，病势绵绵。

郭维琴教授认为，心衰病平素以虚喘为主，发作时由外感引发的可虚实夹杂。而虚喘之本在于肾、脾、肺，肾不纳气，脾不运化、转输失职，肺失宣肃。肺气不降，逆行于上则发为喘。肾主水，脾土制水，肺通调水道，三脏功能异常，水液不能正常代谢，随人体阴阳而转化，阳虚则寒化，化生水饮，上凌心肺，发为喘促。正如《素问·水热穴论》所云："水病下为胕肿大腹，上为喘呼，不得平卧者，标本俱病。"肺病表现为喘呼气逆于上，不得平卧，肾病表现为下肢水肿。其本在肾，其末在肺。

3. 水肿

水肿分为阳水和阴水。风为阳邪，为百病之长，风夹水湿，上犯人体，病发阳水，来势汹汹而急迫，表现为腰以上肿，水肿处皮肤绷紧、光亮，局部弹性好，按压凹陷后随手而起。五脏功能异常导致水液代谢失常，水饮内停脏腑，外溢肌肤，发为阴水，水肿来势徐徐，多起于人体下部，可向上延展，水肿处皮肤晦暗无光，触诊涩滞，按之不起，陷下如泥。心衰患者水肿，多发于双侧下肢，两侧对称，肿势由下而上，昼轻夜重，常反复发作，劳累后加重。故郭维琴教授认为心衰病水肿大多为阴水；因外感诱发之水肿，为阳水。阴水以扶正为主，阳水以驱邪为主。

郭维琴教授认为，心衰水肿与肾脏关系最为密切，涉及肺与脾。肾主水，接受五脏六腑之精而藏之，周身之阴精水液由肾所主。阳化气，肾阳虚衰，温煦失职，蒸腾气化不利，气不化水，从其寒化，水停为饮。脾居中焦，为气机、水液、阴阳运化上下之枢纽。脾健则水液能够正常上下输布，脾虚阳气不通，则水饮内停，属苓桂术甘汤证。脾气散精，上归于肺，肺为天，天气降为雨，通调水道，下输膀胱，水液正常排出。肺失宣发肃降，上窍不通则下窍不利，水肿少尿，应予麻黄剂宣肺利水、提壶揭盖，肺气宣则小水自出。心主血脉，赖心之气阳以推动运行。气为血之帅，气行则血行；血属阴，阳主温煦，血遇寒则凝，得温则血行。《素问·缪刺论》曰："恶血留内，腹中胀满，不得前后……喜悲伤不乐。"血瘀病因不外正虚与邪实两方面。正虚为气虚、阳虚、阴血亏虚；邪实不外寒凝、痰阻、气滞。气虚，运血无力而成瘀；阳虚脉泣血凝，脉道不利，血行迟缓形成瘀血；久病、阳病及阴或久服利尿剂损伤阴津，导致阴血亏虚，脉道不充，血流不畅，脉道滞涩而成瘀。血不利则为水，《血证论》提到"痰水之壅，由瘀血使然，血积日久，亦能化为痰水""瘀血化水，亦发水肿，是血病而兼水也"。因此，血瘀致津液运行受阻，留于体内，而成水肿。故水肿一方面是由于心、肾阳气亏虚，不能正常地蒸腾气化，而致水饮停聚为患；另一方面，是由于瘀血内阻，阻碍了津液的正常上下运行，寒化成饮，停留体内而形成水肿。水饮停聚，又可进一步加重痰阻、血瘀等，阴邪伤阳，日久阳气受损。因此，水饮内停既是原因又是结果。

（三）西医学对心力衰竭发病机制的认识

心衰的主要发病机制之一为心肌病理性重构，导致心衰进展的两个关键过程，一是心肌死亡（坏死、凋亡、自噬等）的发生，如急性心肌梗死（AMI）、重症心肌炎等；二是神经内分泌系统过度激活所致的系统反应，其中肾素—血管紧张素—醛固酮系统（RAAS）和交感神经系统过度兴奋起着主要作用，切断这两个关键过程是心衰有效预防和治疗的基础。

四、西医诊断

根据心衰发生发展的过程，可分为前心衰（A）、前临床心衰（B）、临床心衰（C）和难治性终末期心衰（D）4个阶段。阶段A患者为心衰的高危险人群，尚无心脏的结构或功能异常，也无心衰的症状和（或）体征。阶段B患者已发展成结构性心脏病，心室重构可不断地发展，相当于无症状性心衰或纽约心脏病协会（NYHA）分级心功能I级。阶段C患者已有基础的结构性心脏病，以往或目前有心衰的症状和（或）体征；或目前虽无心衰的症状和（或）体征，但以往曾因此治疗过，此阶段包括NYHA分级心功能II级、III级及部分IV级患者。阶段D患者进入难治性终末期心衰阶段，患者有进行性结构性心脏病，虽经积极的内科治疗，休息时仍有症状。

（一）临床评估

1. 病史、症状及体征

详细的病史采集及体格检查可提供心脏疾病的病因线索，接诊时要评估容量状态及生命体征等。

2. 常规检查

（1）超声心动图　可用于诊断心包、心肌或心瓣膜疾病；定量分析心脏结构及功能各指标；区别舒张功能不全和收缩功能不全；估测肺动脉压；为评价治疗效果提供客观指标。

（2）心电图　可提供既往心肌梗死、左心室肥厚、广泛心肌损害及心律失常等信息。可判断是否存在心脏不同步，有心律失常或怀疑存在无症状性心肌缺血时做24小时动态心电图。

（3）实验室检查 全血细胞计数、尿液分析、血生化（包括钠、钾、钙、血尿素氮、肌酐、肝酶和胆红素、血清铁/总铁结合力）、空腹血糖和糖化血红蛋白、血脂及甲状腺功能等。

（4）生物学标志物 ①血浆利钠肽〔B 型利钠肽（BNP）或 N 末端 B 型利钠肽原（NT – proBNP）〕，可用于因呼吸困难而疑为心衰患者的诊断和鉴别诊断，BNP < 35ng/L，NT – proBNP < 125ng/L 时不支持慢性心衰诊断。还可用来评估慢性心衰的严重程度和预后。②心肌损伤标志物，如心脏肌钙蛋白（cTn）可用于诊断原发病如 AMI，也可以对心衰患者做进一步的危险分层。③其他生物学标志物，如纤维化的标记物联合脑钠肽可为判断病情及预后提供一定的信息。

（5）X 线胸片 可提供心脏增大、肺淤血、肺水肿及原有肺部疾病的信息。

3. 心衰的特殊检查用于部分需要进一步明确病因的患者。

（1）心脏核磁共振（CMR）。

（2）冠状动脉造影。

（3）核素心室造影及核素心肌灌注和（或）代谢显像。

（4）负荷超声心动图。

（5）经食管超声心动图。

（6）心肌活检。

（二）判断心衰的程度

1. NYHA 心功能分级

心功能Ⅰ级：患者患有心脏病但活动量不受限制，平时一般体力活动不引起疲乏、心悸、气短或心绞痛，通常称心功能代偿期；

心功能Ⅱ级：心脏病患者的体力活动受到轻度限制，静息时无不适，但平时一般活动即可出现疲乏、心悸、气促或心绞痛；

心功能Ⅲ级：心脏病患者体力活动明显受限，小于平时一般活动即引起上述症状；

心功能Ⅳ级：心脏病患者不能胜任任何体力活动，休息状态下也可有心力衰竭或心绞痛症状，体力活动后加重。

2. 6 分钟步行试验

小于 150 米为重度心衰，150 ~ 450 米为中度心衰，大于 450 米为轻度心衰。

（三）判断液体潴留及其严重程度

对应用和调整利尿剂十分重要。短时间内体重增加是液体潴留的可靠指标，其他征象包括颈静脉充盈、肝颈静脉回流征阳性、肺和肝脏充血（肺部啰音、肝脏肿大），以及水肿如下肢和骶部水肿、胸腔积液和腹水。

（四）心衰治疗效果评估

1. NYHA 心功能分级

NYHA 心功能分级可用来评价心衰治疗后症状的变化。

2. 6 分钟步行试验

6 分钟步行试验可作为评估运动耐力和劳力性症状的客观指标，或评价药物治疗效果。

3. 超声心动图

LVEF 和各心腔大小改变可为评价治疗效果提供客观指标。

4. 利钠肽测定

利钠肽测定可作为评价治疗效果的一种辅助方法。某些晚期心衰患者利钠肽水平可能正常，或因肥胖及 HF—PEF 存在假性正常的利钠肽水平。

5. 生活质量评估

心衰患者的治疗目标之一为改善生活质量（QOL）。QOL 评分对住院或非住院心衰患者的生存率有预测价值。

五、中医治疗

（一）辨证分型

1. 气虚血瘀水停

【主症】心悸怔忡，劳则加重。

【兼症】胸胁作痛，腹胀痞满，咳嗽气短，两颧暗红，口唇发绀，胁下积块。

【舌脉】舌质紫黯或有瘀点、瘀斑，舌苔薄白，脉沉无力或结代。

【治法】益气活血，通阳利水。

【方药】补阳还五汤合五苓散加减。

【用药】黄芪，当归，川芎，丹参，泽兰，桂枝，泽泻，茯苓，白术，桑白皮，葶苈子。

【方药解析】补阳还五汤为王清任名方，出自《医林改错》，用以治疗半身不遂、口眼㖞斜诸症。其根本病机为气虚血瘀，因虚致瘀。脾属土，在数为五，主肌肉，故治痿独取阳明。黄芪甘温，李东垣于《内外伤辨惑论》中明确指出，加辛甘微温以生阳，即阳虚者可予甘温之药益气生发阳气。大剂量生黄芪除了益气以运血以外，同时还具有生脾胃阳气的作用。故此方以黄芪为君而名之以补阳还五汤，治疗重点在于补脾胃而生阳气。正气充则气行血行，常用于治疗气虚致瘀疾患。五苓散通阳利水，见于《伤寒论》，治疗太阳病，表证未解，内传太阳之腑，膀胱气化不利，遂成太阳经腑同病之太阳蓄水症。其中经症为恶寒发热、头痛脉浮；腑症为膀胱气化不行，小便不利。气不化津，津不上承，而见口干烦渴。泽泻咸寒清热利水为君，猪苓、茯苓淡渗利水、通调水道，炒白术健脾燥湿、补土利水，桂枝辛散温通以助膀胱气化、蒸化三焦而利水。

若气虚明显，气短乏力，口干渴者，加人参补气以助气化；若下肢水肿，小便少者，加防己、车前子以利水，合防己黄芪汤之意；舌有瘀斑，胁下积块有压痛者，加鳖甲、夏枯草、红花、桃仁、生牡蛎以活血软坚散结；湿郁化热而发黄者，表里不实，加茵陈即茵陈五苓散以清热利湿。

本证型多见于冠心病心绞痛，心衰症状相对较轻患者，以心绞痛为主要症状，活动、劳累时胸痛、喘憋加重，下肢轻度水肿，治疗以益气活血为主，用药以党参、黄芪益气为君，加以茯苓、泽泻、白术健脾利水消肿，喘憋属肺热而见舌红脉数者以桑白皮、葶苈子泻肺利水，加丹参、红花、鬼箭羽活血化瘀。

2. 气虚阳虚水停

【主症】心悸，喘息动则尤甚。

【兼症】脘腹冷痛，四末欠温，下肢水肿，尿少，胁下积块，触之即痛，口舌紫暗，爪甲紫暗。

【舌脉】舌胖淡、苔白腻水润，脉沉无力或沉缓、结代。

【治法】益气活血，温阳利水。

【方药】真武汤合五苓散加减。

【用药】制附片，黄芪，泽兰，葶苈子，干姜，桂枝，苍术，白术，紫苏子，车前子，茯苓。

【方药解析】真武汤治疗少阴病水饮为患，腹痛下利，四肢沉重疼痛，小便不利。肾主水，肾阳虚衰，水饮内停，小便不利。法当益火之源以消阴翳，逐留垢以清水源。真武，即玄武，主北方之水。坎为水，天一生水，中寓一阳，为先天阳气之根本，物极必反，静中有动。水本静，赖肾中阳气以循行不休，肾阳虚衰则水饮内停为患，故用附子大辛大热以复元阳，则水有所主；茯苓、白术燥湿健脾，培土制水以制水邪之溢；生姜辛散，走而不守，助附子扶阳，于洁净府中寓开鬼门之意；芍药为本经中品，苦平无毒，除血痹，破坚积，利小便而益气，佐制附子之上炎，使阳归阴位，同时芍药滋阴养血，在此应用利水而不伤阴，寒盛下利则去芍药加干姜。

【方药加减】若气虚重者，加生晒参补气；若水肿重者，加猪苓、泽泻利水消肿；苔腻纳差加半夏曲、厚朴、藿香以和胃理气化湿；胁下积块，触之即痛，加生牡蛎、鳖甲、浙贝母、夏枯草、三棱、莪术以软坚化瘀；畏寒肢冷，下肢水肿严重，舌淡胖，苔白水滑者，加制附片、肉桂、桂枝、乌药、草果以温阳利水。

3. 水犯心肺

【主症】心动悸，休息亦悸，喘息不得卧，咳吐白色泡沫痰。

【兼症】畏寒身痛，肢冷无汗，身疲倦怠，腰以下水肿，胁下积块，触之即痛，口干不欲饮，唇舌紫暗，爪甲至节紫暗。

【舌脉】舌淡、苔白腻水滑，脉沉无力或结代。

【治法】益气活血，温阳利水，化饮定喘。

【方药】小青龙汤合葶苈大枣泻肺汤、三子养亲汤加减。

【用药】麻黄，芍药，细辛，干姜，甘草，泽兰，桑白皮，葶苈子，桂枝，白术，猪苓，茯苓，车前子，苏子，白芥子。

【方药解析】《伤寒论》"伤寒表不解，心下有水气，干呕发热而咳，或渴，或利，或噎，或小便不利、少腹满，或喘者，小青龙汤主之""伤寒心下有水气，咳而微喘，发热不渴，小青龙汤主之"。小青龙汤治疗表不解，有水气，表里俱寒实者；真武汤治疗表已解有水气，表里寒虚者。太阳饮停，分中风、伤寒而别治。太阳中风，表虚自汗而小便不利，予桂枝之五苓散；太阳伤寒，表实无汗，予麻黄之小青龙汤发汗利水；若表寒内有化热而烦躁者宜表里同治之大青龙汤；喘甚加苦杏仁肃降肺气。治疗水饮之法，常用开鬼门、洁净府，此邪之在表在肺。寒邪闭阻，肺失宣肃，不能通调水道下输膀胱，故予麻桂辛散宣发肺气，配以干姜、细辛，大辛大热，使寒水从汗而解。佐半夏以化痰逐饮降逆，加五味子收敛肺气，散中有收，不致过用发散而耗伤肺气。干姜、细辛、五味子、半夏为仲景治疗寒咳常用组药，辛以散水，酸收逆气，临床见寒痰咳嗽用之效佳。阳虚寒凝，脾失健运，水谷不化精微，变生痰饮，气血生化乏源。佐以芍药一方面补阴血阴津，一方面防止发表利水耗伤阴血津液。此方与越婢汤同治水饮在表、肤胀水肿，发汗利水则病退。越婢汤证内有热邪，故君以生石膏清内热，小青龙汤治疗表里寒实，故佐以桂枝、干姜以温散。三子养亲汤出自《韩氏医通·方诀无隐章第八》：紫苏子，主气喘咳嗽；白芥子，主痰；萝卜子，主食痞兼痰，治疗痰壅气滞；苏子入肺，降气化痰。《本经》：水苏，味辛，微温，主下气。《别录》：苏，味辛，温，主下气，除寒中，其子尤良，开胸膈，醒脾胃，宣化痰饮，解郁化滞；白芥子，辛温，入肺经，通经络，散水饮，治喘咳，治胁下皮里膜外之痰，炒用治疗腹中冷气。《得配本草》载莱菔子："生用吐痰涎、散风寒，熟用化痰除胀，下气消痰；利二便，除气痛。"三药均为辛温之品，苏子降气，莱菔子下气导滞，白芥子排痰，三者合用，对于饮食不消，痰涎壅盛者适宜。莱菔子破气辛辣，单纯祛痰可不用。

【方药加减】若兼有气虚者，加用党参、黄芪等益气；若兼有畏寒肢冷而嗫者，加用制附子温阳散寒；口渴者，加天花粉、生牡蛎以咸寒止渴生津；若痰浊内停于肺，日久化热，而见咳嗽喘促，痰多黏稠色黄或黏稠痰难咳出，可用麻杏石甘汤和苇茎汤加减，或配以鱼腥草、浙贝母以清肺热；烦躁而喘，舌苔薄黄者加生石膏除其烦躁。该类型患者主要见于慢性心衰急性发作者，或慢性阻塞性肺病、肺源性心脏病伴右心功能不全的患者，在合并肺部感染时，外感风寒，咳嗽、咳吐白色泡沫痰、喘逆倚息、下肢浮肿、舌淡或紫暗、舌苔水滑、脉沉弦，可与小青龙汤合葶苈大枣泻肺汤，温肺化饮，泻肺平喘。若痰黄或黏稠，可加生石膏、黄芩清肺胃郁热，或泻白散清泻肺热；咳甚痰多，加炙款冬花、炙紫菀、浙贝母止咳化痰；喉中哮鸣，喘促烦躁者，可予射干麻黄汤治疗，热显者予大青龙汤；痰多胸憋闷、腹胀满者，加三子养亲汤。

4. 气阴两虚

【主症】心悸气短，劳则加重，自汗，下肢浮肿

【兼症】胁下肿块，盗汗，两颧暗红，虚烦不眠，五心烦热，口干饮冷食凉，咽干鼻干，不畏寒，大便干。

【舌脉】舌暗红、苔少或剥脱、欠津，脉沉细结代。

【治法】益气活血，育阴安神。

【方药】生脉饮合酸枣仁汤加减。

【用药】太子参（人参）、麦冬、五味子、黄芪、泽兰、女贞子、桑白皮、葶苈子、茯神、川芎、炒酸枣仁、知母。

【方药解析】生脉饮出处众说纷纭，有《备急千金要方》及《千金翼

方》《内外伤辨惑论》《医学启源》等不同版本。源自《千金方》，一说不知如何而来，查阅《千金要方》《千金翼方》均无记载。《内外伤辨惑论·暑伤胃气论》"清暑益气汤"条下指出："圣人立法，夏月宜补者，补天真元气……故以人参之甘补气，麦门冬苦寒泻热补水之源，五味子之酸清肃燥金，名曰生脉散。"用以治疗热伤元气，气短倦怠，口渴汗出。生脉散在明代吴昆所著之《医方考》的"生脉散"下首次以完整方剂出现："人参、麦门冬去心、五味子炒等分。气极者，正气少，邪气多，多喘少言，此方主之。"指出："人参补肺气，麦门冬清肺气，五味子敛肺气，一补一清一敛，养生之道毕矣。"而生脉散（饮）的最早出处应为金代张元素之《医学启源》。在《医学启源·卷之下·十二·用药备旨·（十七）药类法象》"麦门冬"一条中论述到："麦门冬，气寒，味微苦甘，治肺中伏火，脉气欲绝，加五味子、人参二味，为生脉散，补肺中元气不足。"张元素为李杲老师，《医学启源》比《内外伤辨惑论》早刊行45年，故生脉散源头应为张元素之《医学启源》。《温病条辨》言："汗多，脉散大，喘喝欲脱者，生脉散主之。汗多而脉散大，其为阳气发泄太甚，内虚不可留恋可知。生脉散酸甘化阴，守阴所以留阳，阳留，汗自止也。以人参为君，所以补肺中元气也。"方中三药皆入心经，人参主"惊悸怔忡、健忘恍惚"，麦冬"补心气之劳伤"，五味子"辛苦入心而补肺"，因此对心衰病患者最为适宜。现代药理实验亦证明，生脉散有正性肌力作用，可改善左室功能、增加冠脉血流量、降低心肌耗氧量、改善心肌缺血、调整心肌代谢等。心衰病患者常常伴有焦虑、烦躁、抑郁等心理障碍，容易失眠且失眠后后身体不能得以恢复而加重病情，因此镇静安神治疗在心衰病治疗中具有非常重要的地位。酸枣仁汤为治疗里虚血亏、心烦悸而不得眠者，出自张仲景《金匮要略·血痹虚劳病脉证并治第六》"虚劳、虚烦、不得眠、酸枣仁汤主之；酸枣仁汤方：酸枣仁二升、川芎二两、知母二两、茯苓二两、甘草一两"。心主血，肝藏血而舍魂。肝体阴而用阳，肝血不足则见魂不守舍，心神失养，症见虚烦不得眠。除失眠外，还可兼见头晕目眩、急躁易怒、口苦咽干、舌红少苔、脉弦细数等症状，治疗上当以养血柔肝，镇静安神为法，故以酸枣仁汤为主。酸枣仁性酸、甘、平，主入心肝经，能补肝养血、生心血以宁心安神，以酸收之，以酸补之，故为君药；配合宁心安神之茯苓、清热滋阴除烦之知母，解烦定悸并为臣药；肝郁欲散，川芎辛散温通、调畅气机、活血行气，通肝调营，配合酸枣仁宣敛合用，畅达肝气，调肝养血；肝急欲缓，使用甘草以和中、缓急，防止川芎辛散太过，配合酸枣仁并有酸甘化阴之意。诸药配伍同用，一则养肝血而宁心神，再则清内热而除烦安神，故失眠可除也。猪苓汤治疗水郁化热上扰心神的失眠，栀子豉汤的虚烦为阳明里热未结实之虚烦，多合并明显热象，此处的虚烦为血虚所致，故而无热或少热。常加生龙骨、生牡蛎，以平肝潜阳、镇静安神。

【方药加减】若患者以气虚为主，治当益气养阴而侧重补气，以生脉散加黄芪、白术、甘草等甘温益气之品。若患者以阴虚为重，治当气阴兼顾而侧重补阴，以生脉散加天冬、生地黄、玄参、玉竹等补阴药。气阴两伤者而兼血虚者，宜用气阴双补兼养血之品，多以生脉散合当归补血汤等益气养血之药。阴阳两虚者，治宜阴阳双补，于生脉散中加熟附子、干姜等温经回阳之品。气虚运血无力，阴虚血少舟停，均易致血瘀证，多以生脉散合桃红四物汤之类，以益气养阴兼活血化瘀。若失眠较重者，需加安神之炒酸枣仁、合欢皮、远志等；若盗汗明显，应加浮小麦、白薇、生麦芽等滋阴敛汗；水肿者，加猪苓、茯苓。该类患者常见于心衰日久，或伴甲亢、糖尿病的患者。素体阴虚，病久气阴两虚，乏力气短，汗多口干，容易耗气伤阴加重病情，加浮小麦、麻黄根、煅牡蛎、煅龙骨、山萸肉敛汗固表。口干多饮者，可加生地黄、生牡蛎、瞿麦、天花粉滋阴清热生津；气短懒言，舌红、少苔者，以黄精、玉竹、沙参、太子参益气养阴生津；肺肾两虚者，咳喘痰多，胸闷憋气，动则喘甚，舌暗红、少苔，脉沉细者，可予金水六君煎合三子养亲汤补益肺肾，消食导滞，化痰平喘；对于缓解期，乏力倦怠，动则喘促者，给予都气丸加冬虫夏草、蛤蚧、沉香、紫石英、胡桃、灵磁石、白果补益肺肾，纳气平喘。

5. 气血两虚，兼有水停

【主症】心悸气短，动则为甚。

【兼症】神疲乏力，食欲欠佳，食后腹胀，腰酸腿软，腰以下肿，胁下积块质硬，头晕眼花，面色无华，记忆力差，不寐多梦。

【舌脉】舌暗淡体胖，有齿痕，脉沉细。

【治法】益气养血安神。

【方药】八珍汤合五苓散加减。

【用药】党参，黄芪，当归，赤芍，白芍，鸡血藤，桑白皮，葶苈子，泽兰，远志，炒酸枣仁，川芎，车前子，桂枝，白术，茯苓。

【方药解析】心衰患者常常合并脾虚。脾主运化，为后天之本，气血生化之源。脾虚不运，水谷不化精微，出现气血两虚诸症。八珍汤为四君子与四物汤合方，出自明代薛己的《正体类要》，治伤损等症，失血过多，或因克伐，血气耗损，恶寒发热，烦躁口渴等症，取人参、白术、白茯苓、当归、川芎、白芍、熟地黄各一钱，甘草（炙）五分，姜枣水煎服。其临床表现包括气虚与血虚两方面，症见倦怠乏力、面色无华、气短懒言、心悸怔忡、舌淡苔白、脉沉细弱、无力。以四君子汤补脾益气，熟地黄、当归、芍药以养心肝之血，川芎辛散活血行气，通达表里上下。"阴在内，阳之守也，阳在外，阴之使也；阳中无阴，谓之孤阳；阴中无阳，谓之死阴"。此方治疗血脱气虚之证，阴虚则阳无所依，而见烦热燥渴、睡卧不宁，生血必先补气，以阳生阴随为故。

【方药加减】若兼畏寒肢冷，喜热饮热食，腹中冷痛，可加附子、干姜、肉桂温中助阳；兼阳虚者，可加黄芪、肉桂，即十全大补汤，温补气血，使阳生阴长；若血虚甚者，加熟地黄、阿胶、紫河车并重用黄芪益气生血；心虚惊悸、动则喘促者，以十全大补汤去川芎，加远志、五味子、陈皮以养心安神，收敛神明，加陈皮则补气而不壅滞。该类患者为慢性心衰病情平稳期，无急性发作，故益气养血以固其本，通阳化气以化其津液防止心衰的急性发作。

6. 阳气虚脱

【主症】气喘吸促，呼多吸少，烦躁不安，不得平卧。

【兼症】尿少浮肿，面色苍白或灰暗，张口抬肩，汗出如油，昏迷不醒，四肢厥逆或昏厥谵妄。

【舌脉】舌质紫暗、苔少，脉微细欲绝或沉迟不续。

【治法】回阳固脱。

【方药】参附龙牡汤加减或大回阳饮。

【用药】人参，炮附子，生龙骨，生牡蛎，麦冬，五味子，山茱萸，肉桂，干姜。

【方药解析】参附汤出自宋代严用和的《严氏济生方·诸虚门·虚损论治》，治真阳不足，上气喘急，自汗盗汗，气虚头晕，但是阳虚气弱之证，并宜服之。人参半两，附子（炮，去脐）一两，上咀，分作三服，水二盏，生姜十片，煎至八分，去滓，食前，温服。该方出自《校注妇人良方》《世医得效方》。《世医得效方》卷六记录参附汤为人参、附子、肉豆蔻，剉散，每服二钱，加水半盏，生姜七片，大枣二枚，水煎，饭前服，治疗阳虚下脱之虫痊痢。生龙骨、生牡蛎镇静安神、平肝潜阳、收敛固脱，对于阳虚阴寒，虚阳欲脱患者，于参附汤中加用，具有益气温阳、收敛固脱的功效。大回阳饮为四逆汤加肉桂，以四逆汤回阳救逆，肉桂引火归原，为吴佩衡所创。

【方药加减】卫表不固，自汗乏力者，加生黄芪益气固表；阴阳两虚加生地黄，气阴双补；若有水肿者，加猪苓、茯苓等利水消肿；脾虚者，加白术健脾燥湿去水；若神昏不醒者，加麝香、苏合香等芳香开窍；喘息不得平卧加白果、苏梗、紫苏子以降气平喘。该类患者多见于心力衰竭急性左心衰者，中医辨为脱证，此时病情危重，给予参附注射液温阳固脱，回阳救逆。汗多者配合生脉注射液益气生津，敛阴复脉。

（二）验案举例

病例一

王某，老年女性。患者主诉心中悸动、胸闷阵发2年，近1个月病情加重。患者在外院诊断为冠心病十余年，2012年患者因较大活动后出现心中悸动、心中憋闷感，停下5分钟后症状消失，伴腰下浮肿。至某三甲综合医院心内科，诊断为心力衰竭，予西药抗心衰治疗，近2年来病情平稳。2014年3月患者体能下降，慢走后即感心悸、胸闷喘促、下肢无力，休息后诸症减轻，无心前区疼痛，无咳逆，无端坐呼吸，纳可，无胃脘痞满，怕冷，手足不温，自觉如以盐水漱口，头昏，视力下降，便秘头干，每晚起夜3～4次，胫前浮肿，舌体胖大，舌质暗红偏淡，舌苔薄白水润，脉沉弦缓。既往有高血压病史5年，坚持服药治疗。查体血压140/60mmHg，胸廓不大，叩诊清音，两肺呼吸音粗，未闻及管状呼吸音，语颤正常，右肺底可闻及少许水泡音，未闻及哮鸣音，心前区无隆起，触诊无猫喘，心界向左下扩大，听诊心率42次/分，第一心音减弱，A2＞P2，心律齐，二尖瓣听诊区可闻及3/6级收缩期吹风样杂音，未闻及舒张期杂音，杂音向腋下传导。颈静脉无怒张，颈动脉无异常搏动，肝脏不大，肝颈静脉回流征阴性，腹软，未叩及移动性浊音，双膝下可凹性水肿。血生化大致正常，心电图提示窦性心动过缓，未见房早室早，电压正常，完全性右束支传导阻滞。心肌肌钙蛋白检查正常，氨基末端脑钠肽前体8400pg/mL。

中医诊断：心衰病。

辨证：阳虚水泛，气虚血瘀。

治法：益气温阳，活血利水。

方药：益气泻肺汤合复窦合剂加减。

处方：党参15g，生黄芪30g，炒白术10g，桂枝6g，麻黄10g，淫羊藿30g，丹参20g，红花10g，川芎10g，泽兰15g，桑白皮12g，葶苈子15g，猪苓 15g，茯苓 15g，车前子^(包煎)20g，山萸肉 12g。

患者服药 4 天后自觉心悸症状较前明显缓解，无胸闷喘促，仅于快走后感气力不足，呼吸加快。胫前浮肿失，只余足踝浮肿。患者心中喜悦，继服上方 6 剂后心悸、胸闷、喘促诸症均失，足踝浮肿消失。查心电图提示窦性心动过缓，心率由上诊的 42 次/分提高至 54 次/分，复查氨基末端脑钠肽前体 2400pg/mL。患者及家属十分感谢，在原方基础上继续加减调理。

讨论：该患者诊断为心衰病，中医辨证属于阳虚血瘀水停。阳气者，卫外者也，阳虚卫外不固，则畏寒，清阳达四肢，阳虚则阳气内敛，四末欠温。脾肾阳虚，二便失约则便溏尿频。颈脉动者为水，水病则血病，日久成瘀，血瘀水停，症见颈部青筋怒张；水饮内停，清阳不升见头昏、视物不清，水溢肌肤则浮肿。虚者实之，实者泻之，治疗以温阳益气、利水活血为法。方用益气泻肺汤加减，以党参、黄芪益气扶阳，麻黄、桂枝、桑白皮、葶苈子取麻黄汤意，走表上行，以宣肺平喘利水。患者畏寒肢冷、尿频浮肿、舌胖苔水润、脉沉弦缓，为肾阳亏虚之候，予麻黄、淫羊藿温通阳气，取麻黄附子甘草汤意，治疗少阴寒化，以淫羊藿代替附子，避免长期应用辛燥伤阴，同时配伍参、芪，以及活血诸药，为郭维琴教授经验方复窦合剂组成，对心肾阳虚心动过缓患者，可以提高心率，改善窦房结功能。党参、黄芪、丹参、红花、川芎益气助阳活血，合益气通脉汤（郭维琴教授经验方）意，以改善患者心肌供血。泽兰活血利水，桑白皮、葶苈子两药配伍应用，为《圣济总录》泻肺汤，治疗肺气喘急，坐卧不安。桂枝、猪苓、茯苓、白术、车前子通阳健脾利水，为五苓散去泽泻之伤肾，加车前子以利水益精。阴在内，阳之守也，阳在外，阴之使也，阴阳互根互用，阴平阳秘，精神乃治，故于温阳助阳之中，加山萸肉阴中求阳。患者服药后诸脏阳气得以补充，功能得以修复，瘀血去而水饮消，病情缓解。

病例二

李某，男，87 岁。患者以"胸闷喘憋反复发作 12 年，加重 6 个月"入院。患者 2003 年无明显诱因出现胸闷喘憋，就诊于某三甲综合医院，诊断为"冠状动脉粥样硬化性心脏病，陈旧性下壁心肌梗死，心功能不全"，具体检查不详，予纠正心衰治疗后好转出院。后服用阿司匹林抗血小板聚集、硝酸异山梨酯片扩张冠脉，改善心肌供血。此后胸闷喘憋症状时有发作，活动后诱发，休息后缓解。6 个月前因着凉后出现胸闷喘憋、呼吸困难等症状，未行系统治疗。刻下症见：胸闷喘憋，活动后加重，无心前区疼痛，偶有左侧肩背部疼痛，偶有干咳、咽喉异物感，无恶寒发热，无头晕头痛，食欲可，眠差易醒，醒后不易入睡，小便难，大便三日一行。舌暗红、苔薄黄，脉弦。既往1989年患脑出血，无后遗症；1991年诊断为高血压病，血压最高达185/90mmHg，现口服络活喜控制血压；1994年诊断为2型糖尿病，现口服拜糖平、格华止控制血糖；2009年诊为脂血症、双下肢动脉粥样硬化性闭塞症、多发性脑梗死；2010年诊断为间质性肺病。吸烟、饮酒史十余年，已戒。查体：血压139/79mmHg，双肺叩诊清音，双肺呼吸音粗，双肺可闻及爆裂音，心界向左下扩大，心率91次/分，律齐，肝脏肋下未触及，双下肢膝下可凹性水肿。胸片示：心脏明显增大，双肺下叶及肺门周围片状高密度影，考虑心衰、肺水肿，伴感染不除外。血气分析大致正常。血肌酐148mmol/L，尿酸763μmmol/L。

中医诊断：喘证，痰浊阻肺。

西医诊断：1. 冠状动脉粥样硬化性心脏病，陈旧性下壁心肌梗死，心功能Ⅳ级；2. 高血压病3级，极高危组；3. 间质性肺病；4.2型糖尿病；5. 双下肢动脉闭塞症；6. 慢性肾功能不全；7. 高尿酸血症。

辨证：痰浊阻肺，郁而化热。

治法：清肺化痰平喘。

方药：柴陷汤合泻肺汤（《圣济总录》）。

二诊：患者服药6天后精神差，自述平卧后胸闷喘憋加重，坐起后可缓解，咳嗽咯黏痰，时有视物旋转，纳差，不易入睡。舌暗有瘀斑、苔薄黄，脉沉弦。查体：双肺呼吸音粗，两肺底可闻及湿啰音。胸部CT：1. 双肺下叶局部间质性改变，双肺陈旧灶、肺大泡，双肺感染不除外；2. 心脏增大，肺动脉高压？双侧胸腔积液；3. 主动脉及冠状动脉钙化。2015年5月6日请郭维琴教授会诊，中医诊断为心衰病，辨证为气虚血瘀水停。郭维琴教授认为，患者年老久病，本虚标实。邪之所凑，其气必虚，心肺气虚，宗气下陷，脾虚痰饮内生，乘上焦之虚而上犯于肺。治疗上单治其标则正气伤，单治其本则反成气壅。前方柴陷汤清热化痰，治疗痰热阻肺效好，但本患者正气已虚，一味驱邪则正气进一步损伤，临床症状加重。因此对于此患者需扶正与驱邪相结合，仍以益气泻肺汤为基础方加减治疗。

处方：党参15g，生黄芪20g，桑白皮12g，葶苈子15g，泽兰15g，猪苓15g，茯苓15g，车前子20g，丹参20g，红花10g，郁金10g，石菖蒲10g，钩藤15g，葛根15g，川芎10g，红景天10g，焦山楂10g，焦神曲10g，焦麦芽10g。

三诊：5月8日患者胸闷喘憋较前缓解，咳嗽减轻，无痰，无头晕头痛，无视物旋转，纳可，小便难，大便可，血压 135/69mmHg。5 月 11 日患者自诉胸闷喘憋症状较前明显缓解，咳嗽减轻，无痰，无头晕头痛，无视物旋转，纳差眠差，小便调，大便可，心率 81 次/分，双下肢无水肿。效不更方，继服上药。5 月 20 日患者无胸闷喘憋，无咳嗽咳痰，纳可眠差，二便调。血压 121/67mmHg，心率 71 次/分，两肺未闻及湿啰音，双下肢无水肿。好转出院。

　　讨论：柴陷汤记载于《寒温条辨》是小柴胡汤与小陷胸汤合方，具有和解少阳、清化痰热、宽中理气的作用，临证多用于治疗呼吸系统疾病、不明原因发热、消化系统疾病及冠心病等，尤其对冠心病合并胃肠道疾病或胆系疾病，中医辨证属于少阳不利、痰热中阻者疗效显著。本例患者入院胸闷喘憋，咳嗽咳痰，咽中痰堵，二便不利，舌暗红、苔薄黄、脉弦。初看似单纯标实为患，辨证为痰热阻肺，予柴陷汤清肺化痰，止咳平喘。但患者活动后喘憋气促，休息后缓解，提示患者存在本虚的一面。因此早期犯了虚虚之戒，正气日虚，邪气日重，所以病情有所加重。郭维琴教授认为该患者以心肺气虚为本，以痰饮食积为标，因此拟益气活血、利水消食为法，方用益气泻肺汤加味，以益气泻肺汤益气活血利水治疗心衰。患者平素时感胸闷，舌质暗红，故方中加丹参、红花、川芎、郁金，合益气通脉汤意活血理气；患者视物旋转，予葛根、钩藤平肝潜阳、升清解肌；患者湿浊中阻，予郁金、菖蒲配伍以化痰醒脾、开窍醒神，辛开苦降，恢复脾土转输功能；患者食欲不振，予焦三仙健胃消食。患者便秘，三日一行，脉弦，似实秘，前方予瓜蒌通便而无效。郭维琴教授方中无一味通腹之药，但服药 2 天后大便即通。考虑患者虽然便秘，但无腹胀，舌无腐苔，脉不搏指，因此非阳明腹实证。患者正气亏虚，湿浊中阻，肠道推动无力，导致大便数日一行。服用益气泻肺汤后，脾肺得补，湿浊得去，肺肃降、脾转输恢复正常，因此便秘不治而治。红景天为景天科植物大花红景天的根茎，具有活血益气平喘作用，可以改善缺氧、缓解气道痉挛，对肺心病心衰患者适用。

　　从上我们可以看出，郭维琴教授所拟益气泻肺汤益气温阳活血利水临床疗效显著，与西药联合治疗心力衰竭可以提高患者生活质量、改善心衰预后。

（三）中医其他疗法

1. 中药泡洗（中药浴足）

慢性心衰患者多有阳虚、血瘀、水停症状，因此可以采用中药浴足以达到温阳、活血、化瘀、利水作用。基本方：桂枝、附子、鸡血藤、红花、丹参、赤芍、茯苓等。适宜心衰病稳定期。

方药加减：如气虚、血瘀者可选用，红花、当归、玄参、泽泻、生甘草等；阳虚、水停者可选用桂枝、鸡血藤、凤仙草、食盐、芒硝等。

2. 耳穴贴压（耳穴埋豆）

耳与五脏六腑有着密切的关系，《卫生宝鉴》曰："五脏六腑，十二经脉有络于耳。"《灵枢·口问》云："耳者，宗脉之所聚也。"人体十二经络均直接或间接与耳联系，刺激耳穴可调节脏腑之间的功能，恢复人体阴阳平衡，可防止心衰发展，从而达到治病目的。

随症配穴：心悸主穴心、小肠、皮质下，配穴交感、胸、肺、肝。水肿主穴肾、肾俞、输尿管、膀胱，配穴交感、肾上腺、神门、三焦、内分泌。

3. 灸法

艾灸应用久远，《黄帝内经》中已有记载，《素问·异法方宜论》云："脏寒生满病，其治宜灸焫。"《医学入门》云："药之不及，针之不到，必须灸之。"其对人的免疫器官和循环系统等都有较好的调理效果。

随症配穴：心俞、足三里、肺俞、百会、内关、肾俞、三焦俞、关元等。艾灸主要用于阳虚型心衰的治疗。关元为人体内元阴元阳相交的地方，艾灸关元可以补充元阳，任脉的水气在此吸收热后在气海膨胀发散，艾灸气海可以生发阳气，艾灸上述两个穴位可以补气温阳，调理人体气体升降，分利水湿，气机通畅则水行，水行则水肿消退，促进气血运行及水液运化，而且长期艾灸关元、气海可以强身壮体，是保健的良穴；艾灸水分能通调水道、利小便；艾灸神阙可温补阳气，传达至体内脏腑；中脘是胃的募穴，又名大仓，灸之可利水、健脾助运。艾灸这5个穴位，有益气健脾，温阳利水和强壮保健的效果。

4. 穴位贴敷

疏经通络、平衡阴阳、治病疗疾。适宜心衰病稳定期。药物用食醋调成糊状，贴敷于选定穴位，每日1次，每次6~8小时。根据患者个体差异，可按医嘱进行"三伏贴""三九贴"疗法，减少慢性心力衰竭复发率。

5. 特色锻炼

太极拳，每天1次，每次20分钟。可疏通经络气血，具有保精、养气和存神的作用。太极拳对心血管、呼吸、神经、关节、肌肉以及消化系统具有明确的医疗保健作用。能够提高中老年人有氧运动能力，降低心血管疾病的发病率。在适当监护下适合 CHF 患者的康复治疗。

六、西医治疗

（一）一般治疗

1. 去除诱发因素

各种感染、肺梗死、心律失常、电解质紊乱、贫血、肾功能损害、过量摄盐、过度静脉补液以及应用损害心肌或心功能的药物等均可引起心衰恶化，应及时处理或纠正。

2. 监测体重

每日测定体重以早期发现液体潴留非常重要。如在 3 天内体重突然增加 2kg 以上，应考虑患者已有钠、水潴留。

3. 调整生活方式

（1）限钠　对 NYHA 分级 Ⅲ~Ⅳ 级心衰患者有帮助。心衰急性发作伴有容量负荷过重的患者，要限制钠摄入小于 2g/d。

（2）限水　严重低钠血症患者液体摄入量应小于 2L/d。严重心衰患者液体入量限制在 1.5~2.0L/d。

（3）营养和饮食　宜低脂饮食，肥胖患者应减肥。严重心衰伴明显消瘦（心脏恶病质）者，应给予营养支持。

（4）休息和适度运动　失代偿期需卧床休息。临床情况改善后在不引起症状的情况下，鼓励体力活动。

4. 心理和精神治疗

抑郁、焦虑在心衰恶化中发挥重要作用，心理疏导可改善心功能，必要时酌情应用抗焦虑或抗抑郁药物。

5. 氧气治疗

氧气治疗可用于急性心衰，对慢性心衰并无指征。

（二）药物治疗

1. 利尿剂

利尿剂能消除水钠潴留，减轻肺淤血、腹水、外周水肿和体重，并改善心功能和运动耐量。对于有液体潴留的心衰患者，利尿剂是唯一能充分控制和有效消除液体潴留的药物。

利尿剂用量不足会造成液体潴留，过大剂量使用会导致血容量不足，增加低血压、肾功能不全和电解质紊乱发生的风险。

【适应证】有液体潴留证据的所有心衰患者均应给予利尿剂。

【应用方法】从小剂量开始，逐渐增加剂量，以体重每天减轻 0.5 ~ 1.0kg 为宜。症状缓解、病情控制后以最小有效剂量长期维持。

【药物选择】常用的利尿剂有襻利尿剂和噻嗪类利尿剂。首选襻利尿剂如呋塞米或托拉塞米，适用于有明显液体潴留或伴有肾功能受损的患者。噻嗪类仅适用于有轻度液体潴留，伴有高血压而肾功能正常的心衰患者。新型利尿剂托伐普坦具有仅排水不利钠的的作用。

【不良反应】电解质丢失较常见，如低钾血症、低镁血症、低钠血症。

2. ACEI

ACEI 是被证实能降低心衰患者病死率的药物，也是循证医学证据积累最多的药物，是公认的治疗心衰的基石和首选药物。

【适应证】所有 LVEF 下降的心衰患者必须且终生使用，除非有禁忌证或不能耐受。

【禁忌证】曾发生致命性不良反应如喉头水肿，严重肾功能衰竭和妊娠妇女。以下情况慎用：双侧肾动脉狭窄，血肌酐 > 265.2μmol/L（3mg/dL），血钾 > 5.5mmol/L，伴症状性低血压（收缩压 < 90mmHg），左心室流出道梗阻等。

【应用方法】从小剂量开始，逐渐递增，直至达到目标剂量，一般每隔 l ~ 2 周剂量倍增 1 次。应监测血压、血钾和肾功能。

【不良反应】低血压、肾功能恶化、高血钾、咳嗽和血管性水肿。

3. β 受体阻滞剂

β 受体阻滞剂长期应用可改善心功能，提高 LVEF；治疗 4 ~ 12 个月，还能延缓或逆转心肌重构，降低病死率、心衰再住院率、猝死率。

【适应证】结构性心脏病，伴 LVEF 下降的无症状心衰患者，无论有无 MI，均可应用。有症状或曾经有症状的 NYHA 分级 Ⅱ ~ Ⅲ级、LVEF 下降、病情稳定的慢性心衰患者必须终生应用，除非有禁忌证或不能耐受。

【应用方法】琥珀酸美托洛尔、比索洛尔或卡维地洛，均能改善患者预后。要达到目标剂量或最大可耐受剂量。起始剂量宜小，每隔 2 ~ 4 周剂量递增 1 次。

【不良反应】

（1）低血压 首先考虑停用血管扩张剂，减少利尿剂剂量，也可考虑暂时将 ACEI 减量。如低血压伴有低灌注的症状，则应将 β 受体阻滞剂减量或停用。

（2）液体潴留和心衰恶化　应加大利尿剂用量。如病情恶化，且与β受体阻滞剂应用或加量相关，宜暂时减量或退回至前一个剂量。

（3）心动过缓和房室传导阻滞　如心率低于55次/分，或伴有眩晕等症状，或出现二度或三度房室传导阻滞，应减量甚至停药。

4. 醛固酮受体拮抗剂

醛固酮受体拮抗剂，可抑制醛固酮的有害作用，对心衰患者有益。螺内酯和依普利酮可使 NYHA 分级 Ⅲ~Ⅳ 级心衰患者和梗死后心衰患者显著获益。

【适应证】LVEF≤35%、NYHA 分级 Ⅱ~Ⅳ 级的患者；AMI 后 LVEF≤40%，有心衰症状或既往有糖尿病史者。

【应用方法】从小剂量起始，逐渐加量。

【注意事项】高血钾、肾功能受损者不宜应用。使用后定期监测血钾和肾功能，如血钾 >5.5mmol/L，应减量或停用。

5. ARB

ARB 可阻断或改善因 AT1R 过度兴奋导致的不良作用，如血管收缩、水钠潴留、组织增生、胶原沉积、促进细胞坏死和凋亡等，ARB 还可能通过加强 AngⅡ 与 AngⅡ 的 2 型受体结合发挥有益效应。

【适应证】基本与 ACEI 相同，推荐用于不能耐受 ACEI 的患者。

【应用方法】小剂量起用，逐步将剂量增至目标推荐剂量或可耐受的最大剂量。

【注意事项】与 ACEI 相似，如可能引起低血压、肾功能不全和高血钾等；开始应用及改变剂量的1~2周内，应监测血压、肾功能和血钾。

6. 地高辛

洋地黄类药物通过抑制细胞膜 Na^+/K^+ – ATP 酶，提高细胞内 Ca^{2+} 水平，发挥正性肌力作用。

轻、中度心衰患者均能从地高辛治疗中获益，停用地高辛可导致血流动力学和临床症状恶化，但地高辛对心衰患者总病死率的影响为中性。

【适应证】适用于慢性 HF – REF 持续有症状的患者，伴有快速心室率的房颤患者尤为适合。

【应用方法】用维持量 0.125~0.25mg/d，老年或肾功能受损者剂量减半。

7. 伊伐布雷定

该药抑制心脏窦房结起搏电流（If），从而减慢心率。由于心率减缓，冠状动脉血流量增加，有抗心绞痛和改善心肌缺血的作用。

【适应证】适用于窦性心律的 HF－REF 患者。心率＞70 次/分，并持续有症状（NYHA 分级Ⅱ~Ⅳ级），可加用伊伐布雷定。

【应用方法】根据心率调整用量，静息心率宜控制在 60 次/分左右。

【不良反应】心动过缓、光幻症、视力模糊、心悸、胃肠道反应等，均少见。

8. 神经内分泌抑制剂的联合应用

（1）ACEI 和 β 受体阻滞剂的联用　两药合用能产生相加或协同的有益效应，使死亡危险性进一步下降。两药尽早合用，才能发挥最大的益处。在一种药低剂量基础上，加用另一种药，比单纯加量获益更多。

（2）ACEI 与醛固酮受体拮抗剂联用　两者联合能降低慢性心衰患者的病死率，但要严密监测血钾水平，通常与排钾利尿剂合用以避免发生高钾血症。ACEI、β 受体阻滞剂加醛固酮受体拮抗剂称之为"金三角"，为慢性 HF－REF 的基本治疗方案。

（3）ACEI 与 ARB 联用　应慎用。

（4）ARB 与 β 受体阻滞剂或醛固酮受体拮抗剂联用　不能耐受 ACEI 的患者，ARB 可代替应用。

（三）西医非药物治疗

1. 心脏再同步化治疗（CRT）

对于存在左右心室显著不同步的心衰患者，CRT 治疗可恢复正常的左右心室及心室内的同步激动，减轻二尖瓣反流，增加心输出量，改善心功能。

【适应证】适用于窦性心律，LVEF 降低，预期生存超过 1 年，且状态良好，并符合以下条件的患者。

NYHA 分级Ⅲ或Ⅳa 级患者：（1）LVEF≤35%，且伴 LBBB 及 QRS≥150ms，推荐置入 CRT 或 CRT－D。（2）LVEF≤35%，并伴以下情况之一，①伴 LBBB 且 120ms≤QRS＜150ms，可置入 CRT 或 CRT－D；②非 LBBB 但 QRS≥150ms，可置入 CRT/CRT－D。（3）有常规起搏治疗但无 CRT 适应证的患者，如 LVEF≤35%，预计心室起搏比例＞40%，无论 QRS 时限，预期生存超过 1 年，且状态良好，可置入 CRT。

NYHA 分级Ⅱ级患者：（1）LVEF≤30%，伴 LBBB 及 QRS≥150ms，推荐置入 CRT，最好是 CRT－D。（2）LVEF≤30%，伴 LBBB 且 130ms≤QRS

<150ms，可置入 CRT 或 CRT－D。（3）LVEF≤30%，非 LBBB 但 QRS≥150ms，可置入 CRT 或 CRT－D。非 LBBB 且 QRS<150ms，不推荐。

NYHA 分级 I 级患者：LVEF≤30%，伴 LBBB 及 QRS≥150ms，缺血性心肌病，推荐置入 CRT 或 CRT－D。

2. 埋藏式心律转复除颤器（ICD）

中度心衰患者逾半数以上死于严重室性心律失常所致的心脏性猝死，ICD 能降低猝死率，可用于心衰患者猝死的一级预防，也可用作心衰患者猝死的二级预防。

【适应证】二级预防用于慢性心衰伴低 LVEF，曾有心脏停搏、心室颤动或室速伴血流动力学不稳定。一级预防用于 LVEF≤35%，长期优化药物治疗后（至少 3 个月以上）NYHA 分级 II 或 III 级，预期生存期 >1 年，且状态良好。

（四）健康指导

1. 生活起居

指导患者有规律地起床和入睡。

强调动静结合，根据心功能情况，进行适当活动和锻炼。

（1）*心功能 IV 级者*　床上活动，病情平稳后下床坐直背扶手椅，逐步增加时间。

（2）*心功能 III 级*　卧床休息，限制一般的体力活动。床边站立、移步、扶持步行练习到反复床边步行，室内步行。

（3）*心功能 II 级*　避免比较重的活动。室外步行，自行上 1 层楼梯，逐步过渡到通过步行测验，制定步行处方。轻松文娱活动，如广播操、健身操、太极拳等。

（4）*心功能 I 级*　不限制一般的体力活动，避免重体力活动。

恢复期可采用静坐调息法，有助减少心脏耗氧量。方法：患者取坐位，全身放松，病重者可盘坐于床上，采用自然腹式呼吸，要求呼吸做到深、长、细、匀、稳、悠。呼气时轻轻用力，使腹肌收缩，膈肌上抬。呼气完毕后不要憋气，立即吸气，每分钟呼气 10~15 次。

2. 饮食指导

（1）*饮食调节原则*　低盐、低脂、清淡、易消化、富含维生素和微量元素的食物。

（2）*控制液体摄入量*　减轻心脏负荷，24 小时入量比出量少 200~

300mL 为宜。

（3）控制钠盐摄入量　限制量视心衰的程度而定。轻者每日食盐不超过 5g，中度者每日不超过 3g，重度者每日不超过 1g。

（4）进食的次数　宜少量多餐，每日进餐 4~6 次，每晚进食宜少，避免饱餐。

3. 情志调理

（1）指导患者注意调摄情志，宜平淡静志，避免情绪波动。

（2）劝慰患者正确对待情绪变化，保持心情愉快，消除紧张心理。

（3）告知患者诱发心力衰竭的各种因素，使患者对疾病有正确的认识，了解相关的医学知识，加强自我保健，增强遵医行为。

（五）附：难治性终末期心衰的治疗

1. 控制液体潴留

患者的症状常与钠、水潴留有关，因此控制液体潴留是治疗成功的关键。

2. 神经内分泌抑制剂的应用

此类患者对 ACEI 和 β 受体阻滞剂耐受性差，宜从极小剂量开始。ACEI 易致低血压和肾功能不全，β 受体阻滞剂易引起心衰恶化。

3. 静脉应用正性肌力药或血管扩张剂

静脉滴注正性肌力药（如多巴酚丁胺、米力农）和血管扩张剂（如硝酸甘油、硝普钠），可作为姑息疗法，短期（3~5 天）应用以缓解症状。一旦情况稳定，即应改换为口服方案。

4. 心脏机械辅助和外科治疗

（1）心脏移植　可作为终末期心衰的一种治疗方式，主要适用于严重心功能损害或依赖静脉正性肌力药物，而无其他可选择治疗方法的重度心衰患者。

（2）左心辅助装置 LVAD　作为心脏移植的过渡或替代。在接受最新连续血流装置的患者中，2~3 年的生存率优于仅用药物治疗的患者。

七、参考文献

［1］Ponikowski，PiotrVoors，Adriaan A，etal. ESC Guidelines for the diagnosis and treatment of acute and chronic heart failure 2016［J］. European Heart Journal，2016，18：891-975.

[2]顾东风,黄广勇,何江,等.中国心血管健康多中心合作研究组中国心力衰竭流行病学调查及其患病率[J].中华心血管病杂志,2003,31:3-6.

[3]Mozaffarian D,Benjamin EJ,Go AS,Arnett DK,etal. American Heart Association Statistics Committee and Stroke Statistics Subcommittee. Heart disease and stroke statistics - 2015 update:a report from the American Heart Association [J]. Circulation. 2015;131:229-322.

[4]Brophy J M,Dagenais G R,Mcsherry F,etal. A multivariate model for predicting mortality in patients with heart failure and systolic dysfunction[J]. American Journal of Medicine,2004,116(5):300-304.

[5]Bleumink GS,Knetseh AM,Sturkenboom MC,etal. Quantifying the heart failure epidemic:prevalence, incidence rate, lifetime risk and prognosis of heart failure The Rotterdam Study[J]. Eur Heart J,2004,25(18):1614-1619.

[6]上海市心力衰竭调查协作组.上海市 1980、1990、2000 年心力衰竭住院患者流行病学及治疗状况调查[J].中华心血管病杂志,2002,30(1):24-27.

[7]中华医学会心血管病学分会.中国部分地区 1980、1990、2000 年慢性心力衰竭住院病例回顾性调查[J].中华心血管病杂志,2002,30(8):450-454.

[8]曹雅曼,胡大一,吴彦,等.我国基层医院慢性心力衰竭主要原因的初步调查[J].中华内科杂志,2005,44(7):487-489.

（赵　勇）

第六章

脂血症

一、概述

脂血症指血浆中脂质量和质的异常，通常指血浆中胆固醇和（或）甘油三酯（TG）升高，也包括高密度脂蛋白胆固醇降低[1]。多数血脂异常患者无任何症状和异常体征，而于常规血液生化检查时被发现。血脂异常的临床表现主要有黄色瘤、早发性角膜环和脂血症眼底改变，以及动脉粥样硬化。脂质在血管内皮下沉积引起动脉粥样硬化，引起早发性和进展迅速的心脑血管和周围血管病变。某些家族性血脂异常可于青春期前发生冠心病，甚至心肌梗死。严重的高胆固醇血症有时可出现游走性多关节炎，严重的高甘油三酯血症（尤其超过 10mmol/L）可引起急性胰腺炎[1]。由于脂质不溶或微溶于水，在血浆中与蛋白质结合以脂蛋白的形式存在，因此血脂异常实际上表现为脂蛋白异常血症。血脂异常与其他心血管风险因素相互作用导致动脉粥样硬化，会增加心脑血管病的发病率和死亡率。防治血脂异常对提高生活质量、延长寿命具有重要意义[1]。中医古代文献中并无"脂血症"一词，在古代文献中，对脂血症症状的描述，往往见于许多疾病当中，如"痰浊""中风""眩晕""血瘀""胸痹""心悸"等[2]。

2012 年全国调查结果显示，成人血清总胆固醇（TC）平均为 4.50mmol/L，患病率为 4.9%；甘油三酯（TG）平均为 1.38mmol/L，患病率为 13.1%；高密度脂蛋白胆固醇（HDL - C）平均为 1.19mmol/L，患病率 33.9%，中国成人血脂异常总体患病率高达 40.40%，较 2002 年呈大幅度上升。人群血清胆固醇水平的升高将导致 2010—2030 年期间我国心血管病事件约增加 920 万，我国青少年儿童高胆固醇血症患病率也有明显升高，预示未来中国成人血脂异常患病及相关疾病负担将继续加重[3]。

血脂异常临床可分为高胆固醇血症，即总胆固醇（TC）增高，相当于WHO 表型Ⅱa；高甘油三酯血症，即甘油三酯（TG）增高，相当于 WHO 表型Ⅳ、Ⅰ；混合型脂血症，即总胆固醇（TC）、甘油三酯（TG）均增高，相当于 WHO 表型Ⅱb、Ⅲ、Ⅳ、Ⅴ；低高密度脂蛋白胆固醇血症，即高密度脂蛋白胆固醇（HDL－C）降低。根据病因分为继发性脂血症和原发性脂血症[1]。

二、历史沿革

中医文献中并没有"脂血症"这一病名的明确记载，但所提到的"心悸""胸痹""眩晕""痰湿""湿浊""血瘀"等疾病的症状和病因病机与脂血症十分相似。关于"脂血症"之病名历代虽无明确的记载，与之相关的论述却层出不穷，常以膏、脂并称，以膏概脂。《灵枢·卫气失常》中提到的"人有脂有膏有肉"是最早的记载，历代医家认为脂膏乃津液化生而来，是构成人体的基本物质之一。如《灵枢·五癃津液别》中记载："五谷之津液，合而为膏者，内渗于骨空，益脑髓，下流于阴股。"张景对此解释曰："津液和合为膏者，以填补于骨空之中，为脑为髓，精为血。"论述了脂膏乃水谷精微化生，阐述了其对人体具有补益、濡养的作用。《素问·通评虚实论》云："凡治消瘅，仆击，偏枯、痿厥，气满发逆，甘肥贵人，则膏粱之疾也。"说明古人对膏粱之疾的认识已经与现代的脂血症认识如出一辙[2]。《景岳全书》云："痰即人之津液，无非水谷之所化，但化得其正，则形体强，营卫充；若化失其正，则脏腑病，津液败，而气血即成痰涎。"其对"痰涎"生成的认识阐明了脂血症形成的病因病机。明代医家孙一奎在《赤水玄珠》一书中提到："若血浊气滞，则凝聚而为痰。痰乃津液之变，遍身上下，无处不到。"其指出了"痰浊"的生成与"血浊"的关系。

三、病因病机及发病机制

（一）中医学对脂血症病因病机的认识

中医学认为，"本虚标实"为脂血症的基本病机。本虚与肝、脾、肾三脏虚相关，标实主要是指痰与瘀，临床上多见痰瘀互结。究其病因，分为内因和外因，内因主要为肝、脾、肾三脏功能失调，外因主要为多种诱因引起的脏腑功能紊乱，饮食不节、过逸少劳、情志不遂等，致痰浊、瘀血阻塞脉道而发为此病。脾主运化，为后天之本，平素饮食不节，食肥甘厚味易生痰湿，有碍脾气，运化失常，津液布散失司，水谷精微运化障碍，日久痰湿内生发为此病，甘肥饮食过度反伤脾胃，运化水液功能障碍，化湿生痰，近一步痰浊阻滞脉络而为病；过逸少劳，卧伤气，致脾气虚弱，而不利于气血运行，水谷精微化生乏源，津液失于疏散，而发为痰证；过忧伤脾，怒伤肝，志不遂易伤肝脾，肝失调达，气机不畅，疏泄失职，气郁则瘀，久则气滞血瘀壅阻脉络，气郁化火，炼液成痰，久病入络则痰瘀互结，气郁而不达，横逆犯脾，致脾之运化失调，水湿内停，阻滞脉道而发为此病；肾主蒸腾气化，为先天之本，维持人体正常津液代谢，及至中年，肾气渐衰，肾虚则气化失司，水液运化失调，痰湿内生、沉积，久而发为此病，另一方面，肾阴亏虚以致虚火内生，灼伤津液，炼液成痰，病久入络而成此病。由此可见，内因与外因相互影响，互为因果。

（二）郭维琴教授对脂血症病因病机的认识

郭维琴教授认为"气虚血瘀"是心血管疾病的根本病机，提出脂血症的基本病机为脾虚、痰瘀互阻脉络[4]。脂血症病情复杂，表现形式多种多样，虽然文献中无脂血症的概念，据其病因、临床表现、并发症等特征，散见于中医"肥人""膏人""脂人""肉人""消瘅""仆击""偏枯""胸痹""中风""心悸""真心痛""眩晕""头痛""痰证""瘀证"等病的记载中。郭维琴教授根据自己多年临床实践，综合古今医家学说，对本病形成了一整套独特的认识方法，认为本病属于中医学"污血"病范畴，病位在脉，脉为血之府，脉中之血不洁谓之污血[5]。污血之"污"源自《说文解字》，本意月经；而后在《左传》中有"横污行潦之水"之说，"污"有水停滞不流之意。《黄帝内经》中有"血浊"之论，《灵枢·逆顺肥瘦》谓肥人"其血黑以浊，气涩以迟……刺此者，而留之"。而污血则首见于《证治准绳·蓄血》，"夫人饮食起居，失其宜，能使血瘀滞不行，百病由污血者多"。后人多将"污血"定义为瘀血、蓄血。《金匮翼》"污血胁痛者，凡跌打损伤，污血必归胁下故也"。《证治准绳·蓄血》首论"污血"。郭维琴教授把脂血症定为"污血"，指水谷不化之痰湿，过盛入脉之浊气及瘀滞之血在脉中结聚而成，并不单指瘀血。污血病以脾虚、痰瘀互阻为基本病机。污血病与脾胃密切相关，《景岳全书》云："人之始生，乎精血之原；人之既生，乎水谷之养。"胃主受纳，主运化，胃功能的正常对于人体生命活动具有重要意义。正如《素问·经脉别论》所云："饮入于胃，游溢精气，上输于脾，脾气散精，上归于肺，通调水道，下输膀胱……揆度以为常也。"强调了脾胃具有升清降浊的功能，为水谷精微运化之枢机。从气血方面看，《灵枢·邪客》云："宗气积于胸中，出于喉咙，以贯心脉而行呼吸焉。"而宗气由自然界之清气与水谷之精气相合而成，脾胃衰弱，谷精气化生乏源，则宗气内虚，无力助心行血。《灵枢·决气》云："中焦受气取汁，变化而赤，是谓血。"《素问·经脉别论》云："食气入胃，浊气归心，淫精于脉。脉气流经，经气归于肺，肺朝百脉，输精于皮毛……气归于权衡，权衡以平。"脾胃运化水谷精微，其中稠厚的精华部分"浊气"入心，化为赤色之血，营养全身，同时把部分"淫精"输至脉管，营养心脉，保证经脉内气血的正常运行。

本病病情复杂，病证多端，多由于膏粱厚味，食积内热，痰浊内生；或脾虚，脾失健运，痰湿内生，或由于长期情志不舒，木郁乘土，忧思伤脾，致使脾失健运，痰湿浸淫脉道，或劳心、思虑过度，心脾受伤，瘀血内生，脾气虚，水谷不化精微，痰湿内生，或年老肾精始亏，精血不足，血行稽迟而为瘀，肾虚可影响脾的运化，生痰生湿，最终导致痰浊瘀血共阻于脉。基于临床观察，郭维琴教授发现脂血症患者多为肥胖之人，往往多以胸痹为主诉前来就诊，患者多兼见有心悸、乏力、自汗、舌体胖大、边有齿痕等表现。故总结出本病病位在血脉，基本病机为脾虚，痰瘀互阻，病性为本虚标实，本虚于脾，标实于痰湿血瘀[4]。

根据污血病脾虚、痰瘀互阻的基本病机，临床上郭维琴教授尤其重视益气健脾治其本，常用药物有党参、黄芪、茯苓、白术等[5]。其中党参配黄芪，相须相使，可增强补气培元之功，健脾益肺，增强卫外机能，正如《本草蒙筌》所云："参芪甘温，俱能补益，证属虚损，堪并建功。但人参唯补元气调中，黄芪兼补卫气实表。"白术苦、甘，归脾胃经，燥湿健脾、益气和胃；茯苓甘、淡，健脾渗湿，二者配合党参、黄芪，共同达到益脾胃补中气的作用。胃脾气足，水谷气血运化有权，痰湿瘀血得化，污血乃除。《医方集解》云："脾虚不能健运，则生痰饮，稠者为痰，稀者为饮，水湿其本也，得火则结成痰，随气升降，在肺则咳，在胃则呕，在头则眩，在心则悸。"

郭维琴教授认为，脾气虚、脾阳虚以致脾失健运，运化失职，痰湿内生，内阻于脉；肾阴精亏虚，精血不足，血脉空虚，脉道不利；肾阳亏虚，失于温煦，寒自内生致血凝，最终导致痰瘀互阻于脉络。平素嗜食膏粱厚味，滋腻碍脾，脾胃失于健运，湿邪内生，蕴湿生痰，痰湿入络，痰瘀脉络。精神刺激、情志不遂，郁怒伤肝，木郁乘土，肝郁脾虚，脾失健运，湿邪内生，蕴湿生痰，痰瘀脉络。

经久伏案少动，心气心阳不足，心气失于推动作用，心阳失于温煦作用，以致瘀血阻络；经久伏案少动，加之思虑太过伤脾，脾气虚、脾阳虚以致脾失健运，运化失职，痰湿不化，内阻于脉，终致痰瘀互阻。年老体弱，肝脾肾亏虚，脾肾亏虚，脾失健运，肾失气化，水饮内停，痰湿内生；肝肾亏虚，精血不足，脉道不利，血行迟缓，痰湿瘀血相合，闭阻脉络（病因病机见图6-1）。

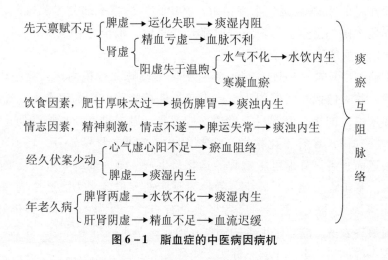

图6-1　脂血症的中医病因病机

（三）西医学对脂血症发病机制的认识

脂蛋白代谢过程极为复杂，不论何种病因，若引起脂质来源、脂蛋白合成、代谢过程关键酶异常或降解过程受体通路障碍等，均可能导致血脂异常[1]。

1. 原发性血脂异常

家族性脂蛋白异常血症是由于基因缺陷所致。某些突变基因已经阐明，如家族性脂蛋白脂酶（LPL）缺乏症和家族性载脂蛋白 CⅡ（ApoCⅡ）缺乏症可因为乳糜颗粒（CM）、极低密度脂蛋白（VLDL）降解障碍引起Ⅰ型或Ⅴ型脂蛋白异常血症；家族性高胆固醇血症由于 LDL 受体缺陷影响 LDL 的分解代谢；家族性 $ApoB_{100}$ 缺陷症由于 LDL 结构异常影响与 LDL 受体的结合，二者主要表现为Ⅱa 型脂蛋白异常血症等[1]。

大多数原发性血脂异常原因不明，认为是由多个基因与环境因素相互作用的结果。临床上血脂异常常与肥胖症、高血压、糖耐量异常或糖尿病等疾病相伴发生，与胰岛素抵抗有关，称为代谢综合征。血脂异常可能参与上述疾病的发病，至少是其危险因素，或与上述疾病有共同的遗传或环境发病基础。有关的环境因素包括不良的饮食习惯、体力活动不足、肥胖、年龄增加及吸烟、嗜酒等[1]。

2. 继发性血脂异常

（1）全身系统性疾病　如糖尿病、甲状腺功能减退症、库欣综合征、肝肾疾病、系统性红斑狼疮、骨髓瘤、过量饮酒等引起的血脂异常。

（2）药物　如噻嗪类利尿剂、β 受体拮抗剂等。长期大量使用糖皮质激素也可促进脂肪分解，导致血浆 TC 和 TG 水平升高。

四、西医诊断

（一）诊断标准

详细询问病史，包括个人饮食和生活习惯、有无引起继发性血脂异常的相关疾病、引起血脂异常的药物应用史以及家族史。体格检查需全面、系统，并注意有无黄色瘤、角膜环和脂血症眼底改变等。血脂检查的重点对象包括：①有冠心病、脑血管病或周围动脉粥样硬化病者；②有高血压、糖尿病、肥胖、过量饮酒以及吸烟者；③有冠心病或动脉粥样硬化家族史者，尤其是直系亲属中有早发冠心病或其他动脉粥样硬化证据者；④有皮肤黄色瘤者；⑤有家族性脂血症者。从预防的角度出发，建议 20 岁以上的成年人至少每 5 年测定一次血脂，40 岁以上男性和绝经期后女性每年进行血脂检查；对于缺血性心血管疾病及其高危人群，则应每 3~6 个月测量一次。首次发现血脂异常时应在 2~4 周内复查，若仍属异常，则可确立诊断。

目前我国仍沿用《中国成人血脂异常防治指南（2007 年）》血脂水平分层标准（表6–1）。

表6–1　中国血脂水平分层标准 ［mmol/L(mg/dL) ］

	TC	LDL – C	HDL – C	TG
合适范围	<5.18（200）	<3.37（130）	>1.04（40）	<1.76（150）
边缘升高	5.18~6.18（200~239）	3.37~4.13（130~159）		1.76~2.26（150~199）
升高	≥6.19（240）	≥4.14（160）	≥1.55（60）	≥2.27（200）
降低			<1.04（40）	

（二）总体心血管危险评估

LDL－C 或 TC 水平对个体或群体动脉硬化性心血管疾病（ASCVD）发病危险具有独立的预测作用，但个体发生 ASCVD 危险的高低不仅取决于胆固醇水平高低，还取决于同时存在的 ASCVD 其他危险因素的数目和水平（图 6－2）。相同 LDL－C 水平个体，其他危险因素数目和水平不同，AS-CVD 总体发病危险可存在明显差异。更重要的是，ASCVD 总体危险并不是胆固醇水平和其他危险因素独立作用的简单叠加，而是胆固醇水平与多个危险因素复杂交互作用的共同结果。这导致同样的胆固醇水平，可因其他危险因素的存在而具有更大的危害。全面评价 ASCVD 总体危险是防治血脂

符合下列任意条件者，可直接列为高危或极危人群

极高危：ASCVD患者

高危：（1）LDL–C≥4.9mmol/L或TC≥7.2mmol/L

（2）糖尿病患者1.8mmol/L≤LDL–C＜4.9mmol/L（或）3.1mmol/L≤TC＜7.2mmol/L且年龄≥40岁

↓ 不符合者，评估10年ASCVD发病危险

危险因素个数*		血清胆固醇水平分层（mmol/L）		
		3.1≤TC＜4.1（或）1.8≤LDL–C＜2.6	4.1≤TC＜5.5（或）2.6≤LDL–C＜3.4	5.2≤TC＜7.2（或）3.4≤LDL–C＜4.9
无高血压	0~1个	低危（＜5%）	低危（＜5%）	低危（＜5%）
	2个	低危（＜5%）	低危（＜5%）	中危（5%~9%）
	3个	低危（＜5%）	中危（＜5%~9%）	中危（＜5%~9%）
有高血压	0个	低危（＜5%）	低危（＜5%）	低危（＜5%）
	1个	低危（＜5%）	中危（5%~9%）	中危（5%~9%）
	2个	中危（5%~9%）	高危（≥10%）	高危（≥10%）
	3个	高危（≥10%）	高危（≥10%）	高危（≥10%）

↓ ASCVD10年发病危险为中危且年龄小于55岁者，评估余生危险

具有以下任意2项及以上危险因素者，定义为高危：

◎ 收缩压≥160mmHg或舒张压≥100mmHg　　◎ BMI≥28kg/m²

◎ 非–HDL–C≥5.2mmol/L（200mg/dl）　　◎ 吸烟

◎ HDL–C＜1.0mmol/L（40mg/dl）

［注］*包括吸烟、低HDL–C及男性≥45岁或女性≥55岁。慢性肾病患者的危险评估及治疗请参见特殊人群血脂异常的治疗。ASCVD：动脉粥样硬化性心血管疾病；TC：总胆固醇；LDL–C：低密度脂蛋白胆固醇；HDL–C：高密度脂蛋白胆固醇；非–HDL–C：非高密度脂蛋白胆固醇；BMI：体重指数。1mmHg=0.133kPa。

图1 ASCVD危险评估流程图

图 6－2　2016 修订版血脂异常防治指南心血管危险评估图

异常的必要前提。在进行危险评估时，已诊断 ASCVD 者直接列为极高危人群。符合如下条件之一者直接列为高危人群：LDL – C ≥ 4.9mmol/L（190mg/dL）；1.8mmol/L（70mg/dL）≤ LDL – C < 4.9mmol/L（190mg/dL）且年龄在 40 岁及以上的糖尿病患者。符合上述条件的极高危和高危人群不需要按危险因素个数进行 ASCVD 危险分层。不具有以上 3 种情况的个体，在考虑是否需要调脂治疗时，应按照图 6 – 2 的流程进行未来 10 年间 ASCVD 总体发病危险的评估。

对于 ASCVD10 年发病危险为中危的人群，如果具有以下任意 2 项及以上危险因素者，其 ASCVD 余生危险为高危。这些危险因素包括：收缩压 ≥ 160mmHg（1mmHg = 0.133kPa）或舒张压 ≥ 100mmHg；非 – HDL – C ≥ 5.2mmol/L（200mg/dL）；HDL – C < 1.0mmol/L（40mg/dL）；体重指数（BMI）≥ 28kg/m^2；吸烟。

五、中医治疗

（一）辨证分型

1. 痰湿内阻

【主症】形体肥胖，痰多，眩晕而见头重如蒙。

【兼症】心悸，胸脘痞闷，恶心欲呕，口黏不渴，四肢倦怠或肢体困重，腹胀纳呆，时有心前区隐痛。

【舌脉】舌体胖、苔白腻，脉弦滑。

【治法】健脾化痰祛湿。

【方药】二陈汤加味。

【用药】半夏，海藻，陈皮，茯苓，党参，白术，甘草。

【方药解析】二陈汤源自《太平惠民和剂局方》，为治痰湿证之主方。方中半夏为君，取其辛苦温燥之性，既可燥湿化痰，又可降逆和胃而止呕，使胃气和降则生痰无源。以陈皮为臣，理气燥湿，和胃化痰，使气顺则痰消。佐以茯苓利湿健脾，使脾健则湿除，湿去则痰消。针对脂血症加党参、白术助健脾化痰，海藻一味以消痰软坚。

【方药加减】若眩晕、头重如裹者，加天麻、醒头草祛风化湿；若胸脘痞闷者，加全瓜蒌以化痰祛湿；若肢体困重且怕冷者，加桂枝、附子温阳化阴；若脘闷不食者，加白豆蔻、砂仁以芳香和胃醒脾；若胃不适、恶冷喜暖，且时有疼痛者，加干姜、延胡索、赤芍以温胃散寒，缓急止痛。

2. 痰热腑实

【主症】形体肥胖，胸闷腹胀，头昏胀跳痛，性情急躁，口苦心烦。

【兼症】面红目赤，焦虑不安，或咳痰黄稠，大便秘结。

【舌脉】舌质红、苔黄腻，脉弦滑或数有力。

【治法】清热化痰通腑。

【方药】小陷胸汤合增液承气汤加减。

【用药】黄连，半夏，瓜蒌，玄参，麦冬，生地黄，大黄，芒硝。

【方药解析】小陷胸汤原治伤寒在表，误用攻下，致邪热内陷，灼液为痰，而成痰热互结心下之小结胸病。方中瓜蒌为甘寒滑润之品，清热涤痰，宽胸散结，且具润燥滑肠之功，可开痰火下行之路而畅气机，"瓜蒌实之长，在导痰浊下行，结胸胸痹，非此不治"（《本草思辨录》），为本方君药。黄连味苦性寒，泻热降火，清心除烦，助瓜蒌泄热降浊；半夏苦辛温燥，化痰降逆，开结消痞，助瓜蒌涤痰宽胸。半夏与黄连并用，辛开苦降，通畅气机，共为臣药。全方三味药相合，涤痰泄热，开降气机，使郁结得开，痰火下行，结胸自除。增液承气汤源自《温病条辨》，温热病邪，最易耗伤津液。热结肠胃，津液受灼，燥屎不行，虽下之亦不通，即所谓"无水舟停"。方中重用玄参咸寒滋阴清热，润燥通便，为君药；麦冬、生地黄甘寒养阴生津，为臣药，三药相合即增液汤，功能滋阴养液，润燥滑肠；以芒硝、大黄为佐，软坚润燥，泻热通便，使热去阴复。诸药配合，使阴液得复，热结得下，阳明通降，诸症得除。本方由增液汤与调胃承气汤（去甘草）变化而来，故名曰"增液承气汤"。

【方药加减】若口苦心烦，焦虑不安者，加龙胆草、炒栀子泻火除烦；若痰多欲吐者，加竹茹、胆南星、浙贝母以清热化痰止呕；若食欲欠佳，胸脘满闷，舌苔黄腻者，加藿香、佩兰、炒栀子，以芳香化湿清热。

3. 肝郁脾虚

【主症】胁肋胀痛，痛无定处，头痛目眩，神疲食少。

【兼症】情绪不宁，善太息，大便溏薄，女子月经不调，乳房胀痛。

【舌脉】舌淡、苔薄腻，脉弦。

【治法】疏肝健脾，养血活血。

【方药】逍遥散加味。

【用药】柴胡，川楝子，白芍，茯苓，白术，炙甘草，生蒲黄，泽泻。

【方药解析】逍遥散出自《太平惠民和剂局方》，肝脾同调，气血兼顾，疏养并施。方中柴胡疏肝解郁，以使肝气条达，为君药。白芍滋阴柔肝，当归养血活血，二味药相合，养肝体以助肝用，兼制柴胡疏泄太过，为臣药。白术、茯苓、甘草健脾益气，使运化有权，营血生化有源；甘草调和药性，兼为使药。诸药相合，可使肝用得复，肝体得养，脾运得健，肝脾协调。针对脂血症加生蒲黄以行血祛瘀，泽泻祛痰利湿、通利三焦。

【方药加减】若胁肋疼痛明显者，加香附、延胡索理气止痛；若肝郁气滞，久则化热，烦躁易怒，烘热汗出者，加牡丹皮、栀子清热；若血虚肝失疏泄者，加当归、熟地黄或生地黄以养血柔肝；若痰湿重胸脘满闷，恶心、纳谷不香者，可加藿香、佩兰、竹茹、半夏、石菖蒲、郁金，以化湿和胃醒脾；若瘀血阻络，月经不调，颜面出现褐色斑片者，加桃仁、红花、桑白皮等以活血化痕、祛斑。

4. 痰瘀互阻

【主症】胸闷胸痛，痛有定处，形体肥胖，肢体沉重。

【兼症】麻木。

【舌脉】舌质紫暗或有瘀点、瘀斑，舌苔腻，脉弦滑或涩。

【治法】健脾化痰，活血化瘀。

【方药】瓜蒌薤白半夏汤合桃红四物汤加减。

【用药】瓜蒌，薤白，半夏，桃仁，红花，川芎，当归，赤芍，白芍。

【方药解析】瓜蒌薤白半夏汤取自《金匮要略》，主治胸痹，胸中满痛彻背，背痛彻胸，不得安卧者。方中瓜蒌涤痰散结，宽胸利膈，为君药；臣以薤白宣通胸阳，散寒化痰，半夏燥湿化痰。三者相合，散胸中凝滞之阴寒，化上焦结聚之痰浊，宣胸中阳气以宽胸，乃治胸痹之要药。桃红四物汤取自《医宗金鉴》，主治血虚血瘀之证。方中桃仁、红花活血化瘀；当归甘温质润，补血养肝；白芍酸甘质柔，养血敛阴；川芎辛散温通，上行头目，下行血海，中开郁结，旁通络脉，畅达血脉。血虚者得之可收补血之功，血滞者得之可奏行血之效。针对脂血症去熟地黄滋腻，加赤芍凉血活血。

【方药加减】若瘀血较明显者，加丹参、鸡血藤、生蒲黄等活血之品；若痰浊偏重者，加党参、茯苓等益气健脾之品；肢体麻木者，加地龙、鸡血藤、木瓜、伸筋草以通经活络，散风祛湿。

5. 瘀血阻脉

【主症】身体某部位有刺痛，久痛。

【兼症】目眶暗黑，肌肤甲错。

【舌脉】舌质紫暗或有瘀点、瘀斑，脉涩或弦。

【治法】活血化瘀，软坚化结。

【方药】血府逐瘀汤加减。

【用药】桃仁，红花，当归，生地黄，川芎，赤芍，牛膝，柴胡，桔梗，枳壳，海藻，贝母。

【方药解析】血府逐瘀汤源自《医林改错》，为血府血瘀证而设。"膈膜以上，满腔皆血，故名曰血府"。本方系桃红四物汤合四逆散加桔梗、牛膝而成，方中以桃仁活血化瘀为君药；当归、红花、赤芍、牛膝、川芎助君祛瘀之力，同为臣药，其中牛膝且能通血脉，引瘀血下行；柴胡疏肝理气，升达清阳，桔梗开宣肺气，载药上行入胸中，合枳壳一升一降，开胸行气，使气行则血行，生地黄凉血清热以除瘀热，合当归又滋养阴血，使祛瘀而不伤正，俱为佐药；甘草调和诸药为使。各药配伍，使血活气行，瘀化热清，肝气舒畅，诸症自愈。针对脂血症加海藻、贝母以增强软坚化痰之力。

【方药加减】若血瘀日久而午后潮热，舌暗红者，加牡丹皮、地骨皮清热凉血；因瘀血阻络、心失所养、心神不安则不寐心悸者，可加炒酸枣仁、远志、首乌藤以养心安神。

6. 脾肾阳虚

【主症】腰膝酸软，畏寒肢冷。

【兼症】精神不振，面浮肢肿，四肢乏力，纳谷不佳，大便溏薄，夜尿频数。

【舌脉】舌淡体胖边有齿痕、苔白厚，脉沉迟。

【治法】温补脾肾。

【方药】附子理中汤加减。

【用药】人参，白术，干姜，甘草，附子，淫羊藿，巴戟天，红花，川芎，海藻。

【方药解析】理中汤治中焦虚寒证，方中干姜大辛大热，直入脾胃，温中祛寒，为君药。人参甘而微温，补气健脾，促进运化，为臣药。君臣相合，甘温辛热，温补阳气。白术苦温，健脾燥湿，配人参恢复脾运而正升降，为佐药。炙甘草甘温，益气补中，缓急之痛，兼和诸药，为使药。加淫羊藿、巴戟天温补肾阳，针对脂血症加海藻消痰软坚，红花活血化瘀。

【方药加减】若纳食欠佳者，加砂仁、白豆蔻以芳香开胃；若大便溏薄者，加肉豆蔻、白扁豆健脾利湿、补肾止泻；若舌苔厚腻，痰湿较重者，加半夏、瓜蒌、茯苓，因阳虚生内寒，常可出现痰瘀互阻，加半夏、瓜蒌、茯苓、水蛭、丹参、鬼箭羽、泽泻。

7. 肝肾阴虚

【主症】年迈体弱，腰膝酸软，五心烦热。

【兼症】体倦乏力，头晕耳鸣，盗汗，口干咽燥。

【舌脉】舌红少苔，脉细数。

【治法】滋补肝肾。

【方药】杞菊地黄丸加减。

【用药】枸杞子，菊花，山药，山茱萸，泽泻，茯苓，牡丹皮，制何首乌。

【方药解析】杞菊地黄丸为六味地黄丸基础上加枸杞子、菊花，六味地黄丸源自《小儿药证直诀》，为肾阴虚基础方。方中重用熟地黄，味甘纯阴，主入肾经，长于滋阴补肾，填精益髓，为君药。山茱萸酸温，主入肝经，滋补肝肾，秘涩精气；山药甘平，主入脾经，"健脾补虚，涩精固肾"，补后天以充先天，同为臣药。君臣相协，不仅滋阴益肾之力相得益彰，而且兼具养肝补脾之效。肾为水脏，肾元亏虚每致水浊内停，故又以泽泻利湿泄浊，并防熟地黄滋腻恋邪；阴虚阳失所制，故以丹皮清泄相火，并制山茱萸之温；茯苓淡渗脾湿，既助泽泻以泄肾浊，又助山药之健运以充养后天之本，俱为佐药。六药相合，三补三泻，以补为主；三阴并补，以补肾阴为主，且寓泻于补，补不碍邪，泻不伤正。加制何首乌以填精益肾。

【方药加减】若阴虚火旺者，加知母、地骨皮滋阴清热；若腰酸者，加桑寄生、龟甲、杜仲以补肾填精；耳鸣者，加丹参、路路通以活血通窍。

（二）中医非药物疗法

1. 毫针疗法

（1）原理　通过腧穴的协同作用而打通其经脉，调其气血，使阴阳归于相对平衡，脏腑功能趋于调和，脂质代谢恢复平衡。

（2）穴位　内关、郄门、间使、神门、通里、合谷、曲池、乳根、足三里、丰隆、阳陵泉、肺俞、厥阴俞、心俞、督俞、三阴交、太白、公孙、太冲、曲泉、中脘、鸠尾、膻中。

（3）操作方法　辨证选取 3~5 穴，选用 2~3 寸毫针，直刺所选择穴位，实施提插捻转补泻手法，每日 1 次，留针 20～30 分钟，10 天为 1 个疗程，休息 2～5 天后可行第 2 疗程，共 1～4 疗程。

2. 耳针疗法

（1）原理　通过刺激耳郭上的穴位或反应点，通过经络传导，可以调整脏腑功能和人体内分泌系统，达到防治疾病的目的。

（2）穴位　饥点、口、脾、内分泌、肾、直肠下段等穴，或取敏感点。

（3）操作方法　用短毫针刺或王不留行籽或白芥子取穴。2 天换药 1 次，每 2 天为 1 个周期，7 个周期为 1 个疗程。

3. 穴位埋线疗法

（1）原理　将羊肠线等埋入穴位，一方面利用肠线作为异性蛋白埋入穴位可提高机体应激、抗炎能力；同时，肠线在组织中被分解吸收可对穴位起到持续刺激作用，以达到治病的目的。

（2）穴位　足三里、三阴交、丰隆、内关、脾俞、胃俞。

（3）操作方法　患者取舒适位，穴位皮肤常规消毒后用 0.4% 利多卡因 0.5～1.0mL 皮下局部麻醉，将 1 号烙制手术缝和羊肠线（约 1.5cm）装入一次性埋线针前端内，在局麻处向上斜刺 1.2～1.5cm，行捻转得气后，边推针芯边退针管，使羊肠线埋入皮下肌层，线头不得外露，消毒针孔，外敷无菌敷料，胶布固定。每 2 周埋线 1 次，每 2 周为 1 个疗程，共 3 个疗程。

4. 推拿疗法

（1）原理　通过手法作用于人体体表的特定部位，以调节机体的生理、病理状况，达到防治疾病的目的。

（2）操作方法　揉内关，先左后右；揉屋翳、渊腋、辄筋各穴，重点揉左侧，每穴揉 30 次；摩神堂、运膏肓各 50 次；肾虚者加揉三阴交、涌泉穴；失眠、便秘者仰卧做顺时针方向摩腹；气血两虚者摩中脘、天枢、气海穴，按脾俞、胃俞、足三里；痰浊甚者揉天突、膻中穴，每日 2～3 次。

（三）验案举例

武某，女，68 岁。主因发现血脂升高 20 余年，头晕 2 个月，于 2014 年 4 月 22 日就诊。患者二十余年前在单位体检时发现血脂升高，未有不适而未予重视，一直未治疗。近 2 个月患者无明显诱因出现头晕，伴心烦急躁，为求中药治疗来我院门诊就诊。刻下症：头晕，心烦急躁，眠尚可，食欲好，时有食后腹胀，时有大便溏薄，大便每日 2～3 次，小便调。血压

145/100mmHg，心率 88 次/分，律齐。舌淡、苔薄腻，脉细弦。既往史：高血压病二十余年，曾间断服用硝苯地平缓释片降压，未规律监测血压。辅助检查：总胆固醇（CHO）：6.37mmol/L，甘油三酯（TG）：9.94mmol/L，低密度脂蛋白（LDL）：3.46mmol/L，高密度脂蛋白（HDL）：0.5mmol/L，载脂蛋白 A1（ApoA1）：1.5g/L，载脂蛋白 B（ApoB）：1.5g/L。颈动脉 B 超示：双侧颈动脉粥样硬化斑块形成。

中医诊断：污血病，眩晕。

西医诊断：脂血症，高血压病。

辨证：肝郁脾虚、肝阳上亢。

治法：疏肝健脾、平肝潜阳。

处方：钩藤(后下)15g，菊花 10g，夏枯草 12g，赤芍 15g，白芍 15g，生龙骨(先煎)30g，生牡蛎(先煎)30g，炒白术 20g，炒苍术 10g，茯苓 15g，川楝子 10g，当归 15g，莲子心 6g，决明子 10g，生蒲黄(包煎)10g，制何首乌 12g，昆布 10g，泽泻 10g。

西医治疗：口服厄贝沙坦氢氯噻嗪片降压 150mg/12.5mg/次，1 次/日。因患者 TG 较高，嘱其控制饮食，必要时联合降脂药物治疗。

上方 28 剂，水煎服，1 剂/日，分 2 次服

2014 年 6 月 4 日二诊：患者服药后头晕减轻，头昏沉，服药期间矢气多，腹胀减轻，有时大便成形、有时溏薄，每日 1~2 次。血压 150/90mmHg，心率 96 次/分，律齐。苔薄腻，脉沉弦。上方去莲子心，炒白术加至 30g，炒苍术加至 15g，加干姜 6g，山药 15g，山茱萸 15g。28 剂，水煎服，1 剂/日，分 2 次口服。继服厄贝沙坦氢氯噻嗪片降压。

2014 年 7 月 9 日三诊：患者服药后已无头晕发作，仍时感头昏沉，腹胀减轻，食欲可，仍大便溏薄，每日 1~2 次。血压 120/80mmHg，心率 84 次/分，律齐。苔薄腻，脉沉弦。复查血脂：CHO 4.4mmol/L，TG 2.79mmol/L，LDL 3.0mmol/L，HDL 0.4mmol/L，ApoA 1.0g/L，ApoB 1.2g/L。二诊方去赤芍、白芍、生龙骨、生牡蛎、川楝子、当归，夏枯草减至 10g，加清半夏 10g，天麻 10g，川芎 10g，葛根 15g。28 剂，水煎服，1 剂/日，分 2 次口服。继服厄贝沙坦氢氯噻嗪片降压。

按语：本例患者以体检发现血脂升高就诊，症状表现为头晕，心烦急躁，时有食后腹胀，时有大便溏薄，每日 2~3 次，舌淡苔薄腻，脉细弦，综观舌脉症，辨证为肝郁脾虚、肝阳上亢。患者为老年女性，平素情志不遂、肝气不舒，肝木横逆犯脾土，脾胃虚弱，水谷运化不及，痰浊内生，

上蒙清窍则见头晕、头昏沉。气机升降受阻、大肠传导失司则见腹胀、大便溏薄。加之患者年迈，肝肾阴亏于下无以制阳，肝阳偏亢于上，则见头晕、心烦急躁。舌淡、苔薄腻，脉细弦，亦为肝郁脾虚、肝阳上亢的表现。治以疏肝健脾、平肝潜阳为法，用茯苓、白术、苍术、泽泻、当归、赤芍、白芍以健脾化湿、养血疏肝，用钩藤、菊花、夏枯草、川楝子、决明子、生龙骨、生牡蛎以平肝潜阳。加莲子心清心除烦，何首乌填精益肾，针对患者污血病，辨病论治加生蒲黄、昆布以活血祛瘀散结、清利血府。二诊、三诊时患者脾虚、痰湿内阻较重，肝阳上亢渐平，故见以头昏沉为主，头晕好转，仍大便溏薄，每日 1~2 次，治以健脾化湿为主，渐减清心除烦、平肝潜阳之品，以半夏白术天麻汤为基础方进行加减，加清半夏燥湿化痰，天麻潜阳息风，干姜温中阳，山药、山茱萸补益脾肾，川芎行气活血祛风，葛根升阳解肌。临床见脂血症患者若合并高血压、颈动脉粥样硬化斑块形成等多项冠心病危险因素，郭维琴教授在益气健脾的基础上加用生蒲黄、生山楂等活血化瘀之品，属辨病论治，既病防变，一方面可调节血脂，另一方面防止污血病进一步发展致胸痹。

（注：文中部分药物剂量稍大，为专家个人用药经验，仅供参考。）

六、西医治疗

（一）用药原则

1. 继发性血脂异常应以治疗原发病为主，如糖尿病、甲状腺功能减退症等。若原发病经过治疗正常后，血脂异常仍然存在，应考虑同时合并原发性血脂异常，需给予相应治疗。

2. 治疗措施应是综合性的，生活方式干预是首要、基本的治疗措施，药物治疗需严格掌握指征，必要时考虑血浆净化疗法或外科治疗，基因治疗尚在探索之中。

3. 治疗血脂异常最主要的目的在于防治缺血性心血管疾病。根据《中国成人血脂异常防治指南（2007 年）》建议。

（1）首先根据是否有冠心病或冠心病等危症以及有无心血管危险因素，结合血脂水平综合评估心血管病的发病危险，将人群进行血脂异常危险分层（表 6-2）。危险性越高，调脂治疗应越积极。

低危患者指 10 年内发生缺血性心血管病危险性＜5%；中危患者指 10 年内发生缺血性心血管病危险性为 5%~10%；高危患者为冠心病或冠心病等危症，10 年内发生冠心病的危险性为 10%~15%；极高危患者指急性冠状动脉综合征，或缺血性心血管病合并糖尿病。

表 6－2　血脂异常危险分层方案 ［mmol/L（mg/dL）］

危险分层	TC 5.18－6.19（200－239）或 LCL－C 3.37－4.14（130－159）	TC≥6.19（240）或 LCL－C≥4.14（160）
无高血压且其他危险因素数<3	低危	低危
高血压或其他危险因素数≥3	低危	中危
高血压且其他危险因素数≥1	中危	高危
冠心病及其等危症	高危	高危

［注］其他危险因素包括，年龄（男≥45 岁，女≥55 岁）、吸烟、低 HDL－C、肥胖和早发缺血性心血管病家族史。

冠心病等危症是指非冠心病者 10 年内发生主要冠状动脉事件的危险与已患冠心病者同等，新发和复发缺血性心血管事件的危险大于 15%，包括：①有临床表现的冠状动脉以外动脉的动脉粥样硬化，包括缺血性脑卒中、周围动脉疾病、腹主动脉瘤和症状性颈动脉病（如短暂性脑缺血）等；②糖尿病；③有多种危险因素其发生主要冠状动脉事件的危险相当于已确立的冠心病，心肌梗死或冠心病死亡的 10 年危险大于 20%。

血脂异常以外的心血管病主要危险因素包括：①高血压（血压≥140/90mmHg 或已接受降压药物治疗）；②吸烟；③低 HDL－C 血症［HDL－C<1.04mmol/L（40mg/dL）］；④肥胖［体重指数（BMI）≥28kg/m²］；⑤早发缺血性心血管病家族史（一级男性亲属发病时<55 岁或一级女性亲属发病时<65 岁）；⑥年龄（男性≥45 岁，女性≥55 岁）。HDL－C≥1.55mmol/L（60mg/dl）为负性危险因素，它的出现可抵消一个危险因素。

（2）根据血脂异常患者心血管病危险等级指导临床治疗措施及决定 TC 和 LDL－C 的目标水平（表 6－3）。此外，血清 TG 的理想水平是<1.70mmol/L（150mg/dL），HDL－C 的理想水平为≥1.04mmol/L（40mg/dL）。

表 6－3　血脂异常患者开始调脂治疗的 TC 和 LDL－C
值及目标值 ［mmol/L（mg/dL）］

危险等级	TLC 开始	药物治疗开始	治疗目标值
低危	TC≥6.21（240），LCL－C≥4.14（160）	TC≥6.99（270），LCL－C≥4.92（190）	TC<6.21（240），LCL－C<4.14（160）

·续表·

危险等级	TLC 开始	药物治疗开始	治疗目标值
中危	TC≥5.2（200）， LCL–C≥3.41（130）	TC≥6.21（240）， LCL–C≥4.14（160）	TC<5.2（200）， LCL–C<3.41（130）
高危	TC≥4.14（160）， LCL–C≥2.6（100）	TC≥4.14（160）， LCL–C≥2.6（100）	TC<4.14（160）， LCL–C<2.6（100）
极高危	TC≥4.14（160）， LCL–C≥2.07（80）	TC≥4.14（160）， LCL–C≥2.07（80）	TC<3.1（120）， LCL–C<2.07（80）

（二）具体用药

1. HMG–CoA 还原酶抑制剂（他汀类）

此类药物竞争性抑制胆固醇合成过程中的限速酶（HMG–CoA 还原酶）活性，从而阻断胆固醇的生成，而上调细胞表面的 LDL 受体，加速血浆 LDL 的分解代谢。主要降低血清 TC 和 LDL–C，也在一定程度上降低 TG 和 VLDL，轻度升高 HDL–C 水平。适应证为高胆固醇血症和以胆固醇升高为主的混合性脂血症。目前临床应用的他汀类药物副作用较轻，少数患者出现腹痛、便秘、失眠、转氨酶升高、肌肉疼痛、血清肌酸激酶升高，极少数严重者横纹肌溶解而致急性肾衰竭。他汀类药物与其他调脂药（如贝特类、烟酸等）合用时可增加药物不良反应，不宜与环孢素、雷公藤、环磷酰胺、大环内酯类抗生素以及吡咯类抗真菌药（如酮康唑）等合用。儿童、孕妇、哺乳期妇女和备孕妇女不宜服用。

2. 苯氧芳酸类（贝特类）

此类药物的作用机制为，激活过氧化物酶体增殖物激活受体（PPAR$_\alpha$），刺激 LPL、ApoAI 和 ApoA II 基因表达，抑制 ApoC III 基因表达，增强 LPL 的脂解活性，促进 VLDL 和 TG 分解以及胆固醇的逆向转运。主要降低血清 TG、VLDL–C，也可在一定程度上降低 TC 和 LDL–C，升高 HDL–C。适应证为高甘油三酯血症和以甘油三酯升高为主的混合性脂血症。吉非贝齐和氯贝丁酯因副作用大，临床上已很少应用。此类药物的主要副作用为胃肠道反应；少数出现一过性肝转氨酶和肌酸激酶升高，如明显异常应及时停药；可见皮疹、血白细胞减少。贝特类能增强抗凝药物作用，两药合用时需调整抗凝药物剂量。禁用于肝肾功能不良者以及儿童、孕妇和哺乳期妇女。

3. 烟酸类

烟酸属 B 族维生素，作用机制未明，可能与抑制脂肪组织脂解和减少肝脏中 VLDL 合成和分泌有关。能使血清 TG、VLDL－C 降低，TC、LDL－C 及 Lp（a）也降低，HDL－C 轻度升高。适应证为高甘油三酯血症和以甘油三酯升高为主的混合性脂血症。主要副作用为面部潮红、瘙痒、高血糖、高尿酸及胃肠道症状，偶见肝功能损害，有可能使消化性溃疡恶化。禁用于慢性肝病和严重痛风，慎用于溃疡病、肝毒性和高尿酸血症，一般难以耐受，现多已不用。

4. 胆酸整合剂（树脂类）

胆酸整合剂属碱性阴离子交换树脂，在肠道内与胆酸不可逆结合，阻碍胆酸的肠肝循环，促使胆酸随粪便排出，阻断胆固醇的重吸收；上调肝细胞膜表面的 LDL 受体，加速由胆固醇合成胆酸，增加血中 LDL 清除，降低 TC 和LDL－C。适应证为高胆固醇血症和以胆固醇升高为主的混合性脂血症。主要副作用为恶心、呕吐、腹胀、腹痛、便秘。也可干扰其他药物的吸收，如叶酸、地高辛、贝特类、他汀类、抗生素、甲状腺素、脂溶性维生素等。

5. 肠道胆固醇吸收抑制剂

依折麦布口服后被迅速吸收，结合成依折麦布—葡萄醛甘酸，作用于小肠细胞刷状缘，抑制胆固醇和植物固醇吸收；促进肝脏 LDL 受体合成，加速 LDL 的清除，降低血清 LDL－C 水平。适应证为高胆固醇血症和以胆固醇升高为主的混合性脂血症，单药或与他汀类联合治疗。常见副作用为胃肠道反应、头痛及肌肉疼痛，有可能引起转氨酶升高。

6. 普罗布考

此类药物通过渗入到脂蛋白颗粒中影响脂蛋白代谢，而产生调脂作用。可降低 TC 和 LDL－C，而 HDL－C 也明显降低，但认为可改变后者的结构和代谢，使其逆向转运胆固醇的功能得到提高。适应证为高胆固醇血症，尤其是纯合子型家族性高胆固醇血症。常见副作用为恶心，偶见心电图 QT 间期延长。

7. n－3 脂肪酸制剂

n－3（ω－3）长链多不饱和脂肪酸是海鱼油的主要成分，作用机制尚不清楚，可能与作用于 PPARs 并降低 ApoB 分泌有关。可降低 TG 和轻度升高 HDL－C，对 TC 和 LDL－C 无影响。适应证为高甘油三酯血症和以甘油三酯升高为主的混合性脂血症。鱼油腥味所致的恶心、腹部不适是常见不良反应。有出血倾向者禁用。

（三）西医非药物疗法

1. 医学营养治疗

营养治疗为治疗血脂异常的基础，需长期坚持。根据血脂异常的程度、分型，患者的性别、年龄和劳动强度等制订食谱。饮食中减少饱和脂肪酸摄入（＜总热量的7%）和胆固醇摄入（＜200mg/d），补充植物固醇（2g/d）和可溶性纤维（10～25g/d）。

2. 增加有规律的体力活动，控制体重，保持合适的 BMI。

3. 戒烟、限盐、限制饮酒，禁烈性酒。

（四）并发症的识别及处理

血脂水平过高可直接引起一些严重危害人体健康的疾病，如动脉粥样硬化、冠心病、急性胰腺炎等。动脉粥样硬化、冠心病的识别与处理参见相关章节，下面重点介绍一下急性胰腺炎。

1. 临床表现

发作前多有暴饮暴食或胆道疾病史。急性胰腺炎可分为普通型和出血坏死型。出血坏死型较少见，但病情严重，死亡率高。

（1）休克　患者常出现休克症状如苍白、冷汗、脉细、血压下降等，引起休克的原因可有多种，如由于胰液外溢，刺激腹膜引起剧烈疼痛；胰腺组织及腹腔内出血；组织坏死，蛋白质分解引起的机体中毒等。休克严重者抢救不及时可以致死。

（2）腹痛　腹痛常位于中上腹部，有时向腰背部呈束带状放射，弯腰或前倾可减轻；常突然发作于大量饮酒或饱餐后，程度不一，轻者为钝痛，重者多呈持续性绞痛。

（3）恶心、呕吐　多数患者起病即呕吐胃内容物，甚至呕吐胆汁，吐后腹痛并不缓解。

（4）发热　多数急性胰腺炎患者出现中度发热，一般持续3～5天。

（5）水电解质及酸碱失衡　患者有不同程度的脱水，频繁呕吐者可发生代谢性碱中毒，重症胰腺炎常伴有代谢性酸中毒、低钙血症、血糖升高、低血钾、低血镁。

2. 辅助检查

（1）白细胞计数　如感染严重，白细胞总数增高，并出现明显核左移。

（2）血、尿淀粉酶　急性胰腺炎患者胰淀粉酶溢出胰腺外，迅速吸收入血，由尿排出，故血、尿淀粉酶大为增加，是诊断本病的重要的化验检查。在严重坏死型者，因腺泡严重破坏，淀粉酶生成很少，故其值并无增高表现。如淀粉酶值降后复升，提示病情有反复，如持续增高可能有并发症发生。

（3）血清脂肪酶　其值增高的原因同淀粉酶，一般发病后 24 小时开始升高，可持续 5~10 天，对较晚患者测定其值有助诊断。

（4）血清钙测定　在发病后两天血钙开始下降，以第 4~5 天后为显著，重型者可降至 1.75mmol/L（7mg/dL）以下，提示病情严重，预后不良。

（5）血清正铁蛋白（MHA）　MHA 来自血性胰液内红细胞破坏释放的血红素，在脂肪酶和弹性蛋白酶作用下，转化为正铁血红素，被吸收入血液中与白蛋白结合，形成正铁血红蛋白。重症患者常于起病后 12 小时出现MHA，在重型急性胰腺炎患者中为阳性，水肿型为阴性。

（6）X 线检查　腹部可见局限或广泛性肠麻痹。小网膜囊内积液积气，胰腺周围有钙化影，还可见膈肌抬高，胸腔积液，偶见盘状肺不张，出现ARDS 时肺野呈"毛玻璃状"。

（7）B 超与 CT　均能显示胰腺肿大轮廓，渗液的多少与分布。

3. 治疗

（1）一般治疗　急性胰腺炎的初期，轻型胰腺炎及尚无感染者均应采用一般治疗。包括：①禁食、鼻胃管减压：持续胃肠减压，防止呕吐和误吸。给全胃肠动力药可减轻腹胀。②补充体液，防治休克：全部患者均应经静脉补充液体、电解质和热量，以维持循环稳定和水电解质平衡，预防出现低血压，改善微循环。③解痉止痛：诊断明确者，发病早期可对症给予止痛药，但宜同时给解痉药，禁用吗啡，以免引起 Oddis 括约肌痉挛。④抑制胰腺外分泌及胰酶：胃管减压、H_2 受体阻滞剂、抗胆碱能药、生长抑素等，一般用于病情较严重的患者，胰蛋白酶抑制剂如抑肽酶、加贝酯等具有一定的抑制胰蛋白酶的作用。⑤营养支持：早期禁食，主要靠完全肠外营养（TPN），当腹痛、压痛和肠梗阻症状减轻后可恢复饮食，注意脂血症患者不可应用脂肪乳剂作为热源。⑥抗生素的应用：早期给予抗生素治疗，在重症胰腺炎合并胰腺或胰周坏死时，经静脉应用广谱抗生素或选择性经肠道应用抗生素可预防因肠道菌群移位造成的细菌感染。

153

（2）**手术治疗** 胰腺脓肿、胰腺假性囊肿和胰腺坏死合并感染是急性胰腺炎严重威胁生命的并发症。如诊断不确定，继发性的胰腺感染、合并胆道疾病，虽经合理支持治疗，而临床症状继续恶化，也应手术治疗。

（五）调护

1. 控制饮食

少食或不食用动物脂肪，如动物内脏、带鱼、螃蟹黄、鱼子等含胆固醇高的食物。

2. 饮食清淡

即少食油脂及盐，主张每日盐量<6g。

3. 改善生活方式

增加运动，如可骑车或走路上下班、晨练、工间操等。

4. 坚持治疗

发现脂血症后虽无不适的症状时亦必须坚持治疗，以防疾病发展而引起心脑血管病、肾病等。

（六）科研

郭维琴教授从健脾消痰化瘀入手，组成降脂通脉方，以红参为君药，味甘性温，入脾、肺经，有补中益气之功，以治其本，脾气健运，而能运化水湿，使痰湿易消。此外，脾旺则心气亦旺，推动血液运行有力，瘀血易去。山楂助脾行气运气，消食磨积，散瘀化痰，助红参健脾化痰利湿，而为臣药。泽泻甘寒，入肾、膀胱经，具有祛痰湿、利湿热、通利三焦、宣畅气机的功效；海藻苦咸而寒，入脾、肺、肾经，具有软坚、消痰、利水、泄热之效，助泽泻祛痰利湿，而为佐药。全方配伍应用，既治其本，补其虚，从而使五脏功能健全，发挥其正常功能；同时，祛痰湿，化瘀血，防患于未然，故临床应用效果理想。

临床研究证实[6]，降脂通脉方能够调节动脉粥样硬化患者血脂，能够缩小颈动脉斑块面积，有抗动脉粥样硬化作用。其机制可能与增加6-酮—前列环素的合成，减少血浆内皮素的过量释放，从而使内皮细胞的功能得以恢复有关。

实验研究证实[6,7]，降脂通脉方能够降低apoE基因敲除高脂饲料喂养所致动脉粥样硬化小鼠的血清总胆固醇、低密度脂蛋白，对该模型小鼠的肝脏基底膜HSPG表达有调节作用。降脂通脉方对HSPG表达的上调，是防治动脉粥样硬化的机制之一；降脂通脉方能够降低高脂饲料喂养所致动脉粥样硬化家兔的血清总胆固醇、低密度脂蛋白、甘油三酯；降脂通脉方还能够抑制单核细胞与内皮细胞黏附，可能是该方保护内皮细胞从而使内皮功能恢复的另一表现。

七、总结

西医治疗继发性血脂异常主要以治疗原发病为主，而对于原发性血脂异常，最主要的目的在于防治缺血性心血管疾病，首要治疗是生活方式干预，即低胆固醇、清淡饮食，规律体力活动，控制体重，戒烟限酒等；他汀类、贝特类、依折麦布等降脂药物需要严格掌握指征；必要时考虑血浆净化疗法或外科治疗。

脂血症中医病机为本虚标实。本虚为气虚、阳虚、阴精亏虚；标实为痰湿、瘀血，涉及心、肝、脾、肾。根据临床表现不同，有以邪实为主，如痰热腑实，瘀血阻络者；也有以正虚为主，如脾肾阳虚，肝肾阴虚者。临床更有以瘀血为主、痰湿为主的不同。中医非药物疗法包括针灸、耳针、穴位埋线、推拿等，可一定程度上辅助降脂。

郭维琴教授总结脂血症的基本病机为脾虚、痰瘀互阻，病位在血脉，病性本虚标实，本虚于脾，标实于痰湿血瘀。故从健脾消痰化瘀入手，自拟降脂通脉方，临床疗效理想，且有关实验研究证实其降脂作用可能与保护血管内皮功能有关。

八、参考文献

[1]葛均波,徐永健.内科学第8版[M].北京:人民卫生出版社,2013: 762-768.

[2]田原,潘琳琳,刘桂荣.中医治疗脂血症综述[J].河南中医,2018,38 (9),1450-1454.

[3]诸骏仁.中国成人血脂异常防治指南(2016年修订版)[J].中国循环杂志,2016,31(10),54.

[4]杨雪卿.郭维琴治疗脂血症经验[J].山东中医杂志,2014,33(1),54 -55.

[5]郭维琴.郭维琴临证精华[M].北京:人民军医出版社,2006;17-19.

[6]王亚红,秦建国,郭维琴,等.降脂通脉方抗脂血症及动脉粥样硬化的实验研究[J].中华中医药杂志,2006,21(2):98-100.

[7]田郡,邬渊敏,李建荣,等.降脂通脉方对脂血症大鼠血脂及血液流变学的影响[J].中西医结合心脑血管病杂志,2013,11(2):181-182.

（王亚红、毕　然、于赛飞）

第七章

郁 证

一、概述

心理疾病受到越来越多专家学者们的重视，其中焦虑、抑郁等心理问题，在临床上非常常见。同时，焦虑、抑郁等心理问题，也是心血管疾病重要的危险因素。抑郁综合征是抑郁症的核心症状群，主要为情感低落、思维缓慢、语言动作减少和迟缓，也称三低症状。焦虑综合征是焦虑症的主要表现形式，分急性焦虑综合征和慢性焦虑综合征两种。

有研究统计某三甲综合医院心血管内科门诊患者1597例，应用焦虑自评量表（SAS）、抑郁自评量表（SDS）调查患者的焦虑抑郁情况，受检者焦虑抑郁症状发生率为42.5%，其中单纯焦虑症状8.7%，单纯抑郁症状6.5%，焦虑抑郁症状共存者27.3%，心血管疾病患者焦虑抑郁症状发生率为45.7%[1]。另一国内研究上海某综合性医院心内科就诊患者的躯体化症状、焦虑及抑郁状态发生率，采用躯体症状自评量表（SSS－CN）、焦虑自评量表（GAD－7）和抑郁自评量表（PHQ－9）评估躯体化症状、焦虑和抑郁状态，研究共纳入1295例心内科就诊患者，躯体化症状、焦虑和抑郁检出率分别为29.65%、14.36%和22.32%[2]。另有国外相关研究提示，住院冠心病患者焦虑症状发生率为24.4%，而抑郁症状发生率为17.7%[3]。综上可见，焦虑抑郁在心血管疾病患者中非常常见，是心内科医生不能忽视的问题。

中医很早就有"郁证"一说，是由于情志不舒、气机郁滞所导致的一类病证。以心情抑郁、情绪不宁、胁肋胀痛，或易怒欲哭，或咽中如有物阻等为主要症状。与西医学焦虑抑郁等心理疾病、神经衰弱、癔病等有关。另外，也见于更年期综合征等。

二、历史沿革

《黄帝内经》中无郁证病名，但有相关论述。《素问·六元正纪大论》说："郁之甚着，治之奈何？""木郁达之，火郁发之，土郁夺之，金郁泄之，水郁折之。"《素问·举通论》曰："思则心有所存，神有所归，正气留而不行，故气结矣。"《金匮要略·妇人杂病》有脏躁及梅核气两种证候，"妇人脏躁，喜悲伤欲哭，象如神灵所作，数欠伸，甘麦大枣汤主之""妇人咽中如有炙脔，半夏厚朴汤主之"，其所提出的治疗方药沿用至今。元代王安道《医经溯洄集·五郁论》曰："凡病之起也，多由乎郁，郁者，滞而不通之义。"《丹溪心法·六郁》中提出"气血冲和，万病不生，一有怫郁，诸病生焉，故人身诸病，多生于郁"，并提出六郁之说，分别为气郁、血郁、痰郁、火郁、湿郁、食郁，创立六郁汤、越鞠丸等相应治疗方剂。明代《医学正传》首先采用郁证这一名称，徐春甫的《古今医统大全·郁证门》曰："郁为七情不舒，遂成郁结，既郁之久，变病多端。"张景岳的《景岳全书·郁证》言"凡五气之郁则诸病皆有，此因病而郁也。若情志之郁，则总由乎心，此因病而病也"，将情志之郁称为因郁而病，着重论述了怒郁、思郁、忧郁三种郁证的证治。清代叶天士《临证指南医案·郁证》指出"郁则气滞，气滞久则必化热，热郁则津液耗而不流，升降之机失度，初伤气分，久延血分，延及郁劳沉疴。故先生用药大旨，每以苦辛凉润宣通，不投燥热敛涩呆补，此其治疗之大法"，"郁症全在病者能移情易性"，书中所载的病例，均属情志之郁，治则涉及疏肝理气、苦辛通降、平肝息风、清心泻火、健脾和胃、活血通络、化痰涤饮、益气养阴等法，用药清新灵活，颇多启发，并且充分注意到精神治疗对郁病具有重要的意义。

郭维琴教授认为精神心理障碍成为影响疾病预后的重要因素，因此心内科医师应该掌握一些精神心理疾病的知识，在临床诊疗工作中注意对患者精神心理疾病的鉴别，注意区分焦虑抑郁的躯体化症状与心脏疾患导致的症状，而中医药在躯体化症状的改善中有明显的优势。

三、病因病机及发病机制

（一）中医学对郁证病因病机的认识

1. 郁怒不畅

厌恶憎恨、愤懑恼怒等精神因素，均可使肝失条达、肝气郁结，这是郁证主要的病机。若气郁日久化火，则形成火郁。因气为血之帅，气行则血行，气滞则血液运行受阻，血液运行不畅而形成血郁。

2. 思虑劳倦

思虑劳累，均可导致脾失健运，脾的运化功能失常，使脾的消磨水谷及运化水湿的功能受到影响。若脾不能消磨水谷，以致食积不消，则形成食郁。若不能运化水湿，水湿内停，则形成湿郁。水湿内聚，凝为痰浊，则形成痰郁。

3. 情志不遂

情志不遂，精神紧张，工作、家庭关系紧张等，遭遇不幸，忧愁悲哀等因素，导致肝气郁滞，损伤心脾。若损伤心气营血，以致心神失养，心神不安；脾气受损，则气血生化不足，阴虚火旺。

总之，郁证的发生因郁怒、思虑、悲哀、忧愁等七情所伤，导致肝失疏泄，脾失健运，心神失养，脏腑阴阳气血失调而成。郁病的病因是情志内伤，但与机体本身的状况有极为密切的关系。正如《杂病源流犀烛·诸郁源流》说："诸郁，脏气病也，其原本于思虑过深，更兼脏气弱，故六郁之病生焉。"说明机体的"脏气弱"是郁病发病的内在因素。初病因气滞而挟痰、食积、热郁者，多属实证；病久则易由实转虚，而形成心、脾、肝、肾亏虚的不同病变，如久郁伤神，心脾两虚，阴虚火旺等虚证（图7-1）。

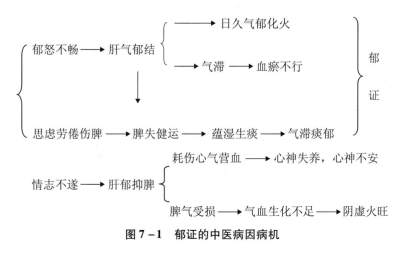

图7-1 郁证的中医病因病机

（二）西医学对郁证发病机制的认识

焦虑、抑郁可导致各种症状的发生，其中包括：胃肠道反应，如腹痛、恶心、腹胀、呕吐、反胃等；呼吸、循环系统症状，如胸闷、胸痛、气短、心悸等；泌尿生殖系统症状，如尿频、生殖器或其周围不适等；皮肤症状或疼痛症状，如瘢痕，肢体疼痛、麻木，头痛等。本章主要就心内科常见的症状发生的机制进行论述。

1. 氧化应激

氧是生命的必需，活性氧在人体内变成氧自由基，人体清除氧自由基的主要成分为超氧化物歧化酶。超氧化物歧化酶的作用是随着年龄的增长而减退，而吸烟、饮酒以及心理行为包括过分紧张、焦虑、抑郁等引起细胞的氧化应激反应，导致未被清除的氧自由基过于活跃，人体的器官和细胞就会受到氧自由基的侵蚀，导致症状的发生。对于心脏疾患而言，氧化应激可导致冠状动脉和肢体动脉内皮细胞发生氧化应激反应，启动动脉粥样硬化和小动脉硬化的过程，发生冠心病、高血压和血脂异常等一系列心血管疾病。

2. 神经内分泌机制

心理活动与大脑皮质为中心的中枢神经系统有关。心理应激一般是指能引起抑郁、焦虑等负性情绪的一些生活事件。心理与社会因素，作为信息刺激因素传入大脑皮质，被觉察并认知，从而产生一定情绪，而情绪又对机体的生理功能产生影响。如果心理应激强烈而持久，情绪的直接中枢在边缘系统，而边缘系统与下丘脑有广泛的神经联系。不良情绪可以激活下丘脑－垂体－肾上腺素系统，从而产生大量的儿茶酚胺。高浓度的儿茶酚胺可以通过钙离子内流增加后除极，可诱发躯体症状的发生，如心率增快、血压增高等，就心血管疾病而言甚至可能出现冠状动脉痉挛、斑块破裂，促进或加重心肌缺血、心律不齐、心功能不全等。

3. 免疫炎症机制

炎性介质可以导致下丘脑－垂体－肾上腺轴激活，从而影响边缘系统大脑皮质，产生情绪反应，而情绪反应又可以通过此轴影响免疫炎性反应，因此情绪反应与炎症机制有关。炎症机制对于心血管医生来讲并不陌生，心血管疾病包括冠心病、高血压等本身就是一种炎性疾病，因此炎性介质在焦虑、抑郁与心血管疾病之间存在信使作用。

四、西医诊断

1. 抑郁发作

根据 CCMD－3 中国精神病障碍分类及诊断标准。

（1）症状标准　以心境低落为主，并至少有下列 4 项：①兴趣丧失、无愉快感；②精力减退或疲乏感；③精神运动性迟滞或激越；④自我评价过低、自责，或有内疚感；⑤联想困难或自觉思考能力下降；⑥反复出现想死的念头或有自杀、自伤行为；⑦睡眠障碍，如失眠、早醒，或睡眠过多；⑧食欲减退或体重明显减轻；⑨性欲减退。

（2）严重标准　社会功能受损，给本人造成痛苦或不良后果。

（3）病程标准　①符合症状标准和严重标准至少持续 2 周；②可存在某些分裂性症状，但不符合分裂症的诊断。

（4）排除标准　排除器质性精神障碍、精神活性物质和非成瘾物质所致抑郁。

2. 广泛性焦虑

根据 CCMD - 3 中国精神病障碍分类及诊断标准。

（1）症状标准　①符合神经症的诊断标准；②以持续的原发性焦虑症状为主，符合下列 2 项：经常或持续的无明确对象和固定内容的恐惧或提心吊胆；伴自主神经症状或运动性不安。

（2）严重标准　社会功能受损，患者难以忍受又无法解脱而感到痛苦。

（3）病程标准　符合症状标准至少 6 个月。

（4）排除标准　①排除甲状腺功能亢进、高血压、冠心病等疾病的继发性焦虑；②排除兴奋性药物过量，排除催眠镇静药物或抗焦虑药的戒断反应，排除强迫症、恐惧症、疑病症、神经衰弱、躁狂症、抑郁症，或精神分裂症等伴发的焦虑。

五、中医治疗

（一）辨证分型

1. 肝气郁结

【主症】精神抑郁，情绪不宁，善太息，胸胁胀痛，痛无定处。

【兼症】脘闷嗳气，腹胀纳呆，或呕吐，大便失常，女子月事不行。

【舌脉】苔薄腻，脉弦。

【治法】疏肝理气解郁。

【方药】柴胡疏肝散加减。

【方药解析】本方由四逆散加川芎、香附、陈皮而成。方中柴胡、香附、枳壳、陈皮疏肝解郁，理气畅中；川芎、芍药、甘草活血定痛，柔肝缓急。

【方药加减】方中加当归，重用白芍以养肝血，使肝恢复其疏泄条达作用；胁肋胀痛甚者，加郁金、青皮、片姜黄疏肝理气；肝气犯胃，胃失和降而见嗳气频作，胸脘不舒者，加旋覆花、代赭石、苏梗、法半夏和胃降逆；食滞腹胀者，加神曲、麦芽、山楂、鸡内金消食导滞；肝气乘脾而见腹胀、腹痛、腹泻者，加苍术、茯苓、白术、莱菔子健脾除湿；兼见血瘀而见胸胁刺痛，舌质有瘀点、瘀斑，加薄荷、青蒿、丝瓜络、当归、丹参、红花疏肝活血止痛。

2. 气郁化火

【主症】性情急躁易怒，胸闷胁胀。

【兼症】嘈杂吞酸，口干而苦，大便秘结，或头痛、目赤、耳鸣。

【舌脉】舌质红、苔黄，脉弦数。

【治法】清肝泻火，解郁和胃。

【方药】丹栀逍遥散加减。

【方药解析】该方以逍遥散疏肝调脾，加丹皮、栀子清肝泻火。

【方药加减】头痛、目赤者，加菊花、钩藤、夏枯草清热平肝；口苦、便秘者，加龙胆草、大黄泻热通腑；热盛伤阴，见舌红少苔，脉细数者，去当归、白术、生姜，加生地黄、麦冬、山药滋阴健脾；热郁于胃，脘中嘈杂，泛酸者，合左金丸加海螵蛸、半夏曲以清胃祛酸。

3. 气滞痰郁

【主症】咽中不适，如有物梗阻，咳之不出，咽之不下。

【兼症】胸中窒闷或兼胁痛。

【舌脉】苔白腻，脉弦滑。

【治法】化痰理气解郁。

【方药】半夏厚朴汤。

【方药解析】本方用厚朴、紫苏理气宽胸，开郁畅中；半夏、茯苓、生姜化痰散结，和胃降逆，合用有辛香散结、行气开郁、降逆化痰的作用。

【方药加减】胸脘痞满、嗳气、苔腻者，加香附、川楝子、苍术理气除湿；痰郁阻于膻中者，加竹茹、瓜蒌、黄芩、贝母、黄连清化痰热；病久入络见胸胁刺痛，舌暗或有瘀点、瘀斑脉涩者，加郁金、丹参、姜黄、红花、桃仁化瘀通络。

4. 忧郁伤神

【主症】精神恍惚，心神不宁，悲忧善哭，时时欠伸。

【兼症】心中烦乱，睡眠不安，甚至言行失常，呵欠频作。

【舌脉】舌质淡、苔薄白，脉细微数。

【治法】养心安神解郁。

【方药】甘麦大枣汤加减。

【方药解析】方中甘草甘润缓急；小麦味甘微寒，补益心气；大枣益脾养血。

【方药加减】方中加柴胡、川楝子、赤白芍以加强养血舒肝之功能；血虚生风而见手足蠕动或抽搐者，加当归、生地黄、珍珠母、钩藤养血息风；燥扰失眠者，加炒酸枣仁、合欢皮、珍珠粉、首乌藤养心安神；喘促气逆者，合五磨饮子开郁散结，理气降逆。

5. 肝郁血虚脾弱

【主症】多思善虑，心悸胆怯，少寐健忘，头晕神疲。

【兼症】面色不华，食欲不振，两胁作痛，头痛目眩，口燥咽干。

【舌脉】舌质淡，脉细弱。

【治法】舒肝养血，健脾安神。

【方药】逍遥散加减。

【方药解析】方中柴胡疏肝解郁；当归、白芍养血柔肝；白术、茯苓健脾祛湿；炙甘草益气补中，缓肝之急；生姜，温胃和中；薄荷少许，助柴胡疏肝郁。

【方药加减】若心悸不寐者，加合欢皮、首乌藤、炒酸枣仁、珍珠粉以养心安神；食欲不佳、面色苍白，加半夏曲、砂仁、黄芪、何首乌以益气和胃以助生血之源。

6. 阴虚火旺

【主症】眩晕，心悸，少寐，心烦易怒。

【兼症】遗精腰酸，妇女月经不调。

【舌脉】舌质红，脉弦细而弱。

【治法】滋阴清热，镇心安神。

【方药】滋水清肝饮加减。

【方药解析】本方由六味地黄丸合丹栀逍遥散加减而成，以六味地黄丸补益肝肾之阴，而以丹栀逍遥散疏肝解郁，清热泻火。

【方药加减】眩晕重者加钩藤、菊花、潼白蒺藜以平肝明目；遗精重者加盐知母、黄柏、金樱子、杜仲、桑寄生以补肾壮腰，清相火，敛精液；月经不调者，与四物汤合方以养血调经。

7. 瘀血阻络

【主症】情绪不宁，面唇紫暗，心悸，失眠，胸痛拒按，日轻夜重。

【兼症】呃逆日久不止，干呕，急躁易怒，内热瞀闷，入暮潮热。

【舌脉】舌质紫暗，有瘀斑，脉涩。

【治法】活血化瘀，宁心安神。

【方药】血府逐瘀汤加减。

【方药解析】本方由四逆散合桃红四物汤加味而成。四逆散疏肝解郁，桃红四物汤活血化瘀而兼有养血作用，配伍桔梗、牛膝理气活血，调和升降。

【方药加减】气滞重者加佛手、香橼以行气解郁；胸胁胀痛者加柴胡、黄芩。

（二）验案举例

1. 案例一

孙某，男，46 岁。患者 2 年前因胸痛行 PCI 术，于前降支置入支架 1 枚。自手术后，时常觉得胸部有一异物，不敢运动，怕支架移位，睡觉时不敢压迫左胸，担心支架堵塞。因此长期睡眠质量不佳，经常早醒。近半年，时有胸痛不适，再次行冠状动脉造影检查未见明显狭窄。自诉胸部刺痛，伴心悸，善太息，两胁胀满，容易烦躁，眠差，不易入睡，纳呆，二便可，舌淡暗、苔白，脉弦细。

辨证：肝气郁结。

治法：理气活血，解郁安神。

方药：柴胡疏肝散加减。

处方：柴胡 10g，当归 12g，赤芍 15g，郁金 12g，枳壳 12g，茯苓 15g，佛手 10g，香橼皮 10g，丹参 20g，水蛭 6g，远志 6g，合欢皮 20g，炒酸枣仁 10g，香附 10g。

以上药物共 7 剂。治疗期间注重与患者交流，对患者的疑问进行详细解答，消除患者顾虑。

二诊：患者服药后，胸部刺痛明显减轻，太息、睡眠改善，仍有两胁胀满，食欲欠佳，舌淡暗、苔白，脉细略有弦象。上方去水蛭，加鸡内金 10g，焦三仙各 10g 理气开胃，7 剂。

按语：患者因对手术以及西医学的不理解，导致情志不调，而致肝气郁结，胸部气机不畅，故见胸部胀痛、太息，肝气乘脾，则纳差，气病及血，血行郁滞，心脉失养，则心悸，脉弦细也是肝气郁结之象，舌淡暗为瘀血之象。处方以柴胡疏肝散为主，疏肝理气。郁金、佛手、香橼皮理气开郁，丹参一则活血祛瘀，一则养血安神，远志、合欢皮、炒酸枣仁解郁安神，水蛭活血化瘀止痛，茯苓健脾。告之支架的安全性，加强适量运动，心病医心，方证合拍，综合治疗，取效明显。

2. 案例二

谭某，女，52岁，患者心悸，活动后加重，无胸背痛，伴见梦多，恶心，未呕吐，容易受惊，惊则心悸汗出明显，小便正常，大便不成形、每日1~2次。动态心电图：窦性心动过速，平均心率105次/分，最高162次/分，最低80次/分，未见期前收缩等。心脏彩超：（-）。甲状腺彩超：右甲状腺结节。甲状腺功能：（-）。冠脉CT：右优势型，右冠状动脉远端50%狭窄。求治于某医院，目前服用抗血小板药、降脂药以及倍他乐克25mg bid，静息心率控制在80~100次/分，平素血压85~90/60mmHg，时有眩晕、视物模糊。患者要求停用西药，故求治于郭维琴教授。追问病史，患者体弱，且长期工作劳累，容易倦怠，性格内向，且家属脾气暴躁，患者长期郁郁寡欢，忧愁不能排解。舌胖、苔根薄黄腻，脉沉滑无力。

辨证：心胆气虚。

治法：化痰定悸，除虚烦。

方药：黄连温胆汤加减。

处方：黄连6g，半夏9g，炙甘草15g，桂枝12g，枳壳12g，茯苓20g，竹茹10g，陈皮10g，生姜10g，生龙骨15g，生牡蛎15g。

以上药物共7剂。同时，倍他乐克减量至12.5mg bid。

二诊：患者服药后，心悸好转，仍梦多。静息心率85~90次/分，舌淡胖，苔白，脉沉无力。患者热清，调整上方，去黄连，加用党参15g，合欢皮20g，首乌藤30g，7剂。停用倍他乐克。

按语：患者体虚，禀赋不足，素体虚弱，心阳不足，且劳欲过度，劳倦伤脾，滋生痰浊，痰火扰心且心胆气虚引起心神失养所致，而发为心悸。治当化痰降火，补益心脾，益气镇惊。患者长期郁郁寡欢，忧愁不能排解，肝胆气郁，失于决断，神魂无主，故而善惊，木郁土壅，脾胃运化失调，故泛恶欲吐。患者心率快，心悸不适，服用倍他乐克控制心率，但同时该药具有降压作用，患者血压偏低不能耐受，故求治于中医。处方以温胆汤为主，方中半夏辛温，燥湿化痰，和胃止呕；黄连清热，且具有减慢心率作用；炙甘草益气通阳复脉；桂枝温心阳扶助正气；竹茹清热化痰，除烦止呕，与半夏相伍，化痰和胃，止呕除烦；陈皮理气行滞，燥湿化痰；枳实降气消痰除痞；茯苓健脾渗湿，以杜生痰之源；煎加生姜调和脾胃且兼制半夏毒性。患者以虚为主，兼夹痰热，故清补并用，治疗效果较好。

3. 案例三

张某，女，45岁。喉中如有物阻半年。患者半年前，因父亲去世，悲伤过度，渐感喉中有物梗阻，咳之不出，咽之不下，于某院除外占位性病变，诊断为慢性咽炎。曾口含各种润喉片，服用消炎药，效果不明显，遂慕名来诊，现患者喉中如有物阻，胸闷，精神抑郁，善太息，纳呆，眠差，入睡困难，且易早醒，月经量少色暗，二便可，舌苔白略腻、质暗，脉弦滑，寸口盛。中医诊断为梅核气。

辨证：气滞痰郁。

治法：疏肝理气，化痰开郁。

方药：半夏厚朴汤加减。

处方：半夏10g，厚朴10g，苏叶10g，郁金10g，枳壳10g，姜黄10g，香橼皮10g，桔梗10g，玄参15g，远志6g，合欢皮20g，炒酸枣仁10g，丹参20g，赤芍15g。

以上药物共5剂。

二诊：患者服药后，咽中物阻感、胸闷、太息、眠差明显减轻，精神也较以前好转，舌苔薄白、质暗，脉滑略有弦象。上方继进10剂。

按语：患者因悲伤过度，肝气不舒，肝郁乘脾，脾运不健，酿生湿痰，痰气郁结咽喉胸膈，故自觉咽中如有物阻，咳之不出，咽之不下，胸闷，太息；运化失司，故纳呆；忧郁伤神，故入睡困难，且易早醒；气病及血，月经量少色暗，苔白腻舌质暗，脉弦滑寸口盛，均是肝郁气滞夹痰之象。处方以半夏、厚朴、苏叶降逆化痰；郁金、枳壳、姜黄、香橼皮理气开胸，疏调气机；玄参、桔梗化痰散结利咽；赤芍、丹参活血化瘀；远志、合欢皮、炒酸枣仁解郁安神，诸药共奏疏肝理气、化痰开郁之功，疗效满意。

4. 案例四

赵某，女，38岁。患者8个月前因工作压力大，渐感心慌，失眠，清晨4点清醒，醒后不易复眠，平时心烦，遇小事爱发脾气，乏力，腰酸腿软，易疲劳，食欲不佳，二便正常，月经尚调，舌暗红、苔薄白，脉弦细数。

辨证：气阴两虚火旺。

治法：益气养阴，解郁安神。

处方：党参10g，黄芪15g，麦冬10g，五味子6g，当归12g，赤芍15g，柴胡10g，郁金10g，枳壳10g，牡丹皮10g，远志6g，炒栀子10g，菟丝子10g，补骨脂10g，炒酸枣仁10g，首乌藤20g。

以上药物共7剂。并嘱患者调畅情志，消除工作压力。

二诊：患者服药后，精神明显好转，心慌、失眠改善，周身感觉有力，舌暗，苔弦细。原方去炒栀子、赤芍、当归、牡丹皮，加丹参20g，姜黄10g。继进7剂。

按语：患者辨证为气阴两虚火旺，处方以党参、黄芪、麦冬、五味子益气养阴，柴胡、郁金、枳壳、当归、赤芍理气解郁，炒栀子、牡丹皮清泻肝火，菟丝子、补骨脂补肾强腰膝，远志、炒酸枣仁、首乌藤宁心安神，诸药共奏益气养阴，解郁安神之效。二诊患者已无心烦、脉数等热象，减清热药，酌加理气、活血养血之品。患者在用药同时，嘱其注意减轻工作压力，调畅情志，也是取效的关键所在。

5. 案例五

贾某，女，52岁。患者两年来因家庭琐事与家人争吵生气，开始胸闷太息，两肋胀痛，周身走窜疼痛，一直服用疏肝解郁之品，疗效不佳。现患者面色忧郁，时时太息，腰痛明显，昼轻夜重，两肋胀满，睡眠不佳，纳差，二便尚调，舌暗可见瘀斑、苔白，脉细涩。

辨证：肝气郁结，瘀血阻络。

治法：活血化瘀，理气通络。

方药：血府逐瘀汤加减。

处方：当归10g，生地黄10g，桃仁10g，红花10g，牛膝10g，川芎10g，柴胡10g，赤芍10g，桔梗10g，香附10g，山药20g，炙甘草6g，佛手12g，地龙15g，酸枣仁20g，首乌藤20g。

以上药物共7剂。同时与患者沟通思想，调节情绪。

二诊：患者服药后，腰痛若失，精神转佳，舌暗改善，仍可见瘀斑，脉细涩。

上方进退月余病患痊愈。

按语：患者辨证为肝气郁结，久而化瘀阻络，前医虽然疏肝解郁，但忽视了患者久病化瘀入络，病重药轻。方以血府逐瘀汤活血化瘀，酌加地龙走窜通络，佛手、香附理气疏肝解郁，枣仁、首乌藤安神，山药调养肺脾肾，防止久病伤气，一则多汁多液，顾护胃气，活血而不伤正。诸药合用共奏活血化瘀，理气通络之效。

6. 案例六

张某，男，89 岁。主诉躁动不安，不眠 1 周。现在因调整工资，对个人待遇问题想不通，2 周前开始唠叨，整天眉头紧皱，念叨不停，甚至有时自言自语，近 1 周来，每天收拾书柜、桌子、床铺，收拾不停，不吃也不睡，数日无大便，苔黄厚腻，脉弦滑。

治法：清热豁痰，安神定志。

方药：疏肝涤痰汤送服安宫牛黄丸。

处方：川楝子 10g，当归 15g，赤白芍^各15g，菖蒲 10g，胆南星 10g，郁金 10g，茯苓 15g，半夏 10g，鸡内金 10g，合欢皮 20g，远志 6g，莲子心 6g，枳实 10g，大黄 6g。

以上药物共 3 剂。

二诊：3 天后复诊，家属诉已能安静下来，能少有休息，但仍入睡困难，在家人劝说下能进食少许，大便一次，量多恶臭，苔黄厚腻，脉弦。上方去安宫牛黄丸，加青礞石^(先煎)15g，天竺黄 10g，首乌藤 30g，炒枣仁 15g，炒山栀 10g，3 剂。

三诊：又服用 3 剂，患者已能自己叙述病情，对此前自己行为无所知，只感到烦恼，且感到委屈，乏力，睡不实，食欲欠佳，大便每日一行，不干燥，苔薄腻微黄。

处方：川楝子 10g，当归 15g，赤白芍^各15g，薄荷^(后下)3g，党参 15g，白术 10g，茯苓 15g，郁金 10g，菖蒲 10g，胆南星 10g，半夏 10g，陈皮 6g，首乌藤 30g，合欢皮 20g，远志 6g，炒枣仁 15g，珍珠粉^(分冲)0.6g，焦三仙^各10g。

以上药物共 7 剂。

四诊：服药 1 周后，自己要求来复诊，自己叙述病情，睡眠、食欲有好转，自己能以书信与领导交流（由女儿转交），女儿将父亲情况对领导做了介绍，等待领导意见，能控制自己的情绪。苔薄腻，脉弦。上方继服 7 剂。

7. 案例七

姚某，女，43 岁。主诉喧闹演讲 2 天。患者为生意人，生意做得较成功，近来经常独自一人沉思，家人认为她以前也有过此种情况，不允许别人打扰，也未在意。突然喧闹，对家人不满大声吼叫，继之到住房前的前廊演讲，内容家人完全听不懂，语无伦次。已经讲了一天一夜，不吃不喝至现在。刻下症见，头发蓬乱，手舞足蹈，声嘶力竭地演讲，两口角起泡沫，两眼呆滞，面红目赤，欲摸脉看舌不肯，自诉"工作很忙，没时间接待"。此人面红目赤，不避亲疏，躁狂不停属中医癫狂之狂证，证为痰火扰心。

治法：清肝泻火，豁痰开窍。

方药：首先将牛黄清心丸强迫服下，再与生铁落饮与当归芦荟丸加减。

处方：生铁落（先煎）30g，青礞石（先煎）15g，龙胆草10g，炒山栀10g，黄连10g，郁金10g，菖蒲10g，胆南星10g，浙贝母10g，大黄10g，芦荟10g，当归15g，玄参10g，天麦冬各10g

以上药物共3剂。

二诊：服药1天，家属代诉昨晚演讲终于结束了，回房间看到她很疲惫的样子，但仍喃喃自语，命令旁人不能干扰，不能影响她的工作，服药没那么困难了，第二天先以汤药送服一丸安宫牛黄丸，安静下来了，且解了大便，大便干结如羊粪。苔黄厚腻少津，脉弦滑。

处方：生铁落（先煎）30g，龙胆草10g，炒山栀10g，黄连10g，黄芩12g，郁金10g，天竺黄10g，菖蒲10g，胆南星10g，浙贝母10g，大黄10g，芦荟10g，玄参10g，当归15g，天麦冬各10g，枳实10g。

以上药物共3剂。

三诊：药后患者神志清楚，自诉生意遇到了问题，突来的刺激使她难以承受。苔薄腻微黄，脉弦滑。按前法，上方加减处方。予以川楝子10g，当归15g，赤白芍各10g，郁金10g，菖蒲10g，天竺黄10g，胆南星10g，龙胆草10g，藿佩各10g，炒山栀10g，玄参10g，莲子心6g，首乌藤30g，远志6g，炒枣仁15g，焦三仙各10g。以上药物共7剂。

六、西医治疗

（一）药物治疗

1. 选择性5-羟色胺再摄取抑制剂（SSRIs类药物）

目前常用于临床的药物有：氟西汀、帕罗西汀、舍曲林、氟伏沙明和西酞普兰。这类药物选择性抑制突触前膜对5-HT的回收，对NE影响很小，几乎不影响多巴胺（DA）的回收。本类药物镇静作用小，也不损伤精神运动功能，对心血管和自主神经系统功能影响很小。对肝脏细胞色素P450同工酶的抑制作用不明显，不增加心血管事件的危险性，心血管疾病患者可安全使用。并且其对焦虑、抑郁均有治疗作用，包括重型患者。对肝肾功能影响小，不成瘾。但其也有缺点，包括起效慢，需要 2 周，部分患者有乏力、恶心、头晕等不适症状。与单胺氧化酶抑制剂（MAOI）联用常会引起 5-HT 综合征，目前已有大量关于 SSRI 和 MAOI 联用引起致死性 5-HT 综合征的报道，常发生于 SSRI 停用，开始服用 MAOI 时。

2. 单胺氧化酶抑制剂（MAOI）

早期问世的抗抑郁药物，推测其中枢兴奋和抗抑郁作用是因为大脑单胺氧化酶受抑制单胺降解减少，使突解间隙单胺含量升高的缘故。目前临床少用，但对于恐怖、焦虑症状较重的患者，MAOI 具有较好疗效。并且 MAOI 还被应用于降压药以及抗帕金森氏综合征治疗。

3. 三环类

继单胺氧化酶抑制剂之后的另一类抗抑郁药，常用药物包括阿米替林、多虑平、氯丙咪嗪、马普替林，该药能改善抑郁心境。三环类抗抑郁药临床应用时间最长，长达 30 多年之久，药理作用研究充分。可阻滞单胺递质（主要为肾上腺素和 5-HT）再摄取，使突触间隙单受含量升高而产生抗抑郁作用。其对抗抑郁和焦虑均有效，不影响认知和记忆功能。耐受性好，不成瘾。但其抑制 P450 同工酶，能够阻断多种递质受体，阻滞肾上腺素 a_1 受体，阻滞组胺 H_1 受体，阻滞多巴胺 D_2 受体。因此对服用某些心血管药物的患者会加重药物不良反应，心血管疾病患者慎用。

4. 5-羟色胺和去甲肾上腺素再摄取抑制剂（SNRIs）

常用药物包括文法拉新。对焦虑和抑郁均有治疗作用，优点是起效快，对躯体症状改善效果较好，能有效预防抑郁的复发。但其去甲肾上腺素再摄取的抑制作用会出现心动过速、高血压、心悸、耗氧量增加等不利于心血管患者康复的不良反应，因此心脏病患者慎用。

5. 苯二氮卓类（benzodiazepines）

临床常用的药物，包括地西泮（安定）、舒乐安定、氟西泮（氟安定）、氯羟安定、佳静安定等。虽然它们结构相似，但不同衍生物之间，抗焦虑、镇静催眠、抗惊厥、肌肉松弛和安定作用则各有侧重。其具有迅速缓解躯体焦虑作用以及肌肉松弛作用。缺点是无抗抑郁作用，并且容易出现戒断症状，有成瘾性，对认知功能有损害。

（二）西医非药物治疗

1. 运动疗法

适量运动，包括耐力运动训练和有氧运动训练，都具有治疗作用。比如，快走、跑步、骑自行车、游泳、滑雪等。

2. 生物反馈疗法

通过一些生理信号，用电子仪器描记并转化为声、光、图像等作为反馈信号，通过操作性条件反射和放松训练，学习调节自己的生理功能。这是一种将无意识的生理活动，放于意识控制之下，通过训练，实现有意识的控制神经肌肉活动、内脏活动、腺体分泌等，从而消除病理过程，达到治疗的目的。

3. 松弛疗法

全身放松，深慢呼吸，排除杂念。通过长期的反复训练，掌握全身主动放松时的个体体验，从而达到降低外周交感神经活动张力的目的。

4. 环境治疗

人与环境相统一，环境可以导致应激。良好的生活与工作环境，对矫正疾病的行为，以及健康至关重要。消除不良的环境因素，可以改善患者的应激状态，从而有利于治疗，比如改善患者的家庭关系，以及对职业的处理能力，增强患者对社会环境以及家庭的适应能力，学会自我调节，从而改善症状。

5. 行为疗法

目前，很多专家都认为，行为治疗是改善躯体化症状最有效的治疗方法。不合理行为和正常行为一样，都是后天获得的，这意味着不合理行为是可以纠正的。纠正不合理的行为，能够产生积极的治疗作用。常见的行为疗法，包括系统脱敏疗法、暴露或冲击疗法、厌恶疗法、标记奖励法、示范疗法、理性情绪疗法、行为认知疗法等。

6. 认知行为治疗

人的情绪来自于对所遭遇事情的信念。正确的认知、信念、评价和解释有助于缓解情绪问题。认知行为治疗是焦虑抑郁患者首选的心理治疗方法。

7. 气功疗法

气功疗法要求心静，体态松弛，神气和谐，动静结合，辨证施功，循序渐进。

（三）调护

1. 正确对待各种事物

避免忧思郁虑，防止情志内伤，使患者能正确认识和对待疾病，增强治愈疾病的信心，并解除情志致病的原因，对本病的预后有重要的作用。

2. 保持环境安静

"惊则心无所依，神无所归"，病室及环境保持安静，走路、说话、关开门、取放物品声音均要轻，尤其要避免噪音刺激、突然的高喊尖叫或突然的撞击声。

3. 适当活动

如散步、做操、打太极拳、瑜伽、八段锦等。

4. 注意不要引起精神刺激

患者在受到刺激后，病情常有反复或波动，易使病程延长。

5. 调摄情志

凡事不能用心，一思更甚，宜平淡静志，避免七情过极和外界不良刺激，不宜观看紧张刺激性的电视、电视、小说，避免情绪波动。做好解释劝导工作，解除思想顾虑，使患者心情舒畅地配合治疗、护理。

6. 态度诚恳

医务人员应深入了解病史，详细进行检查，用诚恳、关怀、同情、耐心的态度对待患者，取得患者的充分信任，在郁病的治疗及护理中具有重要作用。

7. 饮食护理

饮食应定时定量，防过饱过饥，夜餐尤应忌过饱，俗话说："胃不和则寐不安。"平素饮食宜清淡易消化食物，注意调补气血，加强营养。

七、总结

郁证是临床常见病、多发病。现代生活节奏快、工作压力大、竞争激烈、家庭因素等导致本病的发病率大幅上升，对本病的防治尤为重要。郭维琴教授认为，百病生于气，气机调畅，气血调和，百病不生；情志不调，失其常度，则气机失于调畅，气机郁滞日久，则变证丛生。郁证，总属情志所伤，肝失条达，气机不畅，临床表现多有抑郁不欢、精神不振、胸胁肋痛、善太息、不思饮食，甚则心慌、失眠。在治疗上，郭维琴教授喜用逍遥散、柴胡疏肝散、旋复代赭汤等方加减化裁，若病程较久，出现虚证，可根据虚证的不同选用生脉散、归脾丸、六味地黄丸加减化裁。疏肝理气喜用柴胡、郁金、枳壳、厚朴、姜黄、香橼皮、佛手、香附；清热喜用炒栀子、牡丹皮、夏枯草、龙胆草、淡豆豉；化痰喜用半夏、陈皮、厚朴、贝母、海藻、瓜蒌；祛瘀喜用丹参、红花、赤芍、牡丹皮、桃仁、红花、鬼箭羽，重则用三棱、莪术；安神喜用远志、合欢皮、炒酸枣仁、首乌藤、生龙牡、珍珠粉；开胃用砂仁、半夏曲、焦三仙等。

　　郭维琴教授临诊之时，特别注重对患者的精神治疗，认为心病医心，要通过问诊，找到患者的根源所在，给予思想上的开导，让患者充分认识病情，给患者以信心，调动患者的积极心理因素，配合治疗，或者转移患者注意力，往往能一取得事半功倍的效果。

八、参考文献

　　[1]赵曼,余国龙,杨天伦.某三甲综合医院心内科门诊患者焦虑抑郁症状及相关因素[J].中国临床心理学杂志,2012,20(2):188-189.

　　[2]胡佳宇,陈柄旭,毛家亮,等.心内科就诊患者躯体化症状、焦虑及抑郁调查[J].预防医学,2019,31(12):1241-1244.

　　[3]ROTHENBACHER D,HAHMANN H,WUSTEN B,et al. Symptoms of anxiety and depression in patients with stablecoronary heart disease: prognostic value and consideration ofpathogenetic links[J]. Eur J Cardiovasc Prev Rehabil,2007,14:547-554.

（张　莹）

第八章

失 眠

一、概述

失眠是指尽管有合适的睡眠机会和睡眠环境，依然对睡眠时间和（或）质量感到不满足，并且影响日间社会功能的一种主观体验。主要症状表现为入睡困难（入睡潜伏期超过 30 分钟）、睡眠维持障碍（整夜觉醒次数≥2次）、早醒、睡眠质量下降和总睡眠时间减少（通常少于 6.5 小时），同时伴有日间功能障碍。失眠引起的日间功能障碍主要包括疲劳、情绪低落或激惹、躯体不适、认知障碍等，可参考《中国成人失眠诊断与治疗指南（2017 版）》[1]。在古代文献中，失眠亦称不寐或"不得眠""不得卧""目不瞑"。不寐一症，既可单独出现，也可与头痛、眩晕、心悸、健忘等症同时出现。

失眠根据病程可分为，短期失眠（病程＜3 个月）和慢性失眠（病程≥3 个月）。有些患者失眠症状反复出现，应按照每次出现失眠持续的时间来判定是否属于慢性失眠[2,3]。

失眠是一种主观体验，不应单纯依靠睡眠时间来判断是否存在失眠。部分人群虽然睡眠时间较短（如短睡眠者），但没有主观睡眠质量下降，也不存在日间功能损害，因此不能视为失眠[4]。

据数据统计，世界成人失眠率 29%，中国成人失眠率 38.2%[5,6]。失眠是世界性难题，哈佛公共卫生学院一项研究发现，只要高血压患者比平时能早睡 1 小时，第二天血压就会下降 10mmHg[7]。最新流行病学研究显示，中国有 45.4% 的被调查者在过去 1 个月中曾经历过不同程度的失眠[8,9]。长期失眠影响个体的正常生活和工作，增加罹患各种健康问题的风险。严重的睡眠缺失将降低患者的工作效率和警觉水平，甚至有可能引发恶性意外事故，造成巨大损失[10,11]。

失眠属于中医学不寐范畴，《黄帝内经》中称为"目不瞑""不得眠""不得卧"等，《难经》始称"不寐"、《中藏·经》称"无眠"、《外台秘要》称"不眠"、《圣济总录》称"少睡"、《太平惠民和剂局方》称"少寐"、《杂病广要》称"不睡"，现代通常称为"失眠"。其病位主要在心，与肝、胆、脾、胃、肾密切相关，各种因素都可引起脏腑机能紊乱，使得阳不入阴而致病，如《类证治裁·不寐》曰："阳气自动而之静，则寐；阴气自静而之动，则寤；不寐者，病在阳不交阴也。"

二、历史沿革

古代医家对失眠的认识是一个不断发展的过程。金元以前医家认为失眠仅是一个临床常见症状，多与某些特定的疾病或特定的病理阶段相关；金元以后，失眠作为一个疾病独立于内科诸病之中，称之为"不寐"，是以失眠为主诉的证候群。

导致不寐的原因很多，外邪内侵、内邪滞逆、年老久病体虚、七情过极内伤、饮食不当、他脏传变等病因引起内伤心脾、心肾不交、阴虚火旺、肝阳扰动、心胆气虚以及胃中不和等病理改变，进一步影响心神而导致不寐。

（一）病因病机

《灵枢·邪客》曰："夫邪气之客人也，或令人目不瞑，不卧出者，何气使然？……今厥气客于五脏六腑，则卫气独卫其外，行于阳不得入于阴。行于阳则阳气盛，阳气盛则阳蹻，不得入于阴，阴虚故目不瞑。"表明内脏受邪气干扰，致卫气行于阳而不能入于阴，阳盛而阴虚，而不寐。《素问·病能论》曰："人有卧而有所不安者，何也……脏有所伤及，精有所之寄，则安。故人不能悬其病。"指出五脏损伤，精血亏虚，心神失养而不寐。

《灵枢·营卫生会》曰："老人之不夜瞑者，何气使然？少壮之人不昼瞑者，何气使然？……老者之气血衰，其肌肉枯，气道涩，五脏之气相搏，其营气衰少而卫气内伐，故昼不精，夜不瞑。"对于年老体弱之失眠，老年人气血两衰，肌肉干枯，五脏之气无法相互贯通调和，营卫不能调和，营血衰少心神失养导致不寐。

此外，《素问·逆调论》记载有"胃不和则卧不安"，后世医家延伸为凡脾胃不和，痰湿、食滞内扰，胃失和降以致寐寝不安。《张氏医通·不得卧》又进一步阐明了胃不和则卧不安的原因："脉数滑有力不眠者，中有宿食痰火，此为胃不和则卧不安也。"

明代张景岳在《景岳全书·不寐》中指出，不寐之证"凡如伤寒、伤风、疟疾之不寐者，此皆外邪深入之扰也；如痰如火，如寒气水气，如饮食忿怒之不寐者，此皆内邪滞逆之扰也。舍此之外，凡思虑、劳倦、惊恐、忧疑及别无所累而常多不寐者，总属真阴精血之不足，阴阳不交，而神有不安其室耳。知此二者，则知所以治此矣"。在此基础上，张氏强调治疗应审因论治，提出"无邪而不寐者……皆宜养营养气为主治……有邪而不寐者，去其邪而神自安也"。另外，明代秦景明《症因脉治》据病因不同，将不得卧分为外感不得卧、内伤不得卧两大类，分别论述了表热不得卧、肝火不得卧等数十种证候类型的病机与方药。

思虑劳倦太过，伤及心脾，如《景岳全书·不寐》中指出："劳倦思虑太过者，必致血液耗亡，神魂无主，所以不眠。"《类证治裁·不寐》也说："思虑伤脾，脾血亏损，经年不寐。"说明心脾不足造成的血虚，会导致不寐。惊恐恼怒，心虚胆怯，心神不安亦能导致不寐，如《类证治裁·不寐》所说："惊恐伤神，心虚不安"。《沈氏尊生书·不寐》曰："心胆俱怯，触事易惊，梦多不详，虚烦不眠。"故认为"寐本乎阴，神其主也，神安则寐，神不安则不寐。其所以不安者，一由邪气之扰，一由营气之不足耳"。

（二）古代医家对不寐的治疗

古代医家除根据病因辨治失眠外，体质也是古代医家辨治失眠的关键所在。在古代文献中尚无体质此词，但对其重视却客观地存在。《伤寒论》曰："少阴病，得之一二日以上，心中烦，不得卧，黄连阿胶汤主之。"对此条经文，清代吴谦《医宗金鉴》曰："少阴肾经，水火之脏，邪伤其经，随人虚实，或从水化以为寒，或从火化以为热。"可见，同是外邪侵袭少阴经，因体质的不同，可有寒化与热化之别，若为阴虚体质，则易热化，发为失眠证。清代郑钦安《医法圆通》曰："（不卧）因内伤而致者，由素禀阳衰，有因肾阳衰而不能启真水上升以交于心，心气即不得下降，故不卧；有因心血衰，不能下降君火以下交于肾，肾水即不得上升，亦不得卧。"可见，古代医家将辨体质作为辨治失眠的关键。相关文献资料记载，从有关不寐的古代医论与医案中不难发现，同一病因引发的失眠不同医家的辨证结果不同，如唐代王焘《外台秘要》治"大病瘥后，虚烦不得眠"，治以乌梅豉汤、半夏茯苓汤；唐代孙思邈《千金翼方》提出"大病后虚烦不眠"以温胆汤治之，说明不同患者的身心特点（体质）不同，同一病因作用于不同的个体会出现不同的症状体征，医家的辨证结果不同，这就是体质差异。现代中医体质学认为个体体质的特殊性，往往会导致机体对某种致病因子的易感性和在病理过程中的倾向性，证的形成往往取决于机体的体质特征。

巢元方据病因不同，将失眠分为虚劳不得眠候、大病后不得眠候、伤寒病后不得眠候、霍乱后烦躁卧不安等类型，分别论述其发病机理。《医宗必读·不寐》将失眠原因概括为"一曰气虚，一曰阴虚，一曰痰滞，一曰水停，一曰胃不和"五个方面。张景岳在《景岳全书·不寐》中将失眠分成有邪、无邪两种类型，认为"有邪者多实证，无邪者皆虚证"，无邪是指"思虑劳倦惊恐忧疑，及别无所累而常多不寐者，总属真阴精血之不足，阴阳不交，而神有不安其室耳"。有邪者又分为外邪、内邪，"凡如伤寒、伤风、疟疾之不寐者，此皆外邪深入之扰也，如痰如火，如寒气水气，如饮食忿怒之不寐者，此皆内邪滞逆之扰也"。汉代张仲景在《伤寒论》及《金匮要略》中记载了用黄连阿胶汤及酸枣仁汤治疗失眠，至今仍有应用价值。

三、病因病机

郭士魁先生辨治本病，按病机分为八类，即心肾不交、阴虚火旺、心脾两虚、胆热内扰、心肝火旺、心血不足、心阴不足、肝肾血虚等。并在宁心安神药中，注意琥珀粉的应用，可每次服用1g，朱砂中含汞不宜常用，每日可用珍珠粉0.5g，其他较常用的还有炒酸枣仁粉，每次3~6g。

郭维琴教授认为，不寐一症，有虚实之异，临证首先当别虚实。凡虚证不寐者皆正气不足，不寐多为慢性起病，证有血虚、阴虚、气虚的不同，而以阴血虚者为常见，治疗以扶正为主，兼以安神。凡实证不寐者，多是邪扰心神，不寐多为骤然起病，其表现为不易入睡，卧起不安，证有郁热、心火、痰热等区分，治疗以清热泻火，清热化痰诸法，邪祛则神自安。郭维琴教授指出不寐与心密切相关，从心功能上看，心主神志，心主血脉。心血不足，则心神失养导致不寐。年高体弱者，因高龄之人气血虚衰，气虚运血无力，而致血行瘀阻，瘀血既是病理产物，又是致病因素，血瘀凝滞，气血不荣于脑而见失眠、多梦。脾胃为后天之本，为气血生化之源，肝藏血，血靠气来推动，气行则血行，"气为血之帅，血为气之母"。营血亏虚，则心神失养而致不寐，治宜调和营卫，养心安神。

阴主静，为物质基础；阳主动，为机能活动。阳入于阴则寐，若阴不足，失于滋养，阳不能安定，如思虑劳倦过度、素体虚弱、久病都可导致阴的不足，而成不寐；或阳气过旺，阳气活动不能安定都可致心神不安，如五志过极、肝郁化火、饮食不节，火热上扰，而成不寐。另外，心虚胆怯，不主决断，遇事易惊，心神不安，也成不寐（具体见图 8 - 1）。

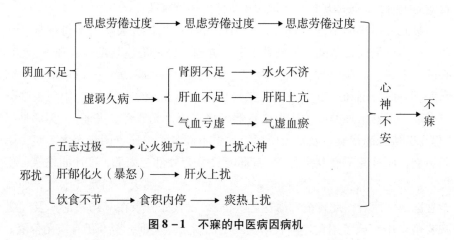

图 8 - 1　不寐的中医病因病机

四、西医诊断

失眠的临床评估包括病史采集、睡眠日记、量表评估和客观评估等手段[12]。对于每一例患者都应仔细进行病史采集，推荐患者或家人记录睡眠日记。鉴别诊断和疗效评估时可以纳入量表和其他客观评估方法。

（一）病史采集

临床医师需要仔细询问病史，包括具体的睡眠情况、用药史、可能存在的物质依赖情况、其他疾病史，以及妊娠、月经、哺乳和围绝经期等状态，并进行体格检查和精神心理状态评估，获取睡眠状况的具体内容，如失眠的表现形式、作息时间、与睡眠相关的症状以及失眠对日间功能的影响等。可以通过自评量表、症状筛查表、精神筛查测试、家庭睡眠记录（如睡眠日记）以及家庭成员陈述等多种手段收集病史资料。

（二）睡眠日记

由患者本人或家人协助完成为期 2 周的睡眠日记，记录每日上床时间，估计睡眠潜伏期，记录夜间醒的次数以及每次觉醒的时间，记录从上床开始到起床之间的总卧床时间，根据早晨觉醒时间估计实际睡眠时间，计算睡眠效率［（实际睡眠时间/卧床时间）×100%］，记录夜间异常症状（异常呼吸、行为和运动等），记录日间精力与社会功能受影响程度的自我体验，记录午休情况、日间用药和饮料品种。

（三）量表测评

辅助失眠诊断与鉴别诊断的自评与他评量表包括以下几种，临床可根据患者具体情况选用[13]。

1. 匹兹堡睡眠质量指数。
2. 失眠严重程度指数。
3. 广泛焦虑量表。
4. 状态特质焦虑问卷。
5. Epworth 思睡量表。
6. 疲劳严重程度量表。
7. 生活质量问卷。
8. 睡眠信念和态度问卷。
9. 清晨型与夜晚型睡眠问卷。

五、中医治疗

（一）郭维琴教授治疗失眠的临床经验

郭维琴教授认为不寐一症，有虚实之异，临证首先当别虚实。凡虚证不寐者皆正气不足，不寐多为渐致，证有血虚、阴虚、气虚的不同，而以阴血虚者为常见，治疗以扶正为主，兼以安神。凡实证不寐者，多是邪扰心神，不寐多为暴起，其表现为不易入睡，卧起不安，证有郁热、心火痰热等区分。治疗以清热泻火，清热化痰诸法，邪祛则神自安。

病久夜寐不安，醒后不易复眠，甚者彻夜不眠，睡梦多，多由阴血不足引起，多属虚症；病史不长，时好时坏，烦躁不安难以入睡，噩梦多，多与肝火、食积、痰浊有关，多属实证。再根据主症特点，分清证型，如肝郁化火、痰热内扰、心肾不交、心脾两虚、心虚胆怯、气虚血瘀等证型。在辨证的基础上灵活使用安神药，是治疗不寐的关键。郭维琴教授将安神药分为养心安神、镇静安神、疏肝安神、清心安神、敛心安神、活血散瘀、定惊安神等辨证应用。

（二）辨证分型

1. 郁证化火

【主症】烦躁不安，难以入眠，多噩梦。

【兼症】面红目赤，口干口苦，不思饮食，小便色黄，大便秘结。

【舌脉】舌红、苔黄，脉弦数。

【治法】疏肝泻热，佐以安神。

【方药】龙胆泻肝汤加减，清胆竹茹汤加龙齿、珍珠母、磁石之属。

【方药解析】方中龙胆草、黄芩、栀子清肝泻火；泽泻、木通、车前子清利肝经湿热；当归、生地黄养血和肝；柴胡疏肝胆之气；甘草和中。

【方药加减】可加朱茯神、生龙骨、生牡蛎、柏子仁镇心安神；加半夏曲、陈皮、焦三仙、远志消导和胃；加川楝子疏肝；胸闷胁胀，善太息者，加郁金、香附之类以疏肝开郁。

2. 痰热内扰

【主症】胸脘满闷，入睡困难。

【兼症】头晕伴头沉重，痰多易以咯出，恶心纳差，心烦口苦。

【舌脉】苔黄腻，脉滑数。

【治法】化痰清热，和中安神。

【方药】黄连温胆汤、导痰汤加味。

【方药解析】肝属刚脏，性喜条达而恶抑郁，胆喜宁静而恶烦扰。《备急千金药方》曰："胆腑者，主肝也。肝合气于胆，胆者中清之腑也。"半夏为君，燥湿化痰，和胃降逆，使气降则痰降。以竹茹、黄连为臣，清心热化痰浊，除烦止呕；与半夏相伍，化痰清热兼顾，使痰热清则无扰心之患。枳实苦辛微寒，降气痰，开结除痞，助竹茹清热化痰；陈皮苦辛微温，理气和胃，燥湿化痰，助半夏化痰理气，使气顺则痰消；"脾为生痰之源"，茯苓健脾利湿，使湿去痰消，兼能宁心安神，共为佐药。生姜、和胃化痰，兼制半夏毒性；甘草益气和中，合茯苓健脾助运以绝生痰之源，兼调和诸药，共为佐使。

【方药加减】加栀子、海螵蛸、浙贝清热抑制胃酸止痛；加炒莱菔子、炒谷稻芽、神曲、鸡内金和胃消食；加远志、代赭石、炒酸枣仁安神。

3. 阴血亏虚

【主症】虚烦不眠，寐而不实。

【兼症】五心烦热，潮热盗汗，心悸健忘。

【舌脉】舌红少苔，脉细数。

【治法】滋心阴降火，宁心安神。

【方药】天王补心丹加减。

【方药解析】《医方集解》云："人之精与志，皆藏于肾，肾精不足则志气衰，不能上通于心，故迷惑善忘也。"阴虚火扰，封蛰不固，加之神摇于上，故遗精于下；阴虚内热，津液受灼，虚火上炎，则大便干结，口舌生疮，舌红少苔。方中重用生地黄，能上养心血，下滋肾水，并可清泄虚火，使心神不为虚火所扰而宁静，使精关不为虚火所动而固秘，为君药。玄参、天冬、麦冬滋阴清热，生津养液，壮水制火，使虚火无以扰神；酸枣仁、柏子仁养心安神，合为臣药。以丹参、当归补血和血，养心除烦；五味子涩精敛汗，宁心安神；远志交通心肾，安魂魄而定志；人参（党参）、茯苓益心气、安心神，使气旺而生阴血，此六味为佐药。桔梗为使，载药上行，朱砂为衣者，取之入心，增强安神。诸药合用，共成滋养心血，益水降火，宁心安神。

【方药加减】加龟甲，滋阴清热；阴虚肝旺所致心悸、头晕，加磁石；加牡蛎，滋阴潜阳镇静安神；加首乌藤，滋补肝肾以安心神；若需长期服用，则应去辰砂以防中毒。

4. 心肾不交

【主症】不寐日久缠绵，甚者彻夜不眠。

【兼症】头晕耳鸣如蝉，腰膝酸软。

【舌脉】舌红少苔，脉细数。

【治法】滋肾水，降心火，交通心肾。

【方药】黄连阿胶汤合交泰丸化裁。

【方药解析】《古今医统》所说："有因肾水不足，真阴不升，而心火独亢，不得眠者。"方中黄连味苦性寒，直折心火；阿胶甘平，滋阴润燥，二药配伍，滋阴补肾，清心降火，共为君药。白芍酸寒，养血敛阴，配黄连则泻火而不伤阴，敛阴而不碍邪；配阿胶则益水之力更强；黄芩清热泻火，合黄连则清火之功益著，同为臣药。佐以鸡子黄，养心安中，与阿胶配伍以增强滋阴养血之力。诸药相合，使阴复火降，心肾相交，则心烦自除，夜寐自酣。

【方药加减】怔忡不宁，口舌生疮，加交泰丸。"盖虚火宜补，而实火宜泻。以黄连泻火者，正治也；以肉桂治火者，从治也。黄连入心，肉桂入肾，黄连与肉桂同用，则心肾相交。

5. 心脾两虚

【主症】不易入眠，早醒难以复眠，多梦，为生活琐事思虑过度。

【兼症】疲乏，乏力气短，心悸，面色无华，食后腹胀，大便溏薄。

【舌脉】舌淡苔薄，脉细弱。

【治法】 益气健脾，养心安神。

【方药】 归脾汤加减。

【方药解析】《类证治裁》："思虑伤脾，脾血亏损，经年不寐。"方中人参"补五脏，安精神，定魂魄"（《神农本草经》)，可补气生血，养心益脾；龙眼肉补益心脾，养血安神，共为君药。黄芪、白术助人参益气补脾，当归助龙眼肉养血补心，同为臣药。茯神、远志、酸枣仁宁心安神；木香理气醒脾，与补气养血药配伍，使之补不碍胃，补而不滞，俱为佐药。炙甘草益气补中，调和诸药，为佐使药。加生姜、大枣调和脾胃。

【方药加减】 血虚者加熟地黄、白芍、阿胶、鸡血藤以养血；不寐重者加首乌藤、五味子、珍珠粉以养血敛阴安神；脾虚兼痰湿者，加半夏、陈皮、茯苓化湿和胃或予养心汤治疗。

注：养心汤出自《证治准绳》，方有黄芪、茯苓、茯神、当归、川芎、炙甘草、半夏曲、柏子仁、酸枣仁、远志、五味子、人参、肉桂。

6. 心胆气虚

【主症】 心惊胆战，不敢入眠，睡后易惊醒，醒后心悸难眠，遇事犹豫不决。

【兼症】 气短倦怠，多惊善怒，小便清长。

【舌脉】 舌淡苔薄，脉弦细。

【治法】 温胆益气宁神。

【方药】 肝胆两益汤、无忧汤加味。

【方药解析】 肝胆两益汤中白芍入肝，养血柔肝，为君药，佐以远志、枣仁者，远志、枣仁既能入心，亦能入肝胆，配合白芍，三药养血柔肝补胆，宁心安神。肝胆两益汤能使大鼠脑内 5 - HT 含量增加，并能调节下丘脑 NE 的含量以及 DA 的含量，从而发挥镇静催眠作用[14]。

【方药加减】《辨证录·卷之四·不寐门》记载："人有夜不能寐，恐鬼祟来侵，睡卧反侧，辗转不安，或少睡而即惊醒，或再睡而恍如捉拿。"宜补少阳之气，然补少阳，又不得不补厥阴也。因厥阴肝经与少阳胆经为表里，补厥阴之肝，正补少阳之胆耳。方用无忧汤，即白芍，竹茹，炒枣仁，当归，人参，方中白芍入肝入胆，滋肾养阴，合当归养血柔肝以补胆虚；人参健脾益气，《金匮要略》记载："见肝之病，知肝传脾，当先实脾，四季脾旺不受邪……"佐以枣仁安神，竹茹清热化痰、除烦安神。诸药合用益气补肝血，而达调理脏腑阴阳之功；若血虚阳浮，虚烦不寐者，宜用酸枣仁汤；症状较重者，可以二方合用；心肾不交者，用交泰丸，以黄连清热，少佐肉桂引火归原。

7. 心火亢盛

【主症】失眠多梦而见胸中烦热，口舌生疮。

【兼症】心悸怔忡，面赤口苦，心移热于小肠，小便短赤，疼痛滞涩。

【舌脉】舌边尖红、苔薄黄，脉细数。

【治法】清心安神。

【方药】导赤散送服朱砂安神丸。

【方药解析】《药性论》谓朱砂"为清镇少阴君火之上药"。因心火偏亢，扰乱心神，恐朱砂清心之力不足，故配黄连苦寒，清心泻火除烦，为臣药。此二味相合，镇潜浮阳以安神定悸，清泻心火而除烦宁心，共为君药。当归、生地黄补其灼伤之阴血，使阴血充而养心神，同为佐药，其中生地黄又能滋肾阴，使肾水上济于心，令心火不亢。甘草调和诸药，又可制黄连苦寒之性，防朱砂质重碍胃，是使药而兼佐药之用。合而用之，火得清而神自安，则失眠、惊悸、怔忡诸症得解，故以"安神"名之。

【方药加减】口舌生疮，加木通苦寒，能上清心经之热、下导小肠之火，利水通淋，配合生地黄滋肾清心而利水。竹叶甘淡寒，清心除烦，通利小便，导热下行。生甘草梢，直达茎中而止淋痛，并能清热解毒，调和诸药，重在导心经之火与小肠之热从小便而解，共收清心养阴、利水通淋、养心安神功效。

8. 余热扰膈

【主症】失眠而心烦，坐卧不安，

【兼症】胸闷、嘈杂似饥，口干，小便赤。

【舌脉】舌红苔少，脉细数。

【治法】清热除烦。

【方药】竹叶石膏汤。

【方药解析】热留恋未清而气津已伤，胃气不和。方中重用石膏清热生津，除烦止渴；竹叶清热除烦，兼以生津，共为君药。人参益气生津；麦冬养阴生津，合而双补气津，为臣药。半夏降逆止呕，其性虽属温燥，但配诸多清热生津药，其温燥之性被制而降逆之用犹存，且有助于转输津液，使补而不滞；粳米甘平养胃和中，为佐药。甘草益气和中调药，为佐使药。诸药相伍，清补两顾，清热兼和胃，补虚不恋邪，起到清热生津、益气和胃作用。使余热得清，气津两复，胃得和降，诸症可愈。

【方药加减】若虚烦不眠，胸脘痞满，身热懊恼则加栀子、豆豉。栀子苦寒质轻，入心肺三焦经，既能上入心胸清透郁热，以除烦，又可导火下行以除热，为君药。豆豉气味俱轻，辛凉宣散，透邪畅中，既能宣泄胸中郁热而助栀子除烦，又能开壅散满而和胃，为臣药。两药合用，共奏清宣郁热而除烦之功。

9. 气虚血瘀

【主症】失眠、多梦，或半身不遂、语言謇涩。

【兼症】多见中风后遗症，全身乏力，小便频数或遗尿不禁。

【舌脉】舌淡苔白，脉缓。

【治法】益气活血。

【方药】补阳还五汤。

【方药解析】若见于中风后遗症患者，正气亏虚，脉络瘀阻，症见神疲乏力，筋脉肌肉失养，小便频数，失眠多梦。方中重用生黄芪大补脾胃元气，使气旺以促血行，祛瘀而不伤正；当归尾活血祛瘀，祛瘀而不伤血；川芎、赤芍、桃仁、红花助归尾活血祛瘀；地龙通经活络，为佐使药，诸药合用，使气旺血行，瘀祛络通，诸症自可渐愈。

【方药加减】若心悸不安、失眠多梦可加琥珀活血散瘀，安神定志。可配伍酸枣仁养心安神，久病入络，可加首乌藤通络，养心安神。

（三）中医非药物治疗

1. 体针

主穴：神门、三阴交、百会。

辅穴：四神聪。

配穴：心脾两虚加心俞、厥阴俞、脾俞；肝郁化火证加肝俞、胆俞、期门、大陵、行间；心肾不交加心俞、肾俞、照海；肝火上扰加肝俞、行间、大陵；胃气不和加中脘、足三里、内关；痰热内扰加神庭、中脘、天枢、脾俞、丰隆、内关、公孙；阴虚火旺加神庭、太溪、心俞、肾俞、郄门、交信；心胆气虚加神庭、大陵、阴郄、胆俞、气海、足三里、丘墟。

2. 皮内针

在心俞、肾俞穴埋入皮内针，可单侧或双侧埋之，取皮内针或5分细毫针刺入穴中，使之有轻度酸胀感，3天换1次，注意穴位清洁。

3. 耳针

常用穴：皮质下、交感、神门、枕、心、脾、肝、肾。

方法：在穴位处寻找敏感压痛点，用胶布贴生王不留行籽，嘱患者每日自行按压4~6次，每次10~15下，以穴位局部疼痛、发热，有烫感为佳。隔日换贴1次，双耳交替选用，10次1个疗程。

4. 电针

常用穴：百会、印堂、足三里、阳陵泉、内关、三阴交、四神聪。

方法：穴位常规消毒，选用28号1.5寸毫针，刺入深度不超过1寸，进针得气后，行快速小角度捻转1分钟，接上电针仪，选择连续波频率为5~6Hz，电流强度以患者能耐受为准，通电30分钟，去电后留针1~2小时，针灸1次/日，4周1个疗程。

5. 刮痧

用刮痧板，在下列俞穴部位进行刮痧治疗。

（1）头颈部 太阳穴、额旁、额顶带后1/3，顶颞后（双侧）斜下1/3，胆经的双侧风池穴、奇穴——四神聪、安眠穴。

（2）背部 膀胱经——双侧心俞、脾俞、肾俞。

（3）上肢 心经——双侧神门穴。

（4）下肢 脾经——双侧三阴交穴。

6. 气功调理

气功是中医治疗疾病的重要方法之一，对于失眠治疗应当首选静功、八段锦、内养功等，古人还有睡功也可供参考[15]。

（四）验案举例

1. 案例一

田某，男，43岁。主诉失眠5年。刻下症见：每晚只能入睡2~3小时，即使入睡也多梦纷扰，甚至彻夜不眠，以至头常昏痛，健忘，心悸，汗多，间或胸部憋闷，气难透出，神疲肢倦，便溏，日行二次，晨起咳嗽痰多而色白，舌苔薄黄，脉细弦数。

辨证：心肝血虚火旺。

治法：滋养心血，敛肝降火安神。

方药：酸枣仁汤加味。

处方：酸枣仁30g，朱茯神15g，知母10g，生甘草10g，川芎10g，柏子仁30g，五味子10g，党参15g，莲子15g，山药15g。

以上药物共5剂。

二诊：失眠显著改善，每晚能睡五六个小时，梦亦减少，头昏痛减轻，但仍咳嗽痰多。守方加半夏、陈皮、竹茹各 10g，枳实 5g，合温胆汤于酸枣仁汤中，再进药 5 剂。

三诊：失眠基本解除，患者大感舒适。仍守上方加减以巩固疗效。

按语：本例由于心肝血虚火旺，神魂不宁，以至长期失眠、寐少梦多等症，间或胸闷而气难透出，不仅心神严重不安，而且心气渐趋阻滞，再者便溏、神疲肢倦，晨起咳嗽痰多色白，可见兼有肺脾气虚而内蕴痰湿。初诊用酸枣仁汤加柏子仁、五味子、丹参、首乌藤、合欢皮滋养心肝阴血以安敛神魂为主，少佐补肺脾又安心神的党参、山药、莲子，失眠好转后，再加入半夏、陈皮、竹茹、枳实，以化痰湿，故能取得良效。

2. 案例二

孙某，女，86 岁。主诉睡眠不佳 7 年。患者近 7 年来，由于操心烦劳，思虑过多以致睡眠欠佳，逐渐加重，曾服用地西泮、去痛片等疗效不明显。现患者眠中易醒且梦多，醒后难以入睡，倦怠乏力，周身有位置不定之疼痛或热气游走，忽起忽减，精神不振，面色不华，唇淡，舌质淡、苔薄白，脉浮大无力。

辨证：心脾两虚。

治法：补气健脾，养心安神。

方药：归脾汤加减。

处方：黄芪 18g，白术 9g，茯神 12g，远志 6g，酸枣仁 9g，枸杞子 9g，当归 6g，龙眼肉 12g，陈皮 6g，炙甘草 6g。

以上药物共 4 剂。

二诊：自觉睡眠渐深，恶梦减少，疲乏感减轻，不服地西泮也可入睡，舌脉同前。原方继进 4 剂。

三诊：症状基本消除，睡眠较实，精力充沛，偶感乏力，舌质淡有改善、苔薄白，脉有力。嘱服归脾丸。

按语：老人不寐多属虚证，因于实邪者不多。盖因年老体衰，精血内耗，忧思较多之故。其表现或为入睡困难，或为觉醒过早，或为睡眠过浅，或为夜梦过多不能熟睡，或为中间醒后不易复眠等。其病机总与心脾肝肾有关。本例因操劳过度，忧虑思念，伤及心脾，营血内耗，血不养心，遂致失眠多梦，故以补气健脾，养心安神之剂收功。

3. 案例三

王某，女，31 岁。主诉睡眠不实两周。患者两周前因惊恐而致睡眠不实，噩梦纷纭；自服地西泮片未效，遂来我处就诊。现患者睡眠不实，噩梦多，闻响易惊，胸闷，乏力，心慌，精神不振，喜太息，食欲不佳，二便尚可，舌淡苔薄白，脉弦数。

辨证：心胆气虚。

治法：益气镇惊，开郁安神定志。

方药：安神定志丸加减。

处方：茯苓 15g，党参 15g，远志 6g，石菖蒲 10g，龙齿(先煎)20g，灵磁石(先煎)30g，当归 12g，赤白芍各10g，柴胡 8g，白术 10g，郁金 10g，合欢皮 20g，炒酸枣仁 10g，远志 6g。

以上药物共 7 剂。

二诊：患者症状明显改善，睡眠较实，噩梦少，胸闷、乏力、太息减轻，自觉精神较佳，食欲好，已无心慌，舌淡苔薄白，脉略弦。上方继进七剂。

三诊：诸症悉平。

按语：本案患者因于惊恐，心虚胆怯，心神不安，噩梦纷纭，闻响易惊，惊则气乱，恐则气下，心气不足则胸闷乏力，心神不安则心慌，气机不利则喜太息。方以党参、茯苓、白术健脾益气，龙齿、灵磁石重镇安神，当归、赤白芍、柴胡、合欢皮疏肝解郁安神，再辅以郁金、炒酸枣仁、远志等安神宁心之品，共奏益气镇惊，解郁安神定志之效，方证合拍，而收全功。

4. 案例四

李某，女，53 岁。主诉因亲人去世，情绪易波动，经常生气 1 个月，现入睡困难。现患者入睡困难，两胁胀满疼痛，喜太息，食欲不佳，二便尚可，舌淡苔薄白，脉弦。

辨证：肝郁气滞。

治法：疏肝理气，解郁安眠。

处方：白芍 12g，柴胡 10g，郁金 10g，石菖蒲 8g，合欢皮 20g，香附 10g，代代花 12g，茯神 15g，苏梗 10g，枳壳 15g，陈皮 10g，酸枣仁 30g，厚朴 12g，首乌藤 30g，柏子仁 15g，木香 10g。

以上药物共 7 剂。

二诊：患者两胁胀痛症状明显改善，睡眠略好转，诉梦多，太息减轻，舌淡苔薄白，脉弦。上方加生龙骨 30g，继进七剂。

三诊：诸症悉平。继服七剂。

按语：失去亲人，郁闷在先。加之睡眠不好，肝气郁滞症状就更为明显，出现两胁胀满疼痛，喜太息。二者相互影响，恶性循环，睡眠就更差。本方主要以疏肝理气解郁，如白芍、柴胡、郁金、石菖蒲、香附、代代花、苏梗、枳壳、陈皮、厚朴、木香，并配以养心安神药物，如柏子仁、酸枣仁、茯神、首乌藤等。后复诊时诉梦多，故辅以重镇安神之品生龙骨。

六、西医治疗

（一）药物治疗

临床治疗失眠的药物，主要包括苯二氮卓类受体激动剂（benzodiaz-epine receptor agonists，BZRAs）、褪黑素受体激动剂、食欲素受体拮抗剂和具有催眠效应的抗抑郁药物。

1. BZRAs

BZRAs 分为苯二氮卓类药物（BZDs）和非苯二氮卓类药物（non - BZDs）。20 世纪 80 年代以来，以唑吡坦和佐匹克隆为代表的 non - BZDs 先后应用于失眠的临床治疗，它们对 γ 氨基丁酸受体 A 上的 αI 亚基选择性激动，主要发挥催眠作用，不良反应较 BZDs 轻，已经逐步成为治疗失眠的临床常用药物[16]。non - BZDs 的唑吡坦、右佐匹克隆和佐匹克隆属于快速起效的催眠药物，能够诱导睡眠始发，治疗入睡困难和睡眠维持障碍。美国食品药品监督管理局（FDA）批准了 5 种 BZDs，即艾司唑仑、氟西泮、夸西泮、替马西泮和三唑仑，用于治疗失眠，其中三唑仑属于唯一的短半衰期催眠药物，但是由于其成瘾性和逆行性遗忘发生率高，已被我国列为一类精神药品管理。

2. 褪黑素和褪黑素受体激动剂

褪黑素参与调节睡眠觉醒周期，可以改善时差变化所致睡眠觉醒障碍、睡眠觉醒时相延迟障碍等昼夜节律失调性睡眠觉醒障碍，但使用普通褪黑素治疗失眠尚无一致性结论，故不推荐将普通褪黑素作为催眠药物使用[17]。

3. 食欲素受体拮抗剂

食欲素又称下丘脑分泌素，具有促醒作用。针对食欲素双受体发挥抑制作用的拮抗剂苏沃雷生（suvorexant），已获得 FDA 批准用于治疗成人失眠，包括入睡困难和睡眠维持障碍[18]。

4. 抗抑郁药物

部分抗抑郁药具有镇静作用，在失眠伴随抑郁、焦虑心境时应用较为有效。

（二）西医非药物治疗

1. 催眠治疗

催眠治疗是用暗示手法刺激视觉、听觉或触觉，或采用某些药物使人进入睡眠的生理心理状态，从而使患者不假思索地接受医生的治疗性建议。催眠治疗的种类很多，如催眠术、催眠诱导技法、催眠音乐等。

2. 心理疗法

心理治疗的本质是改变患者的信念系统，发挥其自我效能，进而改善失眠症状。心理治疗通常包括卫生教育、刺激控制疗法、睡眠限制疗法、认知治疗和放松疗法。CBT－I 是认知治疗和行为治疗（睡眠限制、刺激控制）的组合。CBT－I 能够缓解入睡困难，缩短睡眠潜伏期，增加总睡眠时间，提升睡眠效率，改善睡眠质量，对老年失眠亦有治疗效果，并可以长期维持疗效。

（三）调护

1. 失眠为脑神的异常，故调摄精神状态，使喜怒有节，心情舒畅，脑神当有所养，则失眠即可避免。

2. 劳逸结合，减少或停止过多的脑力劳动，越是紧张的工作，越要注意休息，使体劳和脑劳相互协调。

3. 护理主要是配合医生对患者或年老者、残疾人等进行治疗和照顾。护理包括基础护理和专科护理，基础护理工作包括生活护理、基本诊疗技术、病情观察、饮食营养、消毒隔离、清洁卫生等。如要经常与患者交谈，可采取劝慰、解释、鼓励、适当的保证等减轻患者的情绪激动；协助患者做好相关检查，排除其他病变，减轻心理负担；饮食上可选食浮小麦、莲子肉、银耳等清淡养心之品；保持周围环境安静。

七、总结

中医治疗失眠有着悠久的历史，认识不断深入，但因社会环境的不断变化和交通运输速度的改变，失眠的治疗又有了新的发展，经过长期的积累和探索，已经形成了一些具有循证医学证据，但又不很完善的治疗方法，在常用的中医证候及治疗方药上达成了共识，中医治疗失眠强调以辨证论治为原则，根据急性、亚急性、慢性失眠病程各阶段的证候动态变化随时变换用药。急性期以安魂镇魄、健脑安神、活血化瘀为主要治法，亚急性期和慢性期以交通心肾、补益心脾等方法。治疗手段包括中药汤剂、中成药、针灸、推拿、药浴及催眠治疗等。根据不同病期的临床特点和患者病情选择上述方法，以综合治疗方案为宜，可促进患者睡眠节律紊乱快速或逐渐恢复正常，提高对失眠的调节功能。

八、参考文献

[1]张鹏,赵忠新.《中国成人失眠诊断与治疗指南》解读[J].中国现代神经疾病杂志,2013,13(5):363 – 367.

[2]Association AP. Diagnostic and Statistical Manual of Mental Disorders. Fifth Edition（DSM – 5）[S]. Arlington,VA：American Psychiatric Association,2013.

[3]Medicine AAoS. The International Classification of Sleep Disorders – Third Edition（ICSD – 3）[S]. Darien. IL：American Academy of Sleep Medicine,2014.

[4]赵忠新,赵翔翔,吴惠涓.重视睡眠感知对失眠诊断与疗效评估的影响[J].中华神经克杂志,2017,50(8):561 – 566.

[5]American Academy of Sleep Medicine. International classification of sleep disorders 2nd Edition（ICSD – 2）,Diagnostic and coding manual[R]. Amercian Academy of Sleep Medicine,Westchester：One Westbrook Corporate Center,2005:1 – 3.

[6]Chiu HF,Lenug T,Lam LC,et al. Sleep problems in Chinese elderly in Hong Kong[J]. Sleep,1999,22(6):717 – 726.

[7]Riemann D,Baglioni C,Bassetti B,et al. European guideline for the diagnosis and treatment of insomnia[J]. Journal of sleep research,2017,26(6):675 –700.

[8]Soldatos CR,Allaert FA,Ohta T,et al. How do individuals sleep around the world? from a single – day survey in ten countries[J]. Sleep Med,2005,6(1):5 – 13.

[9]中华医学会神经病学分会,中华医学会神经病学分会睡眠障碍学组.中国成人失眠诊断与治疗指南(2017 版)[J].中华神经科杂志,2018,51(5):324 –335.

[10]张照环,赵忠新.应给予睡眠更多的关注[J].中华神经科杂志,2011,44(8):513 –515.

[11]Laugsand LE,Strand LB,Vatten LJ,et al. Insomnia Symptoms and Risk

for Unintentional Fatal Injuries – The HUNT Study[J]. Sleep,2014,37(11):1777 – 1786.

[12] Clesson A Jr,Hartse K,Anderson WM,et al. Practice parameters for the evaluation of chronic insomnia. An American Academy of Sleep Medicine report. Standards of Practice Committee of the American Academy of Sleep Medicine [J]. Sleep,2000,23(2):237 – 241.

[13]中华医学会神经病学分会,中华医学会神经病学分会睡眠障碍学组.中国成人失眠诊断与治疗指南(2017 版)[J].中华神经科杂志,2018,51(5):324 – 335.

[14]王燕,张岗强,张楠,等.肝胆两益汤对失眠模型大鼠不同脑区中单胺类神经递质的影响[J].中国药物应用与监测,2015,12(4):215 – 219.

[15]中国中医科学院失眠症中医临床实践指南课题组.失眠症中医临床实践指南(WHO/WPO)[J].世界睡眠医学杂志,2016,3(1):8 – 24.

[16]Wilt TJ,MacDonald R,Brasure M,et al. Pharmacologic Treatment of Insomnia Disorder:An Evidence Report for a Clinical Practice Guideline by the American College of Physicians[J]. Ann Intern Med,2016,165(2):103 – 112.

[17] Ferguson SA,Rajaratnam SM,Dawson D. Melatonin agonists and insomnia[J]. Expert Rev Neurother,2010,10(2):305 – 318.

[18] Herring WJ,Snyder E,Budd K,et al. Orexin receptor antagonism for treatment of insomnia:a randomized clinical trial of suvorexant[J]. Neurology,2012,79(23):2265 – 2274.

（于　彦）

第九章

心律失常——期前收缩、房颤

一、概述

（一）期前收缩

期前收缩即期前收缩，是由于心肌自律性的异常而导致的一类主动性异位心律。主要表现为心悸，一些患者伴有胸闷、乏力症状，自觉有停跳感，或类似电梯快速升降的失重感与代偿间歇后有力的心脏搏动，有些患者可能无任何症状。

按照异常冲动起源的位置不同，可将期前收缩分为房性期前收缩、房室交界区性期前收缩和室性期前收缩。房性期前收缩是指起源于除窦房结以外心房任何部位的心房激动，冲动可下传至心室，引起心室肌提前收缩。房室交界区性期前收缩简称交界性期前收缩，冲动起源于房室交界区，冲动可前向和逆向传导，引起心房和心室肌收缩。室性期前收缩是指希氏束分叉以下部位过早发生的提前使心肌除极的冲动发放引起的心搏，是一种最常见的心律失常。

有地区性调查研究显示，城市 50 岁以上人群中，房性期前收缩发生率为 1.51%，占所有心律失常的 8.80%；室性期前收缩发生率为 1.35%，占所有心律失常的 7.87%[1]。农村 45 岁以上人群中，房性期前收缩发生率为 1.33%，占所有心律失常的 11.20%；室性期前收缩发生率为 1.80%，占所有心律失常的 15.20%[2]。

（二）房颤

心房颤动简称房颤，是一种常见的心律失常，是指规律有序的心房电活动消失，代之以快速无序的颤动波，是严重的心房电活动紊乱[3]。它几乎见于所有的器质性心脏病，在非器质性心脏病也可发生。其可引起严重的并发症，如心力衰竭和动脉栓塞，严重威胁人民健康。

根据房颤的发作表现、持续时间、起始及结束时间分为[4]：初发房颤、阵发性房颤（一般持续时间小于48小时，能在7天内自行转复为窦性心律）、持续性房颤（心房颤动发生时间大于7天，多需电转复或药物转复）、长程持续性房颤（房颤持续1年以上）、永久性房颤（患者和医生共同决定不再试图恢复/维持窦性心律）。

国内外大量流行病学调查研究结果显示，房颤的患病率目前在全球呈上升之势，且存在性别、种族、民族的差异。最新的美国心脏病协会指南[5]估计，美国成人房颤的患病率为0.4%~1.0%，男性高于女性，且随着年龄的升高而升高，80岁以上的患病率最高，高达8%。在英国，每年就会有46000个新发房颤病例被诊断[6]。2004年我国周自强[7]等人进行的首次中国大规模房颤流行病学研究显示，中国房颤的总患病率为0.77%，根据中国标准人口构成，校正后为0.61%，若按目前中国13亿人口计算，中国房颤人数接近800万。

中医学无心律失常、期前收缩、房颤等病名，根据症状及临床表现特点，多将其归属于"心悸""惊悸""怔忡""脉结代"的范畴，其临床症状散见于"胸痹""眩晕""虚损"等病证中。

二、历史沿革

关于心悸现存最早的相关记载见于[8]1973年湖南长沙马王堆汉墓出土的帛书《足臂十一脉灸经》《阴阳十一脉灸经》中。《黄帝内经》虽未提心悸病名，但对心悸症状做了详细描述，如"心下鼓""心澹澹大动"等。汉代张仲景在在《伤寒论》及《金匮要略》中首次提出惊悸、心动悸、心下悸等病证名，提出了基本治则及炙甘草汤等治疗心悸的常用方剂。隋代《诸病源候论》明确以"惊悸"命名心悸病证。《千金方》中首次以"冲悸""忪悸"等作为心悸病名。《太平圣惠方》是我国第一部由政府组织编写按病分类的大型综合类方书，"惊悸"已被列入其中，说明惊悸已被当作较为固定的心悸病名使用。宋代严用和在《济生方·惊悸怔忡健忘门》中提出了怔忡的病名。明清时期的主流思想是将心悸分为惊悸和怔忡来论述。现代中医根据病证表现，认为心悸可以对应西医的期前收缩、房颤。

三、病因病机及发病机制

(一) 中医学对心律失常病因病机的认识

1. 外感六淫

早在《黄帝内经》中即已认识到心悸的发病与外感六淫有关，认为风、寒、湿、火是心悸的常见外因。《素问·痹论》云"脉痹不已，复感于邪，内舍于心""风寒湿三气杂至，合而为痹也……心痹者，脉不通，烦则心下鼓"。巢元方于《诸病源候论》中论述心悸发病时，十分强调风邪的致病作用，认为"风邪搏于心"可致惊悸。《素问玄机原病式·六气为病·热类·惊》中谓"惊，心卒动而不宁也。火主于动，故心火热甚也"，认为火热上扰是惊悸发生的主要原因。反复感受风寒湿邪气，由表及里，内舍于心，可发展为心悸病。此外，温病、疫症日久，如春温、风温、暑湿、白喉、梅毒等病，邪毒灼伤营阴，心肾失养，或邪毒传心扰神，往往伴见心悸。

2. 内伤七情

心为君主之官，灵应万物，清净虚灵而主藏神。七情过极，故致心神不安。《素问·举痛论》说"惊则心无所倚，神无所归，虑无所定，故气乱矣"。《类证治裁·怔忡惊恐论治》中指出，"如思虑郁损心营，而为怔忡惊悸者，逍遥散或益营煎"。明代虞抟在《医学正传》中指出"怒气伤肝"或"因惊气入胆"皆可导致心悸。可见情志内伤亦是导致心悸的常见原因。

3. 饮食失节

《黄帝内经》认为，心悸的发生与饮食有关，指出心为阳脏，咸味厚而属阴，伤血而耗伤心气血。《金匮要略》则提出："食少饮多，水停心下，甚者为悸。"李用粹提出"膏粱厚味，积成痰液"，亦可导致心悸。

4. 劳逸过度

劳逸失度可以导致疾病的发生。《黄帝内经》曰："久视伤血，久卧伤气。"《诸病源候论》引用《养生方》的内容，指出房劳损伤肾精可致惊悸。《圣济总录》提出"劳极惊悸"，认为其病因为"过伤"。

5. 正气虚弱

气血阴阳皆虚，心失所养，故见惊悸不安。《伤寒论》177条谓"伤寒脉结代，心动悸，炙甘草汤主之"。以方测证，这里的"心动悸"当属心之阴阳气血俱虚，心失所养，鼓动无力所致。宋代严用和在《济生方·惊悸》中谓："夫怔忡者，此心血不足也。"明确指出怔忡因心血不足所致。唐代孙思邈在《千金方·心脏》谓："阳气外击，阴气内伤，伤则寒，寒则虚，虚则惊挚心悸，定心汤主之。"指出心阳虚衰可致惊悸。林佩琴在《类证治裁·怔忡惊恐论治》中也指出"三阴精血亏损，阴中之阳不足，而致怔忡惊恐者，大营煎或理阴煎"。

6. 他病传变或失治误治

由于其他疾病迁延不愈，或失治误治，致使正气受损，或邪气乘之，亦可导致心悸。《伤寒论》中即有太阳病发汗太过或误用下法，少阳病误用汗吐下皆可导致心悸的记载。唐代孙思邈的《备急千金要方》指出风癫、风眩两病常伴心悸；《太平圣惠方》提出"伤寒后心虚惊悸"；此外，王清任明确指出血瘀可致心悸。

7. 药物中毒

药物中毒包括药物自身的毒邪和误用药物造成的药邪。张从正在《儒门事亲》中第一次明确提出了"药邪"。药邪可损害心气，甚则损伤心体，引起心悸。如近代使用洋地黄、奎尼丁、肾上腺素、阿托品等药过量或失当，均能引起"脉结代、心动悸"一类证候。

（二）郭维琴教授对心律失常病因病机的认识

郭维琴教授在继承其父郭士魁先生对本病认识的基础上，结合现代中医名家的理论以及动物实验研究结果，对本病进行了深入的思考，并发展了对本病的认识。郭士魁先生深刻领会《黄帝内经》的理论，在"寒者热之，热者寒之""微者逆之，甚者从之，逆者正治，从者反治"等治则精神指导归纳的中医治则八法基础上，在心血管疾病的诊疗中，开创了以"活血化瘀"为中心，注重芳香温通、宣痹通阳的治疗方法，丰富和拓展了心血管疾病临床专科诊疗思路。刘渡舟教授认为，心以阳气为本，心主血脉、心主神志，都依赖阳气的推动与温养等功能，故心之病亦恒多阳气之病。郭维琴教授以《黄帝内经》"正气存内，邪不可干""邪之所凑，其气必虚"的理论为基础，结合刘渡舟教授对心的生理、病理的认识，感悟任应秋教授提出的"心营运血脉，营运不足，故从心气、心阳入手"的学术观点，通过对大量临床病例的观察和总结，并结合动物实验研究结果认为，心气虚为本，瘀阻心脉为基本病理变化，营阴亏虚、神不守舍是心律失常的发病机制[9]。郭维琴教授提倡标本兼顾，提出"益气活血、养阴安神"的治法，临床中主张辨证与辨病相结合，灵活用药加减化裁；遵从"治病必求于本"的原则，更强调以本为要，重视"益气扶正"在治疗中的重要作用[1]。

郭维琴教授认为心悸既是心血管系统的一种独立疾病，也是其他系统疾病的一种常见临床表现；心悸病因复杂，是多种因素共同作用的结果，郭维琴教授认为其基本病机为多因素所致的脏腑之心及神明之心受损，从而出现气、血、神的逆乱。郭维琴教授论治心系疾病非常重视气血的关系，早在 20 世纪 80 年代郭维琴教授与廖家桢教授一起在中医气血理论的指导下开展了多项研究，郭维琴教授认为心悸的发病与气、血失调密切相关（具体见图 9 - 1）。

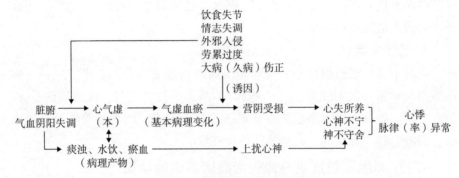

图 9 - 1　心悸的中医病因病机

（二）西医学对心律失常发病机制的认识

1. 期前收缩

窦房结、结间束、冠状窦口附近、房室结的远端和希氏束—普肯野系统等处的心肌细胞均具有自律性。自主神经系统兴奋性改变或其内在病变，均可导致不适当的冲动发放。此外，原来无自律性的心肌细胞，如心房、心室肌细胞，亦可在病理状态下出现异常的自律性，诸如心肌缺血、药物、电解质紊乱、儿茶酚胺增多等均可导致自律性异常增高而形成异位起搏心律。

正常人与各种心脏病患者均可发生室性期前收缩。正常人发生室性期前收缩的机会随年龄增长而增加。心肌炎、缺血、缺氧、麻醉和手术均可使心肌受到机械、电、化学性刺激而发生室性期前收缩。洋地黄、奎尼丁、三环类抗抑郁药中毒发生严重心律失常之前，常有室性期前收缩出现。电解质紊乱（低钾、低镁等），精神不安，过量烟、酒、咖啡亦能诱发室性期前收缩。

2. 房颤

近百年来，人类对房颤的机制进行了广泛地研究，根据不同的试验结果，提出了多种假说。但迄今为止，房颤的发生和维持机制仍未完全阐释清楚，探索房颤的机制即是不同的假说不断争鸣和印证的过程。目前主要认为房颤的发生与炎症反应、肾素—血管紧张素—醛固酮系统的作用、心房电重构及结构重构及折返激动等相关。

四、西医诊断

（一）期前收缩

1. 病史采集

确认心悸等症状，区分胸痛、胃痛等其他原因导致的与期前收缩不符合的症状；了解发作的频率、诱因、症状特点、发作与缓解的时间和因素、伴随症状等；了解基础疾病情况；了解用药、饮食、吸烟、饮酒、情志、月经史、家族史等情况。

2. 体格检查

了解发作时神志、心律、心率、血流动力学等况；了解是否有心脏结构及功能异常；了解是否有其他局部或全身性疾病的体征。

3. 辅助检查

通过心电图、超声心动图、动态心电图、运动试验、经食道心电图、电生理检查等，了解心脏机械活动和电活动情况；通过相关实验室检查，如全血细胞计数、尿液分析、血液生化、糖化血红蛋白、甲状腺功能、尿儿茶酚胺浓度、血中或尿中的违禁品等，了解血液、水电解质、相关器官功能等情况。

不同心律失常的心电图特点如下。

（1）房性期前收缩　P波提前出现，形态与窦性P波不同；P-R间期>0.12秒；代偿间歇多为不完全性，房性期前收缩常使窦房结提前发生除极，因而包括期前收缩在内的前后两个窦性P波的间期短于窦性PP间期的两倍，称为不完全性代偿间歇，少数房性期前收缩发生较晚，或窦房结周围组织的不应期长，窦房结的节律未被扰乱，期前收缩前后的PP间期恰为窦性者的两倍，称为完全性代偿间歇；下传的QRS波形态通常正常，若较早发生的房性期前收缩下传心室，可出现宽大畸形的QRS波，多呈右束支阻滞图形，称为房性期前收缩伴室内差异性传导，如发生在舒张早期，适逢房室结尚未脱离前次搏动的不应期，可产生缓慢传导现象导致 PR 间期延长，或传导中断，导致无 QRS - T 波发生，被称为阻滞的或未下传的房性期前收缩，有时易把未下传的房性期前收缩引起的长间期误认为是窦房阻滞、窦性停搏或窦性心律不齐，应注意鉴别。

（2）房室交界区性期前收缩　提前出现的 QRS - T 波，其前无窦性 P 波，QRS - T 波形态与窦性下传者基本相同，当发生室内差异性传导时，QRS 波群形态可有变化；出现逆行 P′波，在 Ⅱ、Ⅲ、aVF 导联倒置，在 aVR 导联直立，可发生于 QRS 波群之前，P′R 间期 < 0.12 秒，或发生于 QRS 波群之后，RP′间期 < 0.20 秒，或者与 QRS 波群相重叠；代偿间歇大多为完全性。

（3）室性期前收缩　提前出现的 QRS - T 波，其前无 P 波或无相关的 P 波，QRS 波群形态宽大畸形，时间通常 > 0.12 秒，T 波方向多与 QRS 波群主波的方向相反；配对间期（室性期前收缩与其前面的窦性搏动之间期）恒定；代偿间歇往往为完全性，室性期前收缩很少能逆传心房，提前激动窦房结，故窦房结冲动发放节律未受干扰，期前收缩前后的两个窦性 P 波间期等于正常 PP 间期的 2 倍，如果室性期前收缩恰巧插入两个窦性搏动之间，不产生室性期前收缩后停顿，称为间位性室性期前收缩；室性期前收缩可孤立或规律出现，二联律是指每个窦性搏动后跟随一个室性期前收缩，三联律是每两个正常搏动后出现一个室性期前收缩，如此类推，连续发生两个室性期前收缩称成对室性期前收缩，连续三个或以上室性期前收缩称室性心动过速，同一导联内，室性期前收缩形态相同者，为单形性室性期前收缩，形态不同者称多形性或多源性室性期前收缩；可出现室性并行心律，即心室的异位起搏点规律地自行发放冲动，并能防止窦房结冲动入侵，其心电图表现为：异位室性搏动与窦性搏动的配对间期不恒定，长的两个异位搏动之间期是最短的两个异位搏动间期的整倍数，当主导心律（如窦性心律）的冲动下传与心室异位起搏点的冲动几乎同时抵达心室，可产生室性融合波，其形态介于以上两种 QRS 波群形态之间。

（二）房颤

1. 诊断标准[10]

（1）症状　无症状或心悸、胸闷和恐慌甚至心绞痛、呕吐及晕厥等。

（2）体征　心脏听诊第一心音强度变化不定，心律极不规则，脉搏短。

（3）心电图表现　P 波消失，代之以细小而不规则的基线波动，形态与振幅均变化不定，称为"f"波，频率350～600次/分；心室率极不规则，通常在100～160次/分；QRS波形态通常正常，当心室率过快，发生室内差异性传导，QRS波增宽变形。

2. 相关辅助检查

（1）常规检查 血常规、尿常规、生化及甲状腺功能等，应列为常规。BNP或NT-proBNP测定、心肌损伤标志物测定以排除诊断。

（2）X线胸片 可提供心脏是否增大及原有肺部疾病的信息。

（3）心电图 证实房颤，判断有无心肌肥厚及既往心梗，判断是否存在预激及束支阻滞，测量各心电图参数，判断有无药物作用，是否合并其他心律失常。

（4）超声（经食管心脏超声） 检测有无左房血栓、指导转复。

（5）动态心电图 动态心电图适用于发作间隔小于24小时的情况，有助于发现短阵房颤及无症状性房颤。同时，动态心电图对制定治疗方案和评价治疗效果也有重要意义。

（6）心脏电生理检查 了解宽QRS心动过速的机制，了解起始心律失常、是否可进行消融治疗。当房颤是由房室结折返性心动过速、旁道相关的房室折返或房早诱发时，心脏电生理检查有助于明确上述诱因，行室上性心动过速射频消融可防止或减少房颤发生。对于心电图有预激波的患者应建议其行心脏电生理检查。合并房扑的房颤患者亦可从射频消融治疗获益。房颤合并快室率或宽QRS波时可能被误认为室性心动过速（简称室速），行心脏电生理检查有助于鉴别。

3. 房颤的常见并发症

（1）心功能不全 房颤合并快速心室率时，若心脏功能基础较差，引起心脏血量显著减少，导致急性心力衰竭，临床上以急性左心衰为多见，心衰与房颤有共同的危险因素和复杂的内在关系使上述两种疾病过程常同时存在，相互促进，心衰患者房颤发生率增加，房颤使心功能恶化。

（2）心源性猝死 房颤导致肺栓塞、心衰、冠脉灌注急剧减少，是心源性猝死的主要原因。

（3）血栓栓塞 房颤时心房活动不协调，心房内血流瘀滞，形成心房附壁血栓，栓子脱落后可能形成脑系、肠系、肢体动脉血栓病；房颤患者血栓栓塞事件发生率为正常人的5倍，其中危害较大的是肺栓塞和脑卒中，脑卒中约占80%，外周血栓栓塞约占20%，与房颤相关的卒中致死率、致残率及复发率很高。

（4）心律失常　房颤可诱发严重的心律失常，甚至危及生命。

（5）心动过速性心肌病　房颤偶可引起心动过速性心肌病，大多发生在心功能障碍和心室率持续增快的患者，它最大的特点就是具有可逆性，即一旦心动过速得以控制，原来扩大的心脏和心功能可部分或完全恢复正常，预后尚可。

（6）认知功能障碍　房颤还是导致认知功能障碍、痴呆的危险因素。

五、中医治疗

（一）辨证分型

辨病与辨证相结合可以提高辨证的准确性，功能性心律失常所引起的心悸，常表现为心率快速型心悸，多属于心虚胆怯，心神动摇；冠心病引起的心悸，多为气虚血瘀，或痰瘀交阻而致；风心病引起的心悸，以心脉瘀阻为主；病毒性心肌炎引起的心悸，多由邪毒内侵，内舍于心，常呈气阴两虚，瘀阻络脉证。郭维琴教授将心悸辨证如下。

1. 气滞血瘀

【主症】心悸，心胸憋闷，心痛时作。

【兼症】胸胁疼痛，心烦易怒，善太息，面唇紫暗，爪甲青紫。

【舌脉】舌质紫暗或有瘀点、瘀斑，脉弦涩或结或代。

【治法】活血化瘀，理气通络。

【方药】血府逐瘀汤加减。

【方药解析】血府逐瘀汤药物组成，桃仁、红花、当归、生地黄、牛膝、川芎、桔梗、赤芍、枳壳、甘草、柴胡。出自《医林改错》，是清代王清任所创五逐瘀汤之一，被后世誉为活血化瘀第一方。本方主治诸症皆为瘀血内阻胸部，气机郁滞所致，即王清任所称"胸中血府血瘀"之证。胸中为气之所宗，血之所聚，肝经循行之分野。血瘀胸中，气机阻滞，清阳郁遏不升，则胸痛、头痛日久不愈；瘀久化热，则内热瞀闷，入暮潮热；瘀热扰心，则心悸怔忡，失眠多梦；瘀滞日久，肝失条达，故急躁易怒；至于唇、目、舌脉所见，皆为瘀血征象。治宜活血化瘀，兼以行气止痛。方中桃仁破血行滞而润燥，红花活血祛瘀以止痛，共为君药。赤芍、川芎助君药活血祛瘀；牛膝活血通经，祛瘀止痛，引血下行，共为臣药。生地黄、当归养血益阴，清热活血；桔梗、枳壳，一升一降，宽胸行气；柴胡疏肝解郁，升达清阳，与桔梗、枳壳同用，尤善理气行滞，使气行则血行，以上均为佐药。桔梗并能载药上行，兼有使药之用；甘草调和诸药，亦为使药。合而用之，使血活瘀化气行，则诸症可愈，为治胸中血瘀证之良方。配伍巧妙，一为活血与行气相伍，既行血分瘀滞，又解气分郁结；二是祛瘀与养血同施，则活血而无耗血之虑，行气又无伤阴之弊；三为升降兼顾，既能升达清阳，又可降泄下行，使气血和调。若瘀痛入络，可加穿山甲、地龙、三棱、莪术等以破血通络止痛；气机郁滞较重，加川楝子、香附、青皮等以疏肝理气止痛；若夹痰浊，胸部满闷，苔浊腻，加瓜蒌、薤白、半夏。

2. 痰瘀互结

【主症】心悸不宁，胸闷不舒。

【兼症】泛恶纳呆，或口淡乏味，或心痛时作，痛如针刺，唇甲青紫。

【舌脉】舌质紫暗、苔白滑，或白腻，脉结代。

【治法】化痰逐瘀通络。

【方药】桃仁红花煎合导痰汤加减。

【方药解析】方剂组成为瓜蒌、薤白、姜半夏、陈皮、胆南星、泽泻、郁金、川芎、枳壳、生龙骨、生牡蛎。桃仁红花煎选自《陈素庵妇科补解》卷一，是方红花、桃仁、青皮、延胡索、乳香皆行血；而四物养血，改生地黄、赤芍凉血破血；丹参去旧血生新血，必用香附佐之者，以行三焦也。有热者，加酒炒大黄；兼寒者，加肉桂、熟艾。导痰汤出自《校注妇人良方》卷六，由《太平惠民合剂局方》二陈汤衍化而来，功效是燥湿豁痰，行气开郁。方中南星燥湿化痰，祛风散结，枳实下气行痰，共为君药；半夏功专燥湿祛痰，橘红下气消痰，均为臣药，辅助君药加强豁痰顺气之力；茯苓渗湿，甘草和中，为佐使药。全方共奏燥湿化痰，行气开郁之功。气顺则痰自下降，晕厥可除，痞胀得消。痰之为病，无处不到，上蔽清窍则为眩晕耳鸣，痹阻胸阳则为心悸、胸痹，留踞胁肋少腹则为癥积疝癖，阻塞脉络则为肩痛难举，手足不能收持，是以治痰之方，然痰之为病，热者多而寒者少。南星辛温燥烈，必用胆汁制过，去其温燥之性，于病机始为合拍。

3. 心虚胆怯

【主症】心悸不宁，善惊易恐，多梦易醒，恶闻声响。

【兼症】坐卧不安，食少纳呆。

【舌脉】苔薄白，脉细略数或细弦。

【治法】镇静定志，养心安神。

【方药】安神定志丸加减。

【方药解析】安神定志丸出自《医学心悟》。方中太子参益气生津，龙骨镇惊为君。远志辛苦，微温，入心肺二经，化痰开窍，养心安神；茯苓甘平，入心、脾二经，善养心安神；石菖蒲辛微温，入心、肝经，《神农本草经》谓其"开心窍，补五脏，通九窍"；酸枣仁甘、酸，入心、肝、胆三经，宁心安神，养肝；首乌藤甘、平，入心、肝经，养心安神。兼心阳不振，加桂枝、附子；兼心血不足，加阿胶、首乌、龙眼肉；精神抑郁加柴胡、郁金、合欢皮；气虚夹瘀加丹参、桃仁、红花、川芎；自汗加麻黄根、浮小麦、山萸肉。

4. 气虚血瘀

【主症】心悸怔忡，劳则加重。

【兼症】胸胁作痛，腹胀痞满，咳嗽气短，两颧暗红，口唇发绀，胁下积块。

【舌脉】舌质紫黯或有瘀点、瘀斑，舌苔薄白，脉沉无力或结代。

【治法】益气活血，通阳利水。

【方药】益气活血汤加减。

【方药解析】益气活血汤主要由党参、黄芪、丹参、红花、姜黄、郁金、枳壳、鬼箭羽组成。其中党参、黄芪益气扶正，丹参、红花、鬼箭羽活血化瘀，郁金、枳壳、姜黄理气止痛。鬼箭羽、姜黄、郁金为其用药独到之处，鬼箭羽散恶血，破陈血，郁金、姜黄为同一植物的不同药用部位，郁金与姜黄一苦寒、一辛温、一凉血、一辛散、一长理气、一善行血，共奏理气止痛、活血化瘀之功。郭维琴教授认为，姜黄对于横向贯胸的疼痛理气止痛效果尤佳。如患者睡眠不佳，酌以远志、首乌藤、五味子、炒枣仁；如睡眠梦多加合欢皮、生龙牡、珍珠母；如阴虚明显加女贞子、枸杞子、山萸肉；热象明显加炒山栀、丹皮；心烦明显者加莲子心；如患者出汗多加浮小麦、五味子、煅龙牡。

5. 阴虚内热

【主症】心悸易惊，心烦失眠。

【兼症】头晕目眩，耳鸣，口燥咽干，五心烦热，盗汗，急躁易怒，耳鸣腰酸。

【舌脉】舌红少津、苔少或无，脉细数兼促，或结代。

【治法】滋阴降火，养心安神。

【方药】育阴宁心汤加减。

【方药解析】方剂组成为生地黄、北沙参、玉竹、党参或太子参、丹参、苦参、柏子仁、甘草、珍珠母、远志等，育阴宁心汤是郭维琴教授常用于治疗阴虚内热所致心律不齐的方子。阴血不足水不济火故心火偏亢，火扰心神，故见心神不宁，则见心悸、失眠等症状。生地黄、沙参、玉竹以滋阴泻火为主，壮水以制火，使心火无以扰神。其中生地黄甘寒质润，既可清热养阴，又可生津止渴，《神农本草经》云："伤中，逐血痹，填骨髓，长肌肉。作汤除寒热集聚，除痹，疗折跌绝筋。久服轻身不老，生者尤良。"现代研究证明，本品有降压、镇静、抗炎、抗过敏作用。其可上养心血，下滋肾水，并清泄虚火，使心神不为虚火所扰而宁静，精关不为虚火所动而固密。同时配伍珍珠母、远志等安神药，远志通心气、安魂魄而定志，从而改善患者心悸等症状。本方配伍巧妙，以滋补安神为主，滋中寓清，心肾两顾，标本上下兼治。对温邪内传，损伤营阴，心阴亏损之心悸不宁、身热乏力、口干咽痛，舌质红，咽壁红赤，苔薄黄，脉滑数，或促结代，可用补心丹、一贯煎化裁。用生地黄、大青叶、连翘、沙参、麦门冬、玄参、红花、苦参、柏子仁、珍珠母等。肾阴亏虚，虚火妄动的遗精腰酸，加知母、黄柏、龟板、熟地黄；阴虚兼瘀热加赤芍、丹皮、桃仁、红花、郁金。

6. 气阴两虚，血瘀脉闭

【主症】心悸气短，倦怠乏力。

【兼症】汗出口干，偶有心前区疼痛，或胸骨后闷痛，并向左肩臂放射。

【舌脉】舌体胖而暗，脉弦细。

【治法】益气养阴，活血通络。

【方药】益气复脉汤加减。

【方药解析】该方主要由党参或太子参、黄芪、玉竹、麦冬、赤芍、丹参、红花、郁金等组成。气虚失于养血，阴虚如水浅行舟致血脉瘀阻，气阴两虚，心失所养，同时瘀血等病理产物集聚，扰乱心神，故见心悸不安。人参为五加科植物人参的根，被人们称为百草之王，其性甘、微苦、微温，归心、肺、脾、肾经，本品可大补元气，复脉固脱，为拯救危脱之要药，适用于因汗、吐、下或大病、久病所致元气虚极欲脱，气短神疲，脉微欲绝之危候。参、芪同用，相辅相成，增强补气之力，气为血之帅，气旺可以生阴血，气血运行不失其度，故可脉道通利，诸证自愈。阴虚可因虚致瘀，心神为瘀血所扰，故治疗时重在滋阴养血活血同用，从而达到气血充盛，血脉运行通畅。

7. 心阳不振，水饮凌心

【主症】心悸气短，面目肢体浮肿。

【兼症】四末不温，胸腹胀闷，或便溏。

【舌脉】舌体胖大质暗、苔白而滑，脉促结代。

【治法】振奋心阳，化气利水，宁心安神。

【方药】苓桂术甘汤合桂枝甘草龙骨牡蛎汤加减。

【方药解析】主要由党参、白术、桂枝、附子、茯苓、桂枝、龙骨、牡蛎等组成。苓桂术甘汤为通阳利水的名方，是"病痰饮者，当以温药和之"的代表方剂。由茯苓、桂枝、白术和甘草4味常用中药组成，主治心下有痰饮、胸胁支满、目眩等。方中以茯苓为君，健脾渗湿，祛痰化饮。以桂枝为臣，温阳化气，既可温阳以化饮，又能化气以利水，且兼平冲降逆，与茯苓相伍，一利一温，对于水饮停留而偏寒者，有温化渗利之妙用。湿源于脾，脾虚则生湿，故佐以白术健脾燥湿，助脾化运，俾脾阳健旺，水湿自除。使以甘草益气和中，共收饮去脾和，湿不复聚之功。药虽4味，配伍严谨，温而不热，利而不峻，确为痰饮之和剂。《伤寒论》"火逆下之，因烧针烦躁者，桂枝甘草龙骨牡蛎汤主之"。本方由桂枝、炙甘草、龙骨、牡蛎四味药组成。桂枝、甘草能助心阳，龙骨、牡蛎止烦躁。《注解伤寒论》："辛甘发散，桂枝、甘草之辛甘也，以发散经中火邪；涩可去脱，龙骨、牡蛎之涩，以收敛浮越之正气。"《古方选注》："桂枝、甘草、龙骨、牡蛎，其义取重于龙、牡之固涩。仍标之曰桂、甘者，盖阴钝之药，不佐阳药不灵。故龙骨、牡蛎之纯阴，必须籍桂枝、甘草之清阳，然后能飞引入经，收敛浮越之火，镇固亡阳之机。"本方具有潜阳、镇惊、补心、摄精之作用，用于临床可治疗心悸、虚烦、脏躁、失眠、遗精、阳痿等证，并可治由心阳虚损所引起的其他病证。若心气不足者，加黄芪、人参；若水肿重者，加猪苓、泽泻利水消肿；苔腻纳差加半夏曲、厚朴、藿香以和胃理气化湿；若夹瘀血者，加丹参、赤芍、桃仁、红花；畏寒肢冷，下肢水肿严重，舌淡胖，苔白水滑者，加制附片、肉桂、乌药、草果温阳利水。

8. 阴阳两虚

【主症】心悸、气短，动则加甚。

【兼症】心烦不眠，自汗盗汗，乏力。

【舌脉】舌光少苔，脉结代。

【治法】滋阴养血，益气通阳，复脉定悸。

【方药】炙甘草汤加减。

【方药解析】《伤寒论》第177条："伤寒脉结代，心动悸，炙甘草汤主之。"心阴不足，则心失所养，心阳不振，则鼓动无力，故脉结代、心动悸是心之阴阳俱虚所致，治以炙甘草汤补阴阳，调气血，复血脉。岳美中对本方有深刻的认识，他认为方以阿胶、麦冬、麻仁、地黄、甘草、大枣补益营血，以人参、生姜、桂枝、黄酒补益卫气，使阳行阴中，脉得以复，方中关键处，阴药非重量，则仓促间无能生血补血，但阴本主静，无力自动，必凭借阳药主动者以推之挽之而激促之，才能上入于心，催动血行，使结代之脉去，动悸之证止。

（二）验案举例[9]

古某，男，69岁，主因心慌反复发作5年余，加重2个月前来就诊。患者5年前出现心慌，在某医院行心电图检查示房颤，心率100～300次/分，间断服用倍他乐克控制心率。近2个月心慌发作频繁，伴乏力气短，动则加重，影响日常生活，遂来我院就诊。刻下症见：心慌、心跳快时作，伴汗出乏力，胸闷气短，偶有胸痛发作，食欲一般，睡眠不佳，二便正常。查体：血压110/80mmHg，神清，精神不振，皮肤潮湿多汗，双肺呼吸音清，心率90～110次/分，心律绝对不齐，第一心音强弱不等，双下肢无水肿。舌质紫暗、苔黄厚腻，脉沉细无力。心电图示：房颤律，T波V_4～V_6低平。

中医诊断：心悸。

辨证：气阴亏虚，瘀阻心脉，神不守舍。

治法：益气活血、养阴安神。

方药：益气活血汤加减。

处方：党参15g，生黄芪20g，丹参10g，鬼箭羽12g，五味子10g，浮小麦30g，郁金10g，红花10g，炒枳壳10g，片姜黄10g，煅磁石(先煎)30g，炒远志6g，炒酸枣仁15g，藿香10g，佩兰10g，炒栀子10g，车前子(包煎)15g。

以上药物共7剂，水煎服，日一剂，早晚温服。

二诊：患者服药后心慌、气短、自汗乏力减轻，无胸闷胸痛发作，食欲好，二便正常，舌质暗、苔黄薄腻，脉沉细无力。查体：血压110/90mmHg，心肺查体同前，房颤律，心率80次/分。以原方减藿香、佩兰，加珍珠粉(冲服)0.3g，14剂，水煎服，日一剂，早晚温服。

三诊：患者服药后心慌未发作，偶有自汗，自觉精神转佳，食欲好，睡眠较前好转，二便正常。舌质暗、苔薄腻微黄，脉沉细。血压 120/90mmHg，心率 78 次/分，心律不齐，心音强弱不等。处方以复诊方减炒栀子、车前子，加煅牡蛎^(先煎)15g。14 剂，水煎服，日一剂，早晚温服。

按语：心悸时有发作，伴胸闷、汗出、心悸不安。心气不足，气虚不能固摄，自汗频频，更耗心气；心气虚不能鼓动血液正常运行，心血瘀阻、胸闷不畅、心失所养，而心悸发作。进一步发展致心阴血亏虚、血不藏神、神气虚浮，而虚烦不眠、入睡困难；心气不足、血运无力、心脉失养，故脉率时快时慢、快慢不一；气血失调、血不上荣，故神疲乏力；气阴亏虚、正气不足，故舌胖大、脉沉细无力；病初苔黄厚腻，故用藿香、佩兰、炒栀子以化湿清热。根据本病例以气阴亏虚为本、血瘀为标、虚实夹杂的病机特点，治疗以益气活血、养阴安神为法，应用益气活血方为基础加减治疗，效果明显。

（三）中医其他疗法

传统抗心律失常药物治疗，副作用较多；电复律具有一定的危险性和并发症；近年来发展的消融术需要特定的条件和设备，难以广泛推广应用。目前中医非药物如针灸、耳穴压丸、艾灸、药枕等治疗为房颤的治疗提供了新途径。

六、西医治疗

（一）期前收缩

主要有以下几种类型。

1. 房性期前收缩

房性期前收缩通常无须治疗。当有明显症状或因房性期前收缩触发室上性心动过速时，应给予治疗。吸烟、饮酒与咖啡均可诱发房性期前收缩，应劝导患者戒除或减量。治疗药物包括普罗帕酮、莫雷西嗪或 β 受体阻滞剂。

2. 交界性期前收缩

交界性期前收缩通常无须治疗。

3. 室性期前收缩

首先应对患者室性期前收缩的类型、症状及其原有心脏病做全面的了解，然后根据不同的临床状况决定是否给予治疗，采取何种方法治疗，以及确定治疗的终点，具体情况如下。

（1）无器质性心脏病　室性期前收缩不会增加此类患者发生心脏死亡的危险性，如无明显症状，不必使用药物治疗。如患者症状明显，治疗以消除症状为目的。应特别注意对患者做好耐心解释，说明这种情况的良性预后，减轻患者的焦虑与不安。避免诱发因素如吸烟、咖啡、应激等。药物宜选用β受体阻滞剂、美西律、普罗帕酮、莫雷西嗪等。

二尖瓣脱垂患者发生室性期前收缩，仍遵循上述原则，可首先给予β受体阻滞剂。

（2）急性心肌缺血　在急性心肌梗死发病开始的 24 小时内，患者有很高的原发性心室颤动的发生率。目前不主张预防性应用抗心律失常药物。若急性心肌梗死发生窦性心动过速与室性期前收缩，早期应用β受体阻滞剂可能减少心室颤动的危险。

急性肺水肿或严重心力衰竭并发室性期前收缩，治疗应针对改善血流动力学障碍，同时注意有无洋地黄中毒或电解质紊乱，如低钾、低镁。

（3）慢性心脏病变　心肌梗死后或心肌病患者常伴有室性期前收缩，应当避免应用Ⅰ类药物治疗心肌梗死后室性期前收缩。原因是这些抗心律失常药物本身具有致心律失常作用。β受体阻滞剂对室性期前收缩的疗效不显著，但能降低心肌梗死后猝死发生率、再梗死率和总病死率。具体用药有以下几种。

1. β受体阻滞剂

β受体阻滞剂属Ⅱ类抗心律失常药，能选择性地与β肾上腺素受体结合，从而拮抗神经递质和儿茶酚胺对β受体的激动作用，抑制交感神经兴奋所致的起搏电流、钠电流和 L-型钙电流增加，表现为减慢 4 相舒张期除极速率，从而降低自律性，降低动作电位 0 相上升速率而减慢传导性。常用药物包括美托洛尔、比索洛尔、阿替洛尔、普萘洛尔、拉贝洛尔、卡维地洛、阿罗洛尔、倍他洛尔等。

【禁忌证】[11]①过敏。②心源性休克。③不稳定的、失代偿性慢性心力衰竭。④有症状的心动过缓、病态窦房结综合征、Ⅱ～Ⅲ度房室传导阻滞。⑤症状性低血压。⑥严重的周围血管疾病。⑦支气管痉挛性哮喘。

【不良反应】[11]①低血压。②心动过缓、房室传导阻滞。③体液潴留和心力衰竭恶化（常发生于起始治疗 3～5 天）。④支气管痉挛、哮喘发作。⑤代谢、内分泌紊乱，血糖、血脂异常，高钾血症。⑥抑郁、疲乏、头痛、失眠等。⑦撤药综合征，长期治疗后突然停药可发生高血压、心律失常和心绞痛恶化。⑧加重性功能障碍和末梢循环性疾病，如无症状外周动脉病患者用药后可导致间歇性跛行。

2. 美西律

美西律属Ⅰb类抗心律失常药，可以抑制心肌细胞钠内流，降低动作电位 0 相除极速度，缩短浦氏纤维的有效不应期。

【禁忌证】心源性休克和有Ⅱ或Ⅲ度房室传导阻滞、病态窦房结综合征者。

【不良反应】①胃肠反应，如恶心、呕吐、肝功能异常等；②神经系统症状，如头晕、震颤、共济失调、眼球震颤、嗜睡、昏迷及惊厥、复视、视物模糊、精神失常、失眠；③心血管系统症状，如窦性心动过缓、窦性停搏，胸痛，促心律失常作用，低血压及心力衰竭加剧；④过敏反应，如皮疹；⑤极个别有白细胞及血小板减少。

3. 普罗帕酮

普罗帕酮属Ⅰc类抗心律失常药，具有膜稳定性，还具有Ⅱ类抗心律失常药的 β 阻断作用，通过降低动作电位升高速率而减慢冲动传导，可以延长心房、房室节、心室的不应期，还可以延长预激综合征患者传导旁路的不应期。

【禁忌证】①过敏。②心源性休克（心律失常造成的心源性休克除外）。③有严重症状的心动过缓患者。④3 个月以内的心肌梗死患者或心输出量受损患者（左心室输出量小于35％），但如果患者存在致死性室性心律失常情况下除外。⑤有严重传导障碍（如Ⅱ度或Ⅲ度房室传导阻滞，束支传导阻滞）且未植入起搏器的患者。⑥未植入起搏器的病态窦房结综合征患者。⑦严重低血压。⑧严重的电解质紊乱（如钾代谢紊乱）。⑨严重的阻塞性呼吸道疾病。⑩重症肌无力。⑪每天同时服用 800～1200mg 利托那韦药物的患者。

【不良反应】①心血管系统症状，体位性低血压或长时间站立后的直立性低血压、胸痛，使原有的心律失常恶化或引起新的心律失常，心室扑动和（或）心室颤动；②胃肠道不适；③肝和胆囊症状，胆汁郁积，血清转氨酶和碱性磷酸酶升高，黄疸和肝炎；④乳腺和生殖器官症状，如性功能减退和精子数下降；⑤呼吸系统症状，支气管痉挛的患者可能会出现呼吸窘迫；⑥血液和淋巴系统系统症状，白细胞减少、粒细胞减少、血小板减少、粒细胞缺乏症；⑦皮肤症状，过敏性皮肤反应、抗核抗体计数增加、狼疮样综合征；⑧心理方面症状，厌食、疲劳、焦虑、意识模糊、烦乱不安、噩梦、睡眠障碍；⑨眼部症状，视力模糊；⑩神经系统症状，如晕厥、感觉异常、头晕、眩晕；锥体外系症状，共济失调、头痛；药物过量可引起惊厥；⑪全身反应，如发热、头痛。

4. 莫雷西嗪

莫雷西嗪属Ⅰ类抗心律失常药，具体分类尚有不同意见。可抑制快 Na^+ 内流，具有膜稳定作用，缩短 2 相和 3 相复极及动作电位时间，缩短有效不应期。对窦房结自律性影响很小，但可延长房室及希浦系统的传导。

【禁忌证】①Ⅱ或Ⅲ度房室传导阻滞及双束支传导阻滞且无起搏器者；②心源性休克；③过敏。

【不良反应】有头晕、恶心、头痛、乏力、嗜睡、腹痛、消化不良、呕吐、出汗、感觉异常、口干、复视等；致心律失常作用。

（二）房颤[4,12]

1. 非瓣膜病房颤抗凝策略

对于非瓣膜病房颤根据指南需进行卒中风险评估以决定抗凝策略，2016欧洲心脏病学会（ESC）指南推荐使用 CHA_2DS_2-VASc 积分评估房颤患者脑卒中风险，从而指导抗凝药的应用。所有男性评分≥2 分的房颤患者均建议使用口服抗凝药物（Ⅰ，A），所有女性评分≥3 分的房颤患者均建议使用口服抗凝药物（Ⅰ，A）；男性评分 1 分的房颤患者以及女性评分 2 分的房颤患者，可以根据患者的个体化因素及患者自身的意愿，给予口服抗凝药物（Ⅱa，B）；具体细则见表 9 – 1。对于接受口服抗凝药物的房颤患者，应该进行出血风险评分，并寻找潜在的可纠正的出血风险因素，予以纠正（Ⅱa，B）目前主要应用 HAS – BLED 评分系统进行评估，具体细则见表 9 – 2。

表 9 – 1　CHA_2DS_2-VASc 评分

危险因素	评分
充血性心衰/左室功能不全（C）	1
高血压（H）	1
年龄≥75 岁（A）	2
糖尿病（D）	1
年中/TIAV 血栓栓塞（S）	2
血管疾病（V）	1
年龄 65～74 岁（A）	1
性别（女性）（SC）	1
总分	9

表 9-2　HAS-BLED 出血风险评分系统

字母	临床特点	计分
H	高血压（收缩压 >160mmHg）	1
A	肝、肾功能异常（各 1 分）	1 或 2
S	卒中史	1
B	出血史	1
L	INR 值波动	1
E	老年（如年龄 >65 岁）	1
D	药物（抗血小板药物联用或非甾体抗炎药）或嗜酒（各 1 分）	1 或 2
		最高值 9 分

［注］积分≥3 分提示出血高风险，积分 0~2 分，出血低风险。

2. 瓣膜病合并房颤抗凝策略

瓣膜病合并房颤为栓塞的主要因素，具有明确的抗凝适应证，无须进行栓塞危险因素评估。

3. 常用的抗凝药及抗血小板药

（1）华法林　华法林是我国目前广泛应用的香豆素类口服抗凝药，其主要抗凝机制为抑制维生素 K 参与的凝血因子 Ⅱ、Ⅶ、Ⅸ、Ⅹ 在肝脏的合成，对血液中已有的凝血因子 Ⅱ、Ⅶ、Ⅸ、Ⅹ 并无抵抗作用。人体内肝脏合成凝血因子 Ⅱ、Ⅶ、Ⅸ、Ⅹ，需要经过维生素 K 依赖性羧化酶的羧化作用才能成为有活性的凝血因子，华法林为口服的维生素 K 拮抗剂，通过抑制肝脏环氧化还原酶，使无活性的氧化型维生素 K 无法变成有活性的还原型维生素 K，阻止维生素 K 的循环利用，干扰凝血因子的活化，达到抗凝的目的。华法林的最大疗效多于连续服药 4~5 天后达到，停药 5~7 天后其抗凝作用才完全消失，开始治疗给予 1.5~3mg/d，至少每周测量一次 INR，华法林的抗凝强度应维持在国际标准比值（INR）2.0~3.0，高于 3.0 则出血风险增加，低于 2.0 则不能达到预防血栓栓塞的目的，INR 持续稳定，每月监测一次。华法林禁忌证为，围手术期或外伤、明显肝肾功能损害、中重度高血压（血压≥160/100mmHg）、凝血功能障碍伴出血倾向、活动性消化性溃疡、妊娠、其他出血性疾病。然而在我国房颤患者华法林的使用率很低，主要由于华法林的治疗窗窄、剂量变异性大，与其他药物与食物相互作用、需要实验室检测的局限性，极大地限制了华法林的临床应用和治疗效。

（2）新型口服抗凝药 如果接受华法林的患者，INR 控制不稳定，应考虑换用新型口服抗凝药，而 ESC 指南根据临床研究显示新型口服抗凝药的抗栓疗效不劣于或优于华法林，且颅内出血风险少。越来越多的证据显示，新型口服抗凝药在脑卒中方面具有优势，因此新型口服抗凝药成为指南的 I 类推荐、首选药物。目前可选用的新型口服抗凝药有达比加群、利伐沙班、依度沙班，但新型口服抗凝药不用于中、重度二尖瓣狭窄或机械瓣膜患者，此类患者依然选用华法林。

（3）抗血小板 抗血小板治疗在抗凝策略中的重要性降低，当患者拒绝接受任何一种口服抗凝药时，可考虑抗血小板治疗，阿司匹林单一治疗仅限于因过高的出血风险不能耐受双抗联合治疗者。不能口服抗凝药物的患者，左心耳封堵和切除可作为备选项。

4. 药物的选择

2016 年 ESC 指南建议，对于需口服抗凝药物的房颤患者，若无 NOAC 的禁忌证，应该首选 NOAC，次选华法林（I，A）。如果患者使用的是华法林，应该密切地检测凝血酶原时间的国际标准化比值（INR），并保证治疗窗内时间（TTR）尽可能高（I，A）。对于服用华法林的患者，即使有良好的依从性，若 TTR 仍不满意，只要无 NOAC 禁忌证，建议换用 NOAC（IIb，B）。2016 年 ESC 指南指出，如无另外明确需使用抗血小板药物的指征，应避免合用抗血小板药物（III，B）；无论房颤患者是何性别，如无脑卒中危险因素，不应口服抗凝或抗血小板药物（III，B）。此外，2016 年 ESC 指南不推荐房颤患者单纯应用抗血小板药物以预防脑卒中（III，A）；同样不建议在机械瓣或者中—重度二尖瓣狭窄的房颤患者中使用 NOAC（III，B/C）。

对于房颤合并稳定型冠心病的患者，在支架术后，推荐使用阿司匹林、氯吡格雷加口服抗凝药物三联治疗 1 个月（IIa，B）；合并急性冠状动脉综合征（ACS）者，在支架术后，推荐使用阿司匹林、氯吡格雷加口服抗凝药物三联治疗 1~6 个月（IIa，C）；合并 ACS 但未行支架置入者，推荐使用阿司匹林或氯吡格雷之一加口服抗凝药物双联治疗 12 个月（IIa，C）。但需要注意的是，联合抗凝和抗血小板的治疗，尤其是三联的治疗方案，时程应该尽量缩短，同时需平衡冠状动脉的缺血及出血事件风险（IIa，B）；在某些患者中，氯吡格雷（一日 75mg）加口服抗凝药物的双联方案可以替代三联治疗方案（Ⅱb，C）。

5. 控制心室率

近年来多项研究表明，病理性心率增快是心血管疾病病死率增加的独立危险因素，房颤时心室率过快且节律不规整，一方面导致患者出现心悸、乏力、气短等不适症状，另一方面，影响血流动力学，使心排血量降低。对于心室率控制标准目前存在争议，一般认为对于无器质性心脏病的患者来说，目标是控制心室率 < 110 次/分，对于合并器质性心脏病的患者，需要根据患者的具体情况决定目标心率。控制心室率是房颤治疗的重要策略，可改善生活质量，减少致残率，常用的药物包括 β 受体拮抗剂、钙通道阻滞剂或洋地黄制剂，以及某些抗心律失常药。当药物难以控制心室率导致心动过速性心肌病时，行房室结消融并植入永久起搏器，可有效控制节律和心室率，改善症状、心功能及生活质量。因房室结消融后，对起搏器终生依靠，一般考虑用于老年患者。

常用药物主要有以下几种。

（1）β 受体拮抗剂　是控制房颤心室率的一线用药，临床上常用药物有艾司洛尔、普萘洛尔、美托洛尔，能使房室结有效不应期和传导时间延长，可有效控制静息及活动时心室率，尤其是对交感神经活性高的患者。需要注意的是 β 受体拮抗剂具有负性肌力的作用，可以导致心脏收缩功能减弱，对于心衰或射血分数降低的患者应从小剂量逐步加量，对于失代偿心力衰竭及哮喘患者慎用。

（2）非二氢吡啶类钙拮抗剂　主要有地尔硫卓和维拉帕米等可有效降低房室结及房室结动作电位振幅，延长房室结有效不应期，减少心房重构现象的发生，并具有降血压、抗心肌缺血作用，能有效控制房颤患者休息及运动时的心室率，适用于合并哮喘的肺心病患者长期治疗。此药物具有负性肌力作用，对于合并心衰的患者慎用，因其可能缩短旁路不应期诱发快心室率反应，导致低血压甚至室颤，故不用于伴预激综合征的患者。

（3）洋地黄类药物　通过对心肌细胞膜上 Na - K - ATP 酶的抑制作用，使内流的钙离子增多，起到正性肌力的作用；可通过兴奋迷走神经，增加隐匿性传导，增多长间歇来达到控制静息状态下房颤心室率，值得注意的是其控制心室率的作用会在高交感神经活性时被消减，对白天及运动时心室率控制较差，但与其他控制心室率药物相比，其独特优点是能改善患者心功能，但因其具有引起房室传导阻滞及室性心律失常等不良反应，且有更有效的药物作为替代，故洋地黄目前不作为控制心室率的一线用药，除非患者有心衰或体力活动很少。洋地黄类药物用于控制运动时心室率效果较差，需与 β 受体阻滞剂及钙通道阻滞剂合用，且不能单独应用于伴预激综合征的患者。

（4）抗心律失常药物　胺碘酮作为 III 类抗心律失常药物，能够轻度阻断钠通道、钾通道、钙通道、非竞争性阻断 α 和 β 受体，同时具有交感抑制和钙通道阻滞剂的作用，能够抑制房室传导，有效减慢房颤时的房室率，有类似 β 受体阻滞剂作用，但作用弱，因此可与 β 受体阻滞剂合用，由于胺碘酮心脏外毒副作用的影响，在控制心室率中属于二线用药，且不建议用于慢性房颤时的长期心室率控制，主要应用于房颤伴快速心室率而应用其他治疗方法有禁忌或无法有效控制时。静脉应用胺碘酮可用于无预激重症房颤患者控制心室率，合并预激的房颤患者不可应用静脉胺碘酮控制心室率，可口服。胺碘酮的主要缺点是起效缓慢，有引起肺纤维化、肝损害及心律失常等副作用。决奈达隆是一种不含碘的新型 III 类抗心律失常药物，是一种多通道阻滞剂，为苯并呋喃衍生物，其抗心律失常的药理特性和胺碘酮相似，但其不含碘无明显的甲状腺抑制作用和抑制甲状腺激素作用，同时其半衰期也短于胺碘酮，可以延长房颤复发时间，减慢房颤患者的平均心室率，并且能够显著降低房颤、房扑患者的发病率和死亡率，明显改善预后，成为目前抗心律失常药物中仅有的存在独立于抗心律失常以外作用使患者获益的药物，但对于心衰患者决奈达隆可增加其死亡率。

对于房颤患者心室率控制的药物选择方面，左心室射血分数（LVEF）≥40% 的房颤患者，心率控制推荐使用 β 受体阻断剂、地高辛、地尔硫䓬或维拉帕米（Ⅰ，B）；对于 LVEF ＜40% 的房颤患者，心率控制推荐使用 β 受体阻断剂和（或）地高辛（Ⅰ，B）。如果单药治疗不能有效控制心率，可考虑联合药物治疗（Ⅱa，C）。此外，对于血流动力学不稳定或 LVEF 严重降低的患者，推荐应用胺碘酮以控制心率（Ⅱb，B）。

对于永久性房颤的患者，不应常规使用抗心律失常药物用于心率控制（Ⅲ，A）。静息状态下心率 ＜110 次/分可以作为心率控制的起始靶目标（Ⅱa，B）。对于合并预激综合征或者妊娠的患者，推荐优先考虑节律控制而非心率控制（Ⅱa，C）。若患者对心率或节律控制药物无效或不能耐受，应该考虑行房室结消融，但患者之后需依赖起搏器（Ⅱa，B）

6. 转复并维持窦性心律

目前转复方法主要有药物转复、电转复、导管消融治疗等。在我国，经导管射频消融房颤技术尚未普及，药物复律及电复律仍是主要手段，对于血流动力学稳定的患者，药物复律可优于电复律。

（1）药物复律　与电复律比较，其方法简单，患者易于接受，可用于房颤转复窦律，或提高电复律的成功率。复律的主要药物是 Ic 类和 III 类抗心律失常药物，他们分别通过减慢房室传导速度及延长有效不应期使折返激动终止而达到房颤复律目的，对无器质性心脏病患者，可静脉应用氟卡尼、普罗帕酮转律，这些药物耐受性好，毒副作用较少。对上述药物无效或出现不良反应时，可选用胺碘酮。伴有器质性心脏病患者应根据基础病具体情况选用药物。伴有严重器质性心脏病患者可静脉应用胺碘酮，伴有中等程度器质性心脏病患者可选静脉伊布利特和维纳卡兰，上述方法无效可选用胺碘酮。抗心律失常药物有一定的毒、副作用，偶可导致严重室性心律失常，发生致命的并发症，对于合并心脏明显增大、心衰及血电解质紊乱的患者，应特别警惕。此外，某些抗心律失常的药物如胺碘酮有增强口服抗凝剂华法林的作用，应注意药物的相互作用。

静脉应用胺碘酮可转复节律和控制房颤心室率，短期应用安全性较好，但起效时间较迟，当合并器质性心脏病和心衰时，首选胺碘酮复律，静脉用药期间注意低血压、肝损害、心动过速、静脉炎等不良反应。

普罗帕酮对新近发生的房颤转复有效，对持续房颤、房扑疗效差，作用较快。其不良反应相对少见，包括室内传导阻滞、房扑伴快室率、室性心动过速、低血压、转复后心动过缓等，对合并器质性心脏病、心衰及严重慢性阻塞性肺疾病患者应慎用。

氟卡尼口服，或静脉应用对于新近发生的房颤有效，作用较快，应避免应用于器质性心脏病，特别是心功能不好的患者。

（2）电复律　快速心室率的房扑和房颤，药物治疗不能即刻起效，且会导致心肌缺血、低血压，或心力衰竭，故推荐心脏电复律。房颤或者房扑患者合并预激综合征，当心动过速导致血流动力学不稳定时，推荐电复律。复律成功率虽然高，但操作稍复杂，但需镇静或麻醉。电复律可能导致的并发症包括皮肤灼伤、短暂心律失常、麻醉所致低血压和呼吸抑制、肺水肿、心肌损伤等。

两种复律方式均存在发生血栓栓塞的风险，因此不管采用何种复律方式，复律前都应依据房颤持续时间而采用恰当的抗凝。如房颤持续时间小于 24 小时，复律前无须抗凝治疗，否则复律前接受 3 周华法林治疗，待心律转复后继续治疗 3～4 周，或行食道超声心动图除外心房血栓后再行复律，复律后以华法林抗凝 4 周，紧急复律治疗可选用静注肝素及皮下注射低分子肝素抗凝。

（3）复律后维持窦律 国内临床用于维持窦律的药物有胺碘酮、普罗帕酮、索他洛尔、决奈达隆和β受体阻滞剂等。此外，有研究显示中药参松养心胶囊及稳心颗粒对维持窦律有一定效果。

7. 上游治疗

通常将针对房颤发生的病因、基质治疗称为房颤的上游治疗。高血压心脏病所致房颤以降压为主；冠心病所致房颤以改善血液循环为主；心肌炎所致房颤以抗病毒、抗炎、保护心肌为主；肺心病所致房颤以强心、利尿、扩管为主等。

（三）调护

《素问·上古天真论》曰："上古之人，其知道者，法于阴阳，和于术数，食饮有节，起居有常，不妄作劳，故能形与神俱，而尽终其天年，度百岁而去。"可见预防调护对疾病的发生，促进疾病的恢复有重要作用。

1. 控制高危因素

老年、高血压、糖尿病、心肌梗死、心脏瓣膜疾病、心力衰竭、肥胖、呼吸睡眠暂停、心胸外科手术、吸烟、饮酒等都是危险因素。有效处理这些危险因素可在一定程度上预防本病的发生。

2. 养成良好的生活方式

（1）调畅情志 本病每因情志内伤而诱发，故患者应经常保持心情愉快，精神乐观，情绪稳定，避免情志为害，减少发病。尤其心虚胆怯、心火内动及痰火扰心等引起的心悸，应避免惊恐及忧思恼怒等不良刺激。

（2）饮食有节 宜进食营养丰富而易消化吸收的食物，平素饮食忌过饱、过饥，或烟酒、浓茶，宜低脂低盐饮食。阳虚者忌过食生冷，阴虚者忌辛辣炙煿，痰浊、瘀血者忌过食肥甘，水饮凌心者宜少食盐。

（3）生活规律 注意寒暑变化，避免外邪侵袭而诱发或加重心悸，注意劳逸结合。轻症患者，可进行适当体力活动，以不觉疲劳，不加重症状为度，应避免剧烈活动及强体力劳动。重症患者，平时即有心悸、气短等症状，应卧床休息，待症状消失后，也应循序渐进地增加活动量。

（四）长期治疗

心悸病势缠绵，应坚持长期治疗，获效后亦应注意巩固治疗，可服人参等补气药，改善心气虚症状，增强抗病能力。积极治疗原发病，如胸痹、痰饮、肺胀、喘证、痹病等，对预防发作具有重要意义。还应及早发现变证、坏病的先兆症状，结合心电监护，积极准备并做好急救治疗。

七、参考文献

[1]王鹏.云南个旧市城区中老年人群心律失常流行病调查[D].云南:昆明医科大学,2017:15-16.

[2]陈志鹏.云南安宁农村地区45岁以上居民心律失常流行病学调查[D].云南:昆明医科大学,2015:27-28.

[3]葛均波,徐永健.内科学[M].8版.北京:人民卫生出版社,2013,188-189.

[4]戴秋艳.2016年欧洲心脏病学会心房颤动管理指南要点解读[J].世界临床药物,2018,39(9):577-583.

[5]别立展,赵丹丹,黄春恺,等.心房颤动的流行病学研究现状及进展[J].现代生物医学进展,2015,15(13):2562-2568.

[6]孙志军,孙英贤.心房纤颤的流行病学现状[J].实用药物与临床,2005(04):1-3.

[7]周自强,胡大一,陈捷,等.中国心房颤动现状的流行病学研究[J].中华内科杂志,2004(07):15-18.

[8]陈洁,宋文燕,姜涛.心悸病病名及症状历史沿革[J].山西中医,2017,33(06):59-62.

[9]梁晋普,王亚红,帅东亚.郭维琴教授辨治心律失常经验[J].现代中医临床,2016,23(05):5-10.

[10]葛均波,徐永健.内科学[M].8版.北京:人民卫生出版社,2013,188-189.

[11]韩潇.协和临床用药速查手册[M].北京:中国协和医科大学出版社,2015:27.

[12]张雪松,秦明照.房颤国际新指南解读[J].中国医刊,2012,47(07):89-92.

（梁晋普、王文杰、葛明立）

第十章

病态窦房结综合征

一、概述

病态窦房结综合征（简称"病窦"）是由于窦房结及其周围组织病变导致功能的减退或障碍，窦房结不能产生正常起搏冲动或者传导系统缺陷，阻碍电冲动到达心室，产生多种心律失常的综合表现。患者可在不同时间出现一种以上的心律失常，患者的临床表现主要是与心动过缓或停搏有关的心、脑等重要脏器缺血缺氧的症状，如脑供血不足导致的发作性头晕、黑朦、意识障碍、精神失常、抽搐、癫痫样发作等，严重者可以发生晕厥、阿—斯综合征、猝死；心动过缓会导致冠脉内血流缓慢，血栓形成，心肌缺血或坏死时，则可出现胸闷胸痛、心绞痛等症状，全身供血不足会导致乏力气短，无法耐受运动。心电图主要表现为以下几种。

1. 窦性心动过缓

窦性心动过缓为非药物引起的，持续而显著的窦性心动过缓，一般为50 次/分以下。

2. 窦性停搏与窦房传导阻滞

此二者均表现为时有长间歇的出现，但窦性停搏为窦房结自身起搏功能异常，因此其停搏时间不定，心电图长 P–P 与短 P–P 无倍数关系，而窦房传导阻滞其病理基础为窦房结周围组织的病变或功能异常，可以是病理性的，也可以是生理性的，而窦房结本身不存在病变，因此窦房结依旧按照正常节律发放激动，周围组织传导功能恢复正常后，窦性激动再次下传心房，心房激动显示为 P 波，因此窦房传导阻滞患者其心电图长 P–P 与短 P–P 呈倍数关系，窦房结与房室结双结病变时，窦房传导阻滞与房室传导阻滞并存。

3. 心动过缓—心动过速综合征

即慢—快综合征，指基础心律为心动过缓，在此基础上房性快速性心律失常时有发作，后者通常为心房扑动、心房颤动或房性心动过速。

4. 变时性功能不全

变时性功能不全表现为活动时心率上升缓慢，活动结束后心率下降过快，活动当中运动当量不变情况下患者心率不能维持稳定，上下波动。根据心电图的典型表现，以及临床症状与心电图改变的明确相关性，便可确定诊断。若疑为病态窦房结综合征的患者，经心电图和多次动态心电图检查，未能确定诊断，可以做阿托品实验、经食道调搏检查窦房结恢复时间与窦房传导时间、运动平板试验、心内电生理检查以明确诊断，必要时行冠脉 CT 或造影以排除冠脉病变。患者若有长间歇并伴有症状，西医多安装起搏器治疗。

本病多属中医学"迟脉症""脉结代""头晕""胸痹""怔忡"等范畴，若发生晕厥，则属于"厥证"的范围。《素问·平人气象论》曰："乍疏乍数日死。"此为阴阳两虚之重症。《素问·五脏生成》曰："脉者，源于肾而主于心。"《金匮要略》："寸口脉迟而涩，迟则为寒，涩则血不足。趺阳脉微而迟，微则为气不足，迟则为寒，寒气不足则手足厥冷。"《诊家枢要》有"迟脉为寒为不足"。郭士魁先生认为病态窦房结综合征多以"迟脉"为主，亦有"迟数交替"，此虽属中医学"迟寒数热"之理，但数无力者为虚象，其本为虚寒，临床表现多心肾阳虚或心脾肾阳虚。治疗应益气温阳、养阴复脉，常用方剂有补中益气汤、归脾汤，也可以用麻黄附子细辛汤、炙甘草汤、四逆汤、桂甘龙牡汤等温阳复脉。

二、病因病机及发病机制

（一）中医学对病态窦房结综合征病因病机的认识

本病的发病，多由体质虚弱、年老久病、情志所伤、感受外邪所引起。年老体弱、久病劳倦致肾阳亏虚，肾阳亏虚失于温煦而使心阳不振；寒湿外邪或心病日久损及心阳亦可致心阳不振。心肾阳虚，心脉失于温养，导致血行不畅、心脉瘀阻而发病。先天不足，素体阴虚或思虑过度，积劳虚损致心气心阴不足，气虚无以行血，阴虚脉络不利，日久心脉瘀阻而发病。脾阳不足，津液不化或七情内伤导致痰湿内生，日久痰湿痹阻心脉而发本病。心气虚弱，或心阳虚衰，或失治误治，心阳大伤，可以导致元阳欲脱，发为厥证，甚则阴阳离决，不治而亡（中医病因病机见图 10 - 1）。

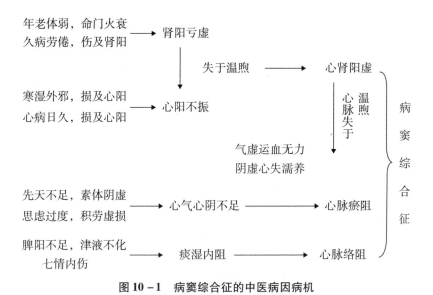

图 10 - 1　病窦综合征的中医病因病机

（二）西医对病态窦房结综合征发病机制的认识

现代研究发现[1]，窦房结并非简单地沿右房界嵴向下延展，而是发散的、延展而多变的。多呈新月或蝌蚪形，由上沿界嵴向下腔静脉方向延伸；一部分呈马蹄铁型，围绕上腔静脉口在房间沟中分布。窦房结是一致密的，由特殊心肌细胞"Pacemaker"细胞和纤维结缔组织组成的混合体，最原始的、小的起搏细胞位于结中央，而过渡起搏细胞位于结周边。窦房结与周围心房肌分界模糊且不规则，过渡细胞向内穿入窦房结中心，向外进入心房肌，向上可以穿入上腔静脉肌袖，向下可以刺入界嵴。

窦房结是心脏的第一起搏点，具有自律性和传导性。窦房结是心脏最重要的起搏位点，有着单一的电活动周期，可以自动地、有节律地产生电流，电流按心脏传导组织的顺序传送到心脏的各个部位，从而引起心肌细胞的收缩和舒张。过渡细胞对起搏细胞的控制地位起到维持作用，同时过渡细胞与起搏细胞比较，其极化更明显，达到 - 80mV，除极速度更快。心房其他部位的细胞，特别是靠近冠状窦附近的下位窦房结细胞，是温和的备用起搏位点。

正常心脏激动由窦房结控制，凡激动起源于窦房结的心律，称为窦性心律。窦房结发出激动会沿着上、中、下三条狭窄的优势传导通路传导至心房组织。心房组织虽然有着一些蒲肯野样细胞，但是窦房激动传导并不像在心室内激动传导一样。缝隙连接是非特异性的阳离子通道，能进行细胞间的电偶联和激动传导。窦房结缝隙连接其传导慢、除极速度慢，能起到抑制传导与起搏作用。窦性心律包括正常窦性心律与窦性心律失常，窦房结因自身原因或外来因素导致其自律性、兴奋性及传导性发生改变，窦房结失去正常活动规律，称为窦性心律失常。伴随着纤维细胞、胶原蛋白、弹力蛋白增生，窦房结细胞减少，激动传导通路受损，导致窦房阻滞、窦缓、晕厥和心源性猝死。窦房结由窦房结动脉供血，其起源 60%～70% 来自于右冠状动脉，20%～30% 来自于左冠状动脉，还有一部分人群窦房结接受双侧供血。窦房结接受密集的自主神经系统控制，通过调节离子通道来调节心率。功能异常源于阳离子通道功能异常和（或）解剖重构，常发生于心衰、房颤、高龄和高强度的运动训练。

心脏的正常激动由窦房结控制，频率为 60～100 次/分。成人窦性心律慢于 60 次/分称为窦性心动过缓，也可见于健康的成人，尤其是老年人和睡眠时。其他原因还有颅内压增高、严重缺氧、低温、血钾过高、甲状腺功能减退，以及用洋地黄、β 受体阻滞剂、利血平、胍乙啶、甲基多巴、精神类药品等。既往认为运动员心率低属于正常现象，有研究显示[2]，运动训练引起的窦性心动过缓及窦房结功能障碍在很大程度上是一种窦房结固有结构和功能的改变。

正常情况下，窦房结作为一个统一的有机体，行使整体功能，控制心脏的节律，使心率平稳地增速或减速。理想状态下，心率的增速与减速遵循正弦曲线的形式。正常情况下，窦房结上部（头部）细胞的兴奋频率快，下部（尾部）细胞的兴奋频率慢，中间细胞的兴奋性介于两者之间。他们彼此协调，以当时机体生理代谢的需要发放适宜的起搏频率起搏心脏。当窦性心律快时，其节律相对规整，窦性心律慢时，其节律相对不齐或不规整。当窦房结细胞的兴奋性下降时，可表现为窦性心动过缓；当窦房结细胞的兴奋性增强时，可表现为窦性心动过速，这些表现可以是生理性的，亦可以是病理性的。当窦房结整体功能不协调时，可表现为窦房结功能的分离，可分为"纵向分离"和"横向分离"。当窦房结功能整体降低时，还可表现为心率的整体变化范围变窄，以及心率的瞬时变异范围变小。

导致窦性心动过缓的病因有如下几种。

1. 生理性原因

体力劳动者、睡眠状态、老年人等都可伴有窦性心动过缓，当自主神经张力改变时如深呼吸后也常发生窦性心动过缓。迷走神经兴奋大多通过神经、体液机制经心脏自主神经而起作用，或是直接作用于窦房结而引起窦性心动过缓。

2. 内源性病因

冠状动脉粥样硬化性心脏病；窦房结细胞及其周围退行性变；心肌病；炎症性疾病，如心肌炎、心包炎；高血压；浸润性疾病，如淀粉样病变、血色素沉着病、肿瘤；血管胶原性疾病，如硬皮病、系统性红斑狼疮；肌源性疾病，如进行性肌萎缩；先天性心脏病等。

3. 药物性原因

一些药物可以引起窦性心动过缓，如 β 受体阻滞剂、抗心律失常药物、利血平、洋地黄、抗精神病药物、喹诺酮类药物等。此外，阿奇霉素、碳酸锂、环孢素、萘甲唑啉滴鼻液、甲基强的松龙、卡托普利等也有致心动过缓的报道。

4. 自主神经系统影响

迷走神经张力过高、颈动脉窦综合征、迷走神经性晕厥。

5. 电解质紊乱

高钾血症、高钙血症、内分泌性疾病。

6. 外科手术损伤

外科手术尤其是瓣膜手术。

7. 颅内压增高

8. 其他

败血症、中毒、营养不良、高温、雷击、乙型肝炎、放射性心肌损伤或退行性病变均可使窦房结功能受损，进而引起窦性心动过缓。遗传性离子通道疾病也可以导致窦性心动过缓的发生。

原发性窦性停搏较多见，主要是由于窦房结本身受到损害，多由器质性心脏病引起，例如冠心病、急性心肌炎、心肌梗死、心肌病、病态窦房结综合征、窦房结和心房肌退行性纤维化、濒死性停搏等。

继发性窦性停搏为继发于各种快速性心律失常之后的短暂性窦性停搏，停搏时间为 2～4 秒，最常见于室上性心动过速。经刺激迷走神经以及药物治疗或食管调搏术超速抑制后，室上性心动过速被突然纠正后而发生的窦性停搏，多为短暂发生。抗心律失常药物过量或中毒可致窦性停搏，如洋地黄、奎尼丁、胺碘酮等。迷走神经张力增高对窦房结功能产生抑制作用可致窦性停搏，如压迫眼球、按摩颈动脉窦、刺激咽部、气管插管等，正常人有时也可发生。心脏外伤或心脏外科手术时损伤窦房结，可于术中或术后出现窦性停搏。冠状动脉造影等也可导致窦性停搏。高血钾、低血钾亦可引起窦性停搏。

三、西医诊断

（一）窦性心动过缓

1. 心电图

（1）P 波的形态与频率　P 波形态与正常窦性心律的 P 波略有差别，Ⅱ、Ⅲ导联的 P 波较正常窦性心律的 P 波稍低平。P 波频率在成人应 < 60 次/分，通常为 40～59 次/分，多在 45 次/分以上（图 10 – 2）。

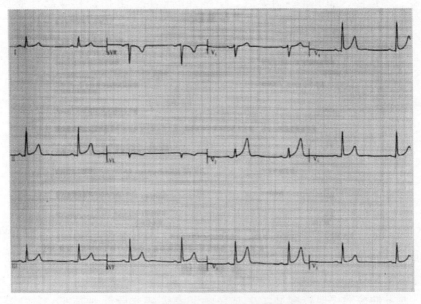

图 10 – 2　病态窦房结综合征的心电图

（2）P – R 间期　0.12～0.25 秒，每个 P 波后紧随一个正常的 QRS 波，形态、时限均正常。

（3）心律不齐　窦性心动过缓常伴有窦性心律不齐，P – P 间期相差在0.12 秒以上。

2. 动态心电图

记录 24 小时的心电图变化，了解临床症状与窦性心动过缓是否相一致，通常 24 小时总心率小于 80000 次，通过最高窦性心率、最低窦性心率、平均心率，是否有长间歇及程度等对窦性心动过缓进行综合评价。

3. 阿托品试验

（1）原理 窦房结自律性受自主神经影响，迷走神经张力过高可导致窦性心率减慢。阿托品是抗胆碱药，能解除迷走神经对窦房结的抑制，从而加快心率。

（2）试验方法 试验前停用影响心率药物，如 β–受体阻滞剂等，2～3 天；卧位，描记 II 导联心电图作为对照；阿托品 1mg（0.02～0.04mg/kg），以 5mL 生理盐水稀释，静脉快速注射（1 分钟内）；分别于注药后 1、2、3、4、5、10、15、20 分钟描记心电图，计算心率，并观察心率变化。

（3）阳性标准 全部观察时间内心率 <90 次/分；出现窦停或窦房阻滞；出现交界性逸搏心律，或原为交界性心律持续存在；出现室上性快速心律失常，如房颤等。

（4）阴性标准 观察时间内心率 >90 次/分；首次使用 1mg 为阴性者，次日用 2mg 静注，心率 >90 次/分或超过对照心率 25%。

（5）禁忌证 青光眼、前列腺肥大、尿潴留患者不宜，高温季节应避免使用。

4. 运动试验

观察运动时心率的变化。

5. 心内电生理检查或经食道调搏检查

测定窦房结恢复时间、校正窦房结恢复时间、窦房传导时间。

原理是以明显高于自身窦性节律的频率快速起搏心房，超速抑制窦房结，当快速起搏突然停止时，正常的窦房结能较快的从抑制中清醒过来，恢复正常起搏。若窦房结功能异常，则需较长时间才能恢复。

（二）窦性停搏

1. 常规心电图特点

在窦性心律周期，P–P 有规律出现的序列中，无先兆地突然出现一个长 P–P 间期，这个长 P–P 间期不与窦性心律周期呈整倍数，常可出现交界性逸搏。大多数长 P–P 间期 >1.6～2.0 秒，其余具备正常窦性心律特征（见图 10–2）。P 波由窦房结发放激动形成，符合窦性 P 波的特点，即 I、II、V_4～V_6 导联 P 波直立，aVR 导联 P 波倒置；P–R 间期 >0.12 秒；P–P 间期之差 <0.12 秒。

2. 电生理检查

窦房结恢复时间测定。

（三）窦房阻滞

窦房结的短暂阻滞，即窦房结产生的冲动，部分或全部不能到达心房，引起心房和心室停搏。窦房阻滞按阻滞程度可分为一度，二度，高度和三度。

（1）一度窦房阻滞　由于窦房结激动过程不能在体表心电图上表现出来，所以一度窦房阻滞与正常心电图无法区别。

（2）二度Ⅰ型（文氏型）窦房阻滞　窦性激动在窦房的传导过程中，传导速度进行性减慢，直到完全被阻滞。表现为P－P间期进行性缩短，直至一次P波脱落；最长的P－P间期小于最短P－P间期的2倍，并以文氏周期重复出现。

（3）二度Ⅱ型（莫氏型）窦房阻滞　表现为窦性心律时，基本匀齐的P－P间期中，突然出现一个长间歇；长的P－P间期恰是原来窦性心律P－P间期的整倍数。当传导比例高达3∶1~5∶1时，称为高度窦房阻滞。

（4）三度窦房阻滞　所有的激动都不能传入心房，在心电图上不出现P波，难与窦性停搏相区别，只能借助窦房结心电图才能诊断。

（四）慢—快综合征型

病变不仅发生于窦房结，心房或结周区也受累（主要为纤维化或变性）。其发生是由于窦房结功能减退，而窦房结以外的心房组织甚至心室组织由于疾病引起电生理特性改变，兴奋性相对增高。心电图表现以窦性心动过缓、窦性停搏、窦房阻滞等缓慢心律失常为基础，伴有以阵发性房颤为最常见的房性快速心律失常，在快速心律失常终止时，可伴有缓慢心律失常，如窦缓或窦停的发生。

注意与快—慢综合征鉴别，快—慢综合征是窦房结功能的一过性障碍的表现。平时不伴有症状性窦缓和窦停，有频发房早、短阵房速、阵发性房扑或房颤等快速性房性心律失常；只在心律失常发作终止时，出现较长的窦停或明显窦缓时，出现一过性头昏、胸闷、黑矇，甚至晕厥等临床症状。通常在房颤根治后，窦房结功能可以恢复，提示窦房结重构可以逆转，治疗首选射频消融，根据随访的自然心率情况评价永久性心脏起搏的必要性。

（五）双结病变或全传导系统病变型

双结病变是指窦房结和房室结同时出现病变，全传导系统病变是指心脏的全部传导系统均有病变。

心电图表现，除有以窦性心动过缓为主的心律失常外，还伴有房室交界区起搏功能障碍，在窦性心律不能按时出现时，房室交界区逸搏或逸搏心律明显延迟出现，即逸搏间期＞2秒，逸搏频率＜35次/分，或者伴有房室交界区传出阻滞以及室性逸搏。全传导系统病变则还伴有房内或束支阻滞，是出现晕厥、阿—斯综合征或猝死的主要原因。

四、中医治疗

（一）辨证分型

1. 心阳虚弱

【主症】心悸气短，动则加剧，或突然昏仆。

【兼症】汗出倦怠，面色㿠白，或形寒肢冷，舌淡苔白，脉沉弱或沉迟。

【治法】温阳益气。

【方药】人参四逆汤合苓桂术甘汤加减。

【用药】人参，熟附子，干姜，肉桂，茯苓，桂枝，白术，甘草。

【方药解析】人参四逆汤方中人参大补元气，复脉固脱，补脾益肺，生津，安神。附子大辛大热，温壮元阳，破散阴寒。干姜温中散寒，助阳通脉。附子与干姜同用，一温先天以生后天，一温后天以养先天，相须为用，相得益彰，温里回阳之力大增，是回阳救逆的常用组合。炙甘草之用有三：一则益气补中，使全方温补结合，以治虚寒之本；二则甘缓姜、附峻烈之性，使其破阴回阳而无暴散之虞；三则调和药性，并使药力作用持久。苓桂术甘汤方中桂枝温阳化气，平冲降逆。苓、桂相合为温阳化气，利水平冲之常用组合。白术健脾祛湿，苓、术相须，为健脾利水除湿的常用组合，在此体现了治生痰之源以治本之意；桂、术同用，也是温阳健脾的常用组合。仲景云："病痰饮者，当以温药和之。"本方重用甘淡之茯苓健脾利水，渗湿化饮，既能消除已聚之痰饮，又善平饮邪之上逆。

【方药加减】若伴水肿者，加防己、泽泻、车前子、益母草、丹参以活血利水；伴血瘀者，加川芎、丹参、赤芍、红花、枳壳以活血化瘀。

2. 心肾阳虚

【主症】心悸气短，动则加剧，伴头晕，或见黑矇。

【兼症】面色㿠白，形寒肢冷，腰膝酸软，眩晕耳鸣，小便清长，舌质淡苔白，脉迟结代。

【治法】温补心肾。

【方药】参附汤合右归丸加减。

【用药】附子，人参，熟地黄，山药，山茱萸，枸杞，鹿角胶，菟丝子，杜仲，当归，肉桂。

【方药解析】参附汤方中人参甘温大补元气，附子大辛大热，温壮元阳，二药相配，共奏回阳固脱之功。《删补名医方论》说："补后天之气，无如人参；补先天之气，无如附子，此参附汤之所由立也……二药相须，用之得当，则能瞬息化气于乌有之乡，顷刻生阳于命门之内，方之最神捷者也。"右归丸方中附子、肉桂、鹿角胶温补肾阳，填精补髓；熟地黄、枸杞子、山茱萸、山药滋阴益肾，养肝补脾，阴中求阳；菟丝子补阳益阴，固精缩尿；杜仲补益肝肾，强筋壮骨；当归养血和血，助鹿角胶以补养精血，诸药配合，共奏温补肾阳，填精补髓之功。

【方药加减】若水肿甚者，加猪苓、茯苓、椒目、大腹皮利水消肿；血瘀内阻者，加益母草、泽兰、红花以活血化瘀；若形寒肢冷，脉迟，心率45次/分左右，加巴戟天、补骨脂、炙麻黄以温肾助心阳而增脉率。

3. 气阴两虚

【主症】心悸气短，乏力，脉迟缓，时有间歇。

【兼症】失眠多梦，自汗盗汗，口干，五心烦热，舌红少津，脉虚细或结代。

【治法】益气养阴。

【方药】生脉散合炙甘草汤加减。

【用药】人参，麦门冬，五味子，炙甘草，生姜，桂枝，人参，生地黄，阿胶，麦门冬，火麻仁，大枣(擘)。

【方药解析】生脉散方中人参甘温，益元气，补肺气，生津液。麦门冬甘寒养阴清热，润肺生津。人参、麦冬合用，则益气养阴之功益彰。五味子酸温，敛肺止汗，生津止渴。三药合用，一补一润一敛，益气养阴，生津止渴，敛阴止汗，使气复津生，汗止阴存，气充脉复，故名"生脉"。《医方集解》说："人有将死脉绝者，服此能复生之，其功甚大。"至于久咳伤肺，气阴两虚证，取其益气养阴，敛肺止咳，令气阴两复，肺润津生，诸症可平。炙甘草汤是《伤寒论》治疗心动悸、脉结代的名方，是由伤寒汗、吐、下或失血后，或杂病阴血不足，阳气不振所致。阴血不足，血脉无以充盈，加之阳气不振，无力鼓动血脉，脉气不相接续，故脉结代；阴血不足，心体失养，或心阳虚弱，不能温养心脉，故心动悸。治宜滋心阴，养心血，益心气，温心阳，以复脉定悸。方中重用生地黄黄滋阴养血为君，《名医别录》谓地黄"补五脏内伤不足，通血脉，益气力"。配伍炙甘草、人参、大枣益心气，补脾气，以资气血生化之源；阿胶、麦冬、麻仁滋心阴，养心血，充血脉。桂枝、生姜辛行温通，温心阳，通血脉，诸厚味滋腻之品得姜、桂则滋而不腻。用法中加清酒煎服，以清酒辛热，可温通血脉，以行药力。

【方药加减】若兼胸闷而痛，舌有瘀斑，加川芎、红花、赤芍、降香以活血化瘀；兼头晕目眩、呕吐痰涎或胸脘痞闷者，加瓜蒌、半夏、竹茹、胆南星、葛根、川芎除痰化浊、升清止眩。

4. 痰湿阻络

【主症】心悸气短，胸痛彻背，脉来迟缓。

【兼症】头晕目眩，咳嗽有痰，舌质淡、苔白腻，脉弦滑或结代。

【治法】化痰除湿通络。

【方药】瓜蒌薤白半夏汤合六君子汤加减。

【用药】瓜蒌实，薤白，半夏，人参，白术，茯苓，炙甘草，陈皮。

【方药解析】瓜蒌薤白半夏汤中半夏燥湿化痰，降逆散结；配以瓜蒌、薤白豁痰通阳，理气宽胸。六君子汤中党参、白术、茯苓、木香、陈皮、半夏、砂仁、甘草取香砂六君子汤之意，健脾益气和胃，理气止痛；柴胡气质轻清，能疏解少阳之郁；厚朴、枳实理气畅中；当归养血活血；甘草调和诸药。二方合用，共奏化痰除湿通络之功。

【方药加减】血瘀重者，加丹参、枳实、郁金、延胡索、川芎活血化瘀；痰多而有寒象者，加制附片温阳化痰；痰多而眩晕者，加天麻、菊花、川芎以散风清利头目。

5. 心脉瘀阻

【主症】心动迟缓，胸闷憋气，或刺痛阵作，牵引肩背。

【兼症】乏力气短，自汗，四肢厥逆，唇甲青紫，舌质紫暗，或有瘀点，脉涩或结代。

【治法】温阳益气，活血化瘀。

【方药】参附汤合冠心Ⅱ号方（郭士魁方）加减。

【用药】人参，附片，淫羊藿，桃仁，川芎，红花，当归，麻黄，细辛。

【方药解析】参附汤方中人参甘温大补元气；附子大辛大热，温壮元阳，二药相配，共奏回阳固脱之功。《删补名医方论》曰："补后天之气，无如人参；补先天之气，无如附子，此参附汤之所由立也……二药相须，用之得当，则能瞬息化气于乌有之乡，顷刻生阳于命门之内，方之最神捷

227

者也。冠脉心Ⅱ号方是郭士魁先生研制之名方，主治冠心病心脉瘀阻证，方中选用丹参、川芎、赤芍、红花、降香等药物，诸药合用，共奏活血化瘀，通脉止痛功效。

【方药加减】胸闷痛甚，加丹参、郁金、三棱、莪术加强活血化瘀之力，或者加用全蝎、蜈蚣、水蛭等虫类药搜剔通络；汗多，加煅龙牡、五味子收涩敛汗；阴阳俱损，加枸杞子、麦冬、女贞子以滋补阴血。

6. 元阳欲脱

【主症】脉来迟缓，微细欲绝。

【兼症】汗出如珠，面色青灰，呼吸气微，四肢厥冷，精神萎顿，或昏厥，舌质淡，脉结代或脉微欲绝。

【治法】回阳固脱。

【方药】参附龙桂汤加减。

【用药】人参，黄芪，附片，炙甘草，山茱萸，煅龙骨，肉桂。

【方药解析】参附龙桂汤主要用于元阳欲脱之证，方中人参大补元气，附片、肉桂、山萸肉补肾温阳，回阳救逆，煅龙骨潜阳敛汗，炙甘草和营护阴。诸药合用，有回阳救逆，潜阳护阴之功。

【方药加减】脉过于迟缓，加淫羊藿、川芎、炙麻黄以温阳复脉；兼有阴虚者，加玉竹、天冬、太子参以养阴生津；若夹痰浊者，可加陈皮、半夏理气除痰；兼瘀血者，加丹参、红花、桃仁、郁金活血化瘀。

郭维琴教授根据多年的临床经验研制了复窦合剂，主要成分为党参、淫羊藿、炙麻黄、川芎，通过对60例病态窦房结综合征和30例窦性心动过缓患者观察，总结出90%以上患者的发病机制为心肾阳虚，同时兼有血瘀之标证。每次20mL，口服3次/日，1个月为1疗程。病窦患者平均提高心率9.2次/分，单纯窦缓者提高心率为6.4次/分。注射阿托品后，病窦患者心率提高13次/分，窦缓者7.4次/分。窦房结功能（经食道调搏测定）：病窦患者窦房结恢复时间（SNRT）由1709.5 ± 253ms降至1489.4 ± 158ms（$P<0.01$），窦房传导时间（SACT）由244.7 ± 55ms降至172.4 ± 34ms（$P<0.01$）。同时发现"复窦合剂"可改善心功能、血流变、甲状腺功能及肾上腺皮质功能。

（二）验案举例

1. 案例一

张某，女，38岁。主诉头晕伴胸闷半年，加重1个月。患者于半年前因外感发热，体温达 38^{0}C，1 周后感觉头晕，胸闷心悸，乏力，曾在某医院诊治，发现"心动过缓"，服用阿托品后，心率可以达到 50 次/分，平时心率波动于 36~45 次/分。静脉注射阿托品 2mg 后，心率最高达 56 次/分。近 1 个月来病情加重，头晕欲倒，胸闷心慌，乏力畏冷，舌质淡，苔白腻，脉沉迟结代，心率 39 次/分，律不齐。心电图示：心率 39 次/分，窦性与结性心律交替，偶发室性、房性及结性期前收缩。西医诊断：病毒性心肌炎，病态窦房结综合征。

辨证：心脾肾阳虚。

治法：益气温阳。

方药：补中益气汤合麻附细辛汤加减。

处方：党参 25g，黄芪 25g，升麻 10g，柴胡 6g，白术 10g，陈皮 12g，干姜 10g，鸡血藤 12g，炙麻黄 10g，细辛 3g，甘草 6g，川附片 12g，仙灵脾 15g，川芎 10g。

以上药物共 5 剂。

二诊：上方服用 5 剂后，心率较前增加，晨起可达 45~55 次/分，早餐后最高达 70 次/分，上方继服。上方加减服用 2 个月后，心率维持在 50~60 次/分，结性心率减少，患者症状消失。

按语：本例患者心率缓慢达 36 次/分，心律不齐，头晕欲倒，胸闷心慌，舌质淡，脉迟结代，证属心脾肾阳虚，治以益气温阳，处方以党参、黄芪益气健脾；升麻、柴胡提升清阳，鼓动血脉；麻黄、附子、细辛、干姜补阳气以助心脉；陈皮、白术健脾；鸡血藤养血活血。故本方加减使用 2 个月，病情明显好转。

2. 案例二

于某，男，44 岁。主诉头晕心慌 2 年。患者 2 年前无明显诱因出现头晕、心慌，同时出现心律不齐，心率 40~49 次/分，以后有经常晕倒史，心电图示：窦性心动过缓，窦房阻滞。2 周前做阿托品实验，心率最高达 57 次/分，经某医院诊断为病态窦房结综合征。现患者头晕心慌，畏寒下肢冷，夜尿多，舌胖质淡苔薄白，脉沉弱迟代，心律不齐，有较长间歇。心率 46 次/分，血压 90/60mmHg。

辨证：脾肾阳虚。

治法：健脾温阳，补肾复脉。

处方：党参 25g，黄芪 25g，白术 12g，升麻 6g，柴胡 10g，桂枝 12g，巴戟天 12g，菟丝子 12g，干姜 6g，陈皮 12g，金樱子 12g，川附片 10g，红花 10g，炙甘草 10g。

以上药物共 30 剂。

二诊：服药 1 个月后，精神好转，头晕减轻，心率较前增加，一般在 50 次/分，舌胖苔白，脉沉缓。心率 66 次/分，血压 120/64mmHg。仍宗上法，加强补肾之力。

处方：党参 25g，黄芪 25g，白术 12g，升麻 6g，柴胡 10g，桂枝 12g，巴戟天 12g，菟丝子 12g，干姜 10g，补骨脂 15g，女贞子 12g，川附片 10g，陈皮 12g，炙甘草 6g，红花 10g。

以上药物共 30 剂。

三诊：患者精神好，头晕基本消失，能坚持长时间讲话，心率在 50 次/分以上。舌质正常、苔白，脉沉弦。心率 65 次/分，血压 110/70mmHg。效不更方，继服 30 剂。

按语：本例患者，头晕心慌，经常晕倒，畏寒肢冷，心率慢，血压低，有较长时间窦性停搏及窦房阻滞，舌质淡胖，脉迟结代，证属脾肾阳虚，以补中益气汤、四逆汤、五子衍宗丸等化裁治疗后，头晕基本消失，心率在 50 次/分，血压平稳。以后继服巩固疗效，随访 5 年，患者一般情况好，已经停服中药近 3 年，坚持正常工作，未出现明显症状。

3. 案例三

谢某，男，57 岁。1 年前无明显诱因出现心慌、乏力，未经正规治疗。1 个月前患者回家途中发生晕厥。立即送往北京某三甲综合医院医院，查心电图：窦性心动过缓，心率 42 次/分，阿托品试验（＋）。诊为"病态窦房结综合征"，建议安装起搏器。患者拒绝，遂慕名来诊。自述其每日自测心率波动于 39~65 次/分，静止时尤其夜间心率慢，活动后心率可达到 60 次/分以上。现患者偶感心慌，并觉左胸憋闷，呈阵发性，乏力，眩晕，畏寒，夜寐欠佳，食欲正常，小便频，大便正常。查心率 48 次/分，血压 130/75mmHg。舌胖有齿痕，质暗，苔薄白，脉沉缓。当日查 24 小时心电图示：窦性心动过缓伴不齐（窦房结内游走节律），最慢心率 37 次/分，最快心率 67 次/分；窦性停搏（最长 2.37 秒，R－R 间期 >2.0s，98 个/24 小时）；偶发房早，偶见成对出现（单发 25 个/24 小时，成对 1 个/24 小时，次连发 1 个/24 小时）；偶发室早，可见间位室早（单发 28 个/24 小时）。

辨证：心肾阳虚，血脉瘀滞。

治法：温补心肾，活血复脉。

处方：党参 15g，黄芪 15g，炙麻黄 10g，淫羊藿 20g，补骨脂 10g，川芎 10g，红花 10g，郁金 10g，枳壳 10g，巴戟天 10g，菟丝子 20g，麦冬 10g，合欢皮 20g，远志 10g，炒酸枣仁 10g，炙甘草 6g。

以上药物共 30 剂。

以此方为基础加减用药治疗 3 个月后，患者自述心率较前明显增多，可达 60 次/分以上，活动后可达 80 次/分。已无乏力及眩晕感，精神体力增强，无明显不适感。查 24 小时心电图示：窦性心率，最慢心率 50 次/分，最快心率 83 次/分；窦性停博 1 个，最长 2.0s；偶发房早，24 个/24 小时；偶发室早，13 个/24 小时。患者信心倍增，嘱其继续服药以巩固维持。

按语：患者心慌、胸憋闷、眩晕、畏寒、乏力、夜寐不安、小便频，舌胖有齿痕、质暗、苔薄白，脉沉缓。辨证为心肾阳虚，血脉瘀滞。以党参、黄芪、炙甘草健脾养心益气；淫羊藿、巴戟天温补肾阳；炙麻黄温阳祛寒复脉；川芎、红花、郁金、枳壳活血化瘀，宽胸理气；补骨脂、菟丝子补肾填精；远志、合欢皮、炒酸枣仁养心安神；麦冬，一方面固敛心气，一方面制约温补药的燥性；炙甘草调和诸药。全方共奏益气温阳，活血复脉，养心安神之效，药证合拍，取效明显。

4. 案例四

温某，男，66 岁。胸闷痛反复发作 5 年，加重 1 个月。经北京某三甲综合医院诊断为冠心病不稳定性心绞痛、心律失常、病态窦房结综合征；高血压病 3 级、极高危险组，服用阿司匹林、氯吡格雷、培哚普利、氨氯地平、单硝酸异山梨酯、曲美他嗪治疗，仍频发心绞痛，建议冠脉造影及永久起搏器治疗，患者拒绝，慕名来诊。现患者时作胸部闷痛，牵及左肩背部，稍劳或遇凉后发作，持续 5~10 分钟，含服硝酸甘油可缓解，伴乏力、气短、畏寒、腰膝酸软，偶有头晕，无心慌，饮食二便正常。查心率 44 次/分，血压 130/70mmHg。舌胖有齿痕，质暗有瘀斑，苔薄白，脉沉缓。心电图示：窦性心动过缓，心率 46 次/分，广泛 ST 压低 0.1~0.2mV。

辨证：心肾阳虚，心脉瘀阻。

治法：益气温阳复脉，活血化瘀通络。

处方：党参 15g，黄芪 30g，炙麻黄 10g，淫羊藿 20g，补骨脂 10g，巴戟天 10g，荜茇 10g，丹参 30g，枳壳 10g，郁金 10g，鬼箭羽 12g，姜黄 10g，蒲黄 10g，红花 10g，蜈蚣(打) 2 条，炙甘草 6g。

以上药物共 14 剂。

二诊：患者服药后胸痛发作减少，乏力、气短、畏寒均有不同程度的减轻，无头晕发生，微感口干，查心率 50 次/分，上方加麦冬 10g 继进

30 剂。

三诊：患者心绞痛稳定，能耐受一般体力活动，余症基本缓解，日间心率在 50～60 次/分，嘱患者适度锻炼，避免过劳，坚持中西医同治。后患者间断服用本方加减，3 年来病情平稳。

按语：患者胸部闷痛，牵及左肩背部，稍劳或遇凉后发作，伴乏力、气短、畏寒、腰膝酸软，舌胖有齿痕、质暗有瘀斑、苔薄白，脉沉缓，辨证为心肾阳虚，心脉瘀阻。党参、黄芪、炙甘草健脾养心益气；淫羊藿、巴戟天温补肾阳；炙麻黄温阳祛寒复脉；丹参、红花、郁金、枳壳、鬼箭羽、姜黄、蒲黄活血化瘀，宽胸理气；补骨脂补肾添精；蜈蚣解毒散结，通络止痛。全方共奏益气温阳，活血复脉，通络止痛之效，药证合拍，取效明显。治疗在益气温阳复脉的基础上，重用活血化瘀通络，取得了很好的疗效。

（三） 中医非药物治疗

赵树玲等采用单灸膻中穴治疗 63 例心动过缓患者，每次灸 7 壮，每日 1 次，10 次为 1 疗程，疗程间休息 3 天，治疗 2 个疗程后观察，有效率为 84.1%[4]。崔广治等使用苯肾上腺素造成家兔实验性心动过缓，并针刺内关穴，观察对心动过缓的影响，实验结果显示非电针期 R－R 间期最大值出现时间晚，电针期则出现时间早，两者的均值相差 17 分钟；电针期与非电针期 R－R 间期恢复时间均值相差 60.5 分钟，差异有显著统计学意义 （P＜0.01）[5]。唐巍等予以针刺治疗窦性心动过缓患者 30 例，以膻中、关元、双侧内关、神门为主穴，心阳虚衰者配命门，阳虚血瘀者配双侧膈俞，痰湿壅塞者配双侧丰隆，结果显示治疗前平均心率为 53.3±2.61 次/分，治疗后为 58.3±3.20 次/分，差异有显著统计学意义 （P＜0.05）[6]。王浩取心俞、内关、厥阴俞、素髎，每次选 2～3 个穴位，注射 1mL 参麦注射液治疗窦性心动过缓 40 例，结果治愈 30 例，有效 6 例，无效 4 例，总有效率为 90%[7]。

五、西医治疗

（一） 窦性停搏的治疗

1. 病因治疗

尽可能地明确病因并针对病因进行治疗。例如，AMI 累及窦房结动脉，冠状动脉明显狭窄者，可行 PCI 术，或应用硝酸甘油等改善冠脉供血。心肌炎则可用能量合剂、大剂量维生素 C 静脉滴注或静注。某些药物影响、电解质失衡、甲状腺功能减低等，都可通过纠正病因使窦房结功能恢复。

2. 药物治疗

轻度异常，而次级起搏点逸搏功能良好、症状不明显者，定期随诊，不需特殊治疗；对于有症状的患者，可应用提高心率的药物，如阿托品、异丙肾上腺素、环磷酸腺苷葡甲胺、氨茶碱等，改善临床症状和维持心脏供血功能，预防阿—斯综合征，短期内疗效显著。

3. 起搏治疗

永久起搏器置入推荐。

（1） Ⅰ类推荐　产生症状的频繁窦性停搏；起源于某些临床疾病的需要药物治疗。

（2） Ⅱa 类推荐　心率＜40 次/分，当明显的症状和心动过缓实际发生的相关性没有得到一致清楚的证实时；无法解释的晕厥同时临床出现窦房结功能明显异常或电生理检查中诱发出异常时。

（3） Ⅱb 类推荐　轻微症状的患者清醒时慢性心率＜40 次/分，可以考虑永久性起搏器置入。

（4） Ⅲ类推荐　无症状的患者不适应永久性起搏器的置入；患者提示心动过缓相关的症状证实发生在无心动过缓时，永久性起搏器的置入不合适；症状性心动过缓由于非必需的药物治疗引起，不适应永久起搏器的置入。

4. 生物起搏

生物起搏是利用细胞分子生物学及其相关技术，对受损的自律性节律点或特殊传导系统的细胞进行修复或替代，使心脏的起搏和传导功能得以恢复，它包括基因生物起搏、细胞生物起搏和基因工程干细胞生物起搏

（二）窦性心动过缓的治疗

1. 治疗原则

（1）明确病因，针对原发病治疗；药物中毒所致者，应停药、加快排泄及支持治疗，必要时行血液透析或临时起搏器治疗。

（2）对症、支持治疗。

（3）窦性心动过缓如心率不低于每分钟 50 次，无症状者，无须治疗。

（4）如心率低于 50 次/分，且出现症状者可用提高心率药物，如阿托品、麻黄素、氨茶碱、环磷腺苷葡甲胺或异丙肾上腺素，考虑到长期使用药物可能引起的不良反应，如阿托品可引起尿潴留、诱发冠状动脉痉挛，

异丙肾上腺素引起快速性的心律失常，如室速、室颤，可考虑安装起搏器。

（5）显著窦性心动过缓且出现晕厥、阿—斯综合征者应安装人工心脏起搏器。

2. 药物治疗

（1）生理性窦性心动过缓无重要的临床意义，不必治疗。

（2）由颅内压增高、药物、胆管阻塞、甲减等所致的窦性心动过缓应首先治疗病因。

（3）对于器质性心脏病，尤其是急性心肌梗死的患者，由于心率很慢可使心排血量明显下降而影响心、脑、肾等重要脏器的血液供应，故此时应滴注阿托品、异丙肾上腺素，严重者应植入临时起搏器以提高心率。

3. 手术治疗

对窦房结功能受损所致的严重窦性心动过缓的患者，如影响血流动力学，伴有晕厥或阿－斯综合征的发生、药物治疗效果欠佳者，需要安装永久性人工心脏起搏器。

（三）预防调护

1. 避免使用减慢心率的药物。

2. 调畅情志，保持精神乐观，情绪稳定，避免情绪的过度波动。

3. 劳逸结合，生活规律。注意寒暑变化，避免外邪侵袭而诱发致使病情加重；注意劳逸结合，可进行适当体力活动，以不觉疲劳，不加重症状为度。

4. 饮食宜清淡，低盐低脂，宜粗纤维、易消化的食物，禁刺激性的食物，戒烟酒、浓茶。阳虚者忌过食生冷，阴虚者忌辛辣炙煿，痰浊、瘀血者忌过食肥甘，防止便秘。

5. 本病病势缠绵，应坚持长期治疗，获效后亦应注意巩固治疗，若不能耐受中药长期治疗，又有与心动过缓相关的黑矇、晕厥等症状时，建议起搏治疗。

六、总结

郭维琴教授认为，本病总以阳气虚弱为主，有心阳虚、心肾阳虚、阳气欲脱之分，痰湿阻络，瘀血内阻，可以导致本病的发生，临床上宜详辨之。本病病位在心，表现在脉，以心阳虚弱为主，兼有脾肾阳虚，痰湿瘀血为标。

郭维琴教授临床常用党参、炙麻黄、黄芪益气温阳，来提高心室率，增强心肌收缩力，改善冠脉供血，加快房室传导作用。淫羊藿、仙茅、肉苁蓉、补骨脂、鹿角胶温补肾阳，填补肾精；女贞子、枸杞子、山茱萸滋补肾阴，一方面阴中求阳，另一方面可以制约温补药的燥性。红花、桃仁、丹参、鸡血藤、郁金、蒲黄、三棱、莪术、川芎等活血化瘀复脉，若胸闷明显者，可酌加郁金、枳壳理气宽胸；心烦失眠者，可用合欢皮、远志、炒枣仁养心安神；血压高或兼有头晕、头胀者，可酌加天麻、钩藤、炒栀子、牛膝平肝潜阳，引血下行；肢体麻木者，可加用鸡血藤、木瓜、地龙活血通络；若形体肥胖，胸脘痞闷，舌苔白腻者，加瓜蒌、薤白、半夏、砂仁开胸通阳，化痰除湿；食欲不佳者，加用半夏曲、焦三仙、炒莱菔子除胀开胃；大便干燥者，可加用全瓜蒌、熟大黄、生白术、生何首乌益气润肠，通腑行舟；大便溏薄者，加用苍术、白术、茯苓健脾渗湿止泻。

郭维琴教授根据多年的用药体会，将常用药分为以下几类。

1. 温阳药

附子、肉桂、桂枝、干姜、吴茱萸、生姜。

2. 补气药

党参（人参）、黄芪、白术、太子参、甘草。

3. 补肾药

补骨脂、淫羊藿、仙茅、女贞子、肉苁蓉、巴戟天、鹿角胶、鹿茸。

4. 活血药

当归、川芎、丹参、郁金、红花、乳香、没药、三七、赤芍、桃仁、益母草、鸡血藤、延胡索、蒲黄、五灵脂、三棱、莪术。

5. 养阴药

麦冬、五味子、黄精、阿胶、玉竹、沙参、天花粉。

6. 温经升阳药

麻黄、细辛、升麻。

7. 理气化痰药

半夏、白术、茯苓、瓜蒌、陈皮。

郭维琴教授认为治疗病态窦房结综合征常用温阳类药物，而温补药长期、大量使用常易出现口干、咽燥、心慌、血压升高，所以临证时要辨证准确，温补药用量应从小到大。长期治疗要注意阴中求阳，既可以达到补阳，又可以避免过于温燥而引起不适，并应定期检查肝功、肾功、血、尿、便常规、心电图、血压、以期达到安全有效的治疗。

郭维琴教授认为治疗病态窦房结综合征除注意使用益气温阳药外，尚需注意活血药物的使用，尤其是老年冠心病病态窦房结综合征，因窦房结供血不足而引起，症状除有心动过缓外，常伴有胸憋闷、胸痛等症，所以需要根据血瘀证的轻重不同，选择不同的药物。由于风寒湿邪侵袭引起的心动过缓者，亦应在辨证施治的基础上选择活血通络药，以期"血行风自灭"。

郭维琴教授根据多年的临床经验研制了复窦合剂（主要成分为党参、淫羊藿、炙麻黄、川芎），通过对病态窦房结综合征和窦性心动过缓患者观察，总结出90%以上患者的发病机制为心肾阳虚，同时兼有血瘀之标证。经过复窦合剂治疗后，患者窦房结功能（经食道调搏测定）：病窦患者窦房结恢复时间（SNRT）由 1709.5 ± 253ms 降至 1489.4 ± 158ms（$P < 0.01$），窦房传导时间（SACT）由 244.7 ± 55ms 降至 172.4 ± 34ms（$P < 0.01$）。患者左室收缩功能、血流变学、甲状腺功能、皮质醇功能及性腺功能均有一定的改善。

七、参考文献

［1］Cliona Murphy，Ralph Lazzara. Current concepts of anatomy and electrophysiology of the sinus node［J］. J Interv Card Electrophysiol，2016（46）：9 – 18.

［2］王友华,田振军,李悠悠.运动训练对大鼠房室节显微结构及 Bax、Bcl – 2 表达的影响［J］.天津体育学院学报,2008,23（5）：390 – 392,424.

［3］鲁卫星,郭维琴.复窦合剂治疗病态窦房结综合征临床研究［J］.北京中医学院学报,1993,16（5）：32 – 35.

［4］赵树玲,于德茹,林发亮.单灸膻中穴治疗心动过缓［J］.中国针灸,2010,030（002）：169 – 169.

［5］崔广治,郭钰,王文琴.电针家兔"内关"穴对实验性窦性心动过缓的影响［J］.辽宁医学院学报,1980,（3）：25 – 27.

［6］唐巍,陈波,徐京育.针灸治疗窦性心动过缓临床观察［J］.针灸临床杂志,1999（3）：4 – 5.

［7］王浩.穴位注射治疗心动过缓 40 例［J］.中医外治杂志,2005,（01）：24 – 25.

（赵 勇）

第十一章

心肌病

一、概述

心肌病是一组异质性心肌疾病，由不同病因（遗传性病因较多见）引起的心肌病变导致心肌机械和（或）心电功能障碍，常表现为心室肥厚或扩张。该病可局限于心脏本身，亦可为系统性疾病的部分表现，最终导致心脏性死亡或进行性心力衰竭[1]

依据病因将心肌病分为原发性和继发性两类。原发性心肌病是由遗传、非遗传和获得性病因单独或混合引起的心肌病变；继发性心肌病是系统性疾病累及的心肌病变，常常有明确的病因，可以针对其原发病进行防治。

依据病因将心肌病分为原发性和继发性两类。原发性心肌病是由遗传、非遗传和获得性病因单独或混合引起的心肌病变；继发性心肌病是系统性疾病累及的心肌病变，常常有明确的病因，可以针对其原发病进行防治。

本病早在 19 世纪后叶即被医学家提到，关于心肌病的定义和分类的具体标准随着时间的推移逐渐模糊。现如今为了临床诊断和治疗的需要，根据心室的形态和功能变化提出新的分类方法[2]，大致分为扩张型心肌病、肥厚型心肌病、限制型心肌病、致心律失常性右心室心肌病及未定型心肌病。肥厚型心肌病与致心律失常性右心室心肌病属于家族遗传性心肌病，其基因突变在发病过程中起着重要作用。扩张型心肌病是一类遗传与非遗传因素引起的混合性心肌病，表现为左室扩大及收缩功能障碍。扩张型心肌病与肥厚型心肌病的患病率分别达到（13—84）/10 万和 200/10 万人群[1]。致心律失常性右心室心肌病患病率在 0.02%～0.05%[3]。致心律失常性右心室心肌病家族性发病率约占 50%[4]。影像学发现可提供诊断和分类依据，基因诊断和基因筛查已成为心肌病研究的新领域。

心肌病是常见的心血管疾病，该病可局限于心脏，亦可为系统性疾病的部分表现。继发于心血管疾病的心肌病理改变不属于心肌病。由于其临床研究相对滞后，早期症状不显著，至中晚期时已进入临床心衰阶段，因此，早期诊断心肌病，从心肌病病因学研究走向临床诊断与治疗实践，是心肌病基础研究与临床实践共同解决的问题。

二、历史沿革

在中医典籍中，并无"心肌病"这个病名，追溯历代医家对于疾病的研究，无论是原发性心肌病还是继发性心肌病，均属中医学"胸痹""心悸""喘症""水肿"范畴，同时，有些心肌病还会引起"厥症"。

《素问·痹论》言："心痹者，脉不通，烦则心下鼓，暴上气而喘，嗌干善噫，厥气上则恐。"指出心脉不通为心痹的原因，同时伴有其他的一些症状。

《灵枢·胀论》言"夫心胀者烦心短气，卧不安"，形象地描诉了心脏扩大这一病因。《金匮要略》提出的"心水者，其人体肿而少气，不得卧，烦而燥，其阴大肿"，亦与严重心肌病表现相似。针对病机，《金匮要略》中提到"阳微阴弦，即胸痹而痛，所以然者，责其极虚也"。《诸病源候论》亦指出"心痛者，风冷邪气乘于心也"。《医学正传》中指出"怔忡惊悸之候，或因怒气伤肝，或因惊气入胆，母能令子虚，因而心血不足，又或遇事繁冗，思想无穷，则心君亦为之不宁，亦有清痰积饮，留结于心包胃口而为之者，不可固执以为心虚而治"，此时已经认识到了心肌病的病因是心血不足，痰饮结于心下。

三、病因病机及发病机制

（一）现代医家对心肌病病因病机的认识

现代医家在总结前人经验的基础上，提出了自己的观点。郭子光[5]强调"气虚为本"的基础上注重病性寒热。曹玉山[6]认为该病的病机为胸阳痹阻，心脉阻滞。董燕平[7]教授认为，根据各类心肌病的临床表现，其病位在心，是本虚标实之证。本虚乃心之阴阳气血亏虚，在此基础上累及肺、脾、肝、肾、脑、血脉、心包等脏腑，最常见的是心气虚和心阳虚；标实是外感邪气、内生实邪，因脏腑功能异常而产生痰饮、瘀血、水湿等实邪，诸实邪的存在，更加重损伤心之气血阴阳，使病情更加严重，将各类型心肌病的病因概括为正虚邪恋。王仁平[8]先生首次提出了毒邪也是引起心气亏虚的原因之一，在此基础上，提出了"益气活血，解毒宁心"的治法。

（二）郭维琴教授对扩张性心肌病病因病机的认识

郭维琴教授治疗的患者多数是扩张性心肌病，扩张性心肌病在临床中也是很常见的一种心肌病。因此，我们主要以扩张性心肌病作为典型进行讨论。

郭维琴教授认为扩张性心肌病以心室或双心室扩张并收缩功能受损为特征，可以是特发性、家族性和（或）遗传性、病毒性和（或）免疫性、酒精性和（或）中毒性，或伴有已知的心血管疾病。临床常表现为进行性心力衰竭、心律失常、血栓栓塞和猝死。郭维琴教授认为扩张性心肌病主要由于阳气虚衰，水饮泛溢、瘀血阻滞。其病因复杂，每因外感六淫病邪或过度劳累而诱发；或先天缺陷、心气虚弱、心血瘀阻、心脉失养；或风湿热邪痹阻经络，病久及心，致使心血耗伤、心气亏虚、心脉失运；或六淫之邪直接侵袭心脏，引起血运失常。扩张性心肌病的基本病机是在正气内虚的基础上，感受外邪，伤及脾肾阳气，肝气疏泄失常，使气滞血瘀、水气不化、血瘀水泛、上凌心肺、外溢肌肤，为标本俱病、本虚标实之证，心之阳气（或兼心阴、心血）亏虚为本，瘀血、水湿、痰饮为标。心气虚是病理基础，血瘀是中心病理环节，痰饮和水湿是主要病理产物。郭维琴教授认为，本病总的病机为气虚血瘀、阳虚水泛、五脏同病，气虚为心、肺气虚，血脉运行不畅，日久导致肝郁，肝气郁结加重气血运行不畅，致心肺之气虚更甚，则见心悸、气短、自汗、乏力、唇舌爪甲紫暗、胁下有积块；阳虚为心、脾、肾阳虚，心阳虚，胸阳不展，则血脉瘀阻、脾肾阳虚、水饮内停，且寒饮易乘虚上泛，则见心悸，上泛于肺则喘不得卧、咳吐白色泡沫痰，水饮外溢则水肿，甚则鼓胀、四末欠温。根据患者身体素质的不同，临床也可兼见阴虚、血虚者，故临床分型时也有气阴两虚、气血两虚型。各证型之间不是孤立不变的，而是相互关联和相互转化的。同一患者，在整个病程中，以上各证都可能出现[9]（中医病因病机见图11-1）。

（三）西医学对心肌病发病机制的认识

1. 扩张型心肌病

扩张型心肌病（DCM）是一种异质性心肌病，以心室扩大及心室收缩功能降低为主要特征。该病较为常见，病因多样，约半数病因不明。起病

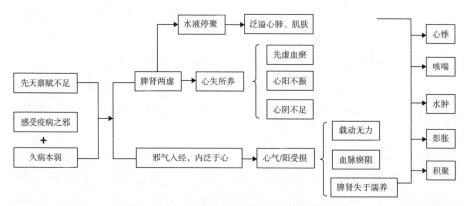

图 11-1 扩张性心肌病的中医病因病机

隐匿，早期可无症状，随着病情逐渐发展，可表现为活动时呼吸困难和活动耐量下降；病情加重或处于中晚期时，则出现左心功能不全的症状，如夜间阵发性呼吸困难及端坐呼吸。心功能不全的同时可合并心律失常，出现心悸、头昏、黑蒙甚至猝死。

根据《中国扩张型心肌病诊断和治疗指南》[10]，病因分类如下。

（1）原发性　家族性，60%左右与遗传学改变有关，其主要方式为染色体显性遗传。获得性，是遗传易感性与环境共同作用的结果。特发性，原因不明，需排除全身性疾病。

（2）继发性　为全身系统疾病的心脏表现，累及心肌病变。

2. 肥厚型心肌病

肥厚型心肌病（HCM）是一种原发于心肌的遗传性疾病，以心室非对称性肥厚为解剖特点，是青少年运动猝死的主要原因之一。绝大部分 HCM 呈常染色体显性遗传，大约60%的成年 HCM 患者可检测到明确的致病基因突变，40%～60%为编码肌小节结构蛋白的基因突变（已发现27个致病基因与 HCM 相关），这些基因编码粗肌丝、细肌丝、Z 盘结构蛋白或钙调控相关蛋白。5%～10%是由其他遗传性或非遗传性疾病引起，包括先天性代谢性疾病（如糖原贮积病、肉碱代谢疾病、溶酶体贮积病），神经肌肉疾病（如 Friedreich 共济失调），线粒体疾病，畸形综合征，系统性淀粉样变等，这类疾病临床罕见或少见。另外还有25%～30%是不明原因的心肌肥厚。HCM 大体病理可见心脏肥大、心壁不规则增厚、心腔狭小，一般左心室壁肥厚程度重于右心室。组织病理可见心肌纤维排列紊乱及形态异常等[11]。

3. 致心律失常性右心室心肌病

致心律失常性右心室心肌病（ARVC）是临床上最常见的可致猝死的器质性心脏病。临床研究证实是右心室肌进行性非缺血性萎缩，以部分心肌被纤维脂肪组织替代、右室扩大、室壁变薄、室壁瘤为主要表现。50%的病例是家族性的，主要为常染色体显性遗传，外显率不一[4]。编码桥粒蛋白的基因突变是导致 ARVC 的主要原因。

4. 限制型心肌病

限制型心肌病（RCM）是因心内膜或（和）心肌病变使心室壁僵硬，顺应性及扩张性降低，以舒张期充盈受损为特征的心肌疾患。RCM 可以是原发性的，或者继发于一些系统性疾病，比如代谢性疾病以及浸润性疾病，大约50%的 RCM 是家族性的，多为常染色体显性遗传、常染色体隐性遗传或 X‑连锁，以常染色体显性遗传为主[12]。研究显示，基因突变成为 RCM 发生发展的重要原因之一[13]。主要病理改变为心肌纤维化、炎性细胞浸润和心内膜面瘢痕形成。这些病理改变使心室壁僵硬、充盈受限，心室舒张功能减低，心房后负荷增加使心房逐渐增大，静脉回流受阻，静脉压升高。

四、西医诊断及治疗

1. 扩张型心肌病

（1）诊断标准 根据《中国扩张型心肌病诊断和治疗指南》[10]，DCM的临床诊断标准为具有心室扩大和心肌收缩功能降低的客观证据：①左心室舒张末内径（LVEDd）>5.0cm（女性）和 >5.5cm（男性），或大于年龄和体表面积预测值的 117%，即预测值的 2 倍 SD + 5%；②LVEF < 45%（Simpsons 法），LVFS < 25%；③发病时除外高血压、心脏瓣膜病、先天性心脏病或缺血性心脏病。

（2）辅助检查 超声心动图为诊断及评估最常用的检查手段。早期仅表现为左心室轻度扩大，后期各心腔均扩大，以左心室扩大为主；室壁运动普遍减弱，心肌收缩功能下降，射血分数降低；心腔明显扩大，导致瓣膜关闭不全，伴二、三尖瓣关闭不全。

心电图检查缺乏诊断特异性。可为 R 波递增不良、室内传导阻滞及左束支传导阻滞。QRS 波增宽常提示预后不良。严重的左心室纤维化还可出现病理性 Q 波，需除外心肌梗死。常见 ST 段压低和 T 波倒置。可见各类期前收缩、非持续性室速、房颤、传导阻滞等多种心律失常同时存在。

冠状动脉造影检查，冠状动脉造影/CT 血管成像检查用于排除缺血性心肌病。

胸部 X 线检查心影通常增大，心胸比 > 0.5，可出现肺淤血、肺水肿及肺动脉高压的 X 线表现。

心脏放射性核素扫描检查提示运动、药物负荷心肌显像可排除冠脉疾病引起的 DCM。[1]

（3）治疗　首先是病因治疗，积极寻找病因，给予对症治疗，如控制感染、治疗内分泌疾病或自身免疫病，纠正电解质紊乱，改善营养代谢；一般性治疗为卧床休息，减轻心脏负荷，控制呼吸道感染，及时应用抗生素，提高机体免疫力，改善自身免疫反应；药物治疗主要是控制心衰，将其分为 3 期，对心力衰竭各个阶段进行治疗。早期阶段，针对心室重构进行早期药物干预，包括 β 受体阻滞剂、血管紧张素转换酶抑制剂/血管紧张素受体拮抗剂，减少心肌损伤，延缓病变发展，改善患者预后。中期阶段用 β 受体阻滞剂、血管紧张素转换酶抑制剂/血管紧张素受体拮抗剂、盐皮质激素受体拮抗剂，缓解心衰症状、延缓心肌重构，降低患者的住院率及死亡率。心衰晚期，如超声心动图显示心脏扩大、LEVF 明显降低并有顽固性终末期心力衰竭的临床表现。经血管紧张素转换酶抑制剂/血管紧张素受体拮抗剂、盐皮质激素受体拮抗剂及 β 受体阻滞剂等药物治疗后不能缓解者，可考虑短期应用 cAMP 正性肌力药物 3～5 天，如米力农或多巴胺。非药物治疗包括心脏再同步化治疗（CRT）、置入心脏电复律除颤器（ICB）[1]。

2. 肥厚型心肌病

（1）诊断标准　超声心动图是极为重要的无创性检查方法，典型病变为左心室壁和（或）室间隔上部肥厚超过 15mm，肥厚心肌向左右心室腔膨出。心导管检查显示左室流出道与主动脉压力差也可确诊。梗阻型，安静时压力阶差 > 30mmHg；隐匿型梗阻，负荷运动后压力阶差 > 30mmHg；无梗阻型，安静和负荷后压力阶差均低于 30mmHg。

（2）临床表现　呼吸困难，90% 以上 HCM 患者出现劳力性呼吸困难；胸痛，1/3 的患者有劳力性胸痛，但冠状动脉造影正常，胸痛可持续较长时间或间发，或进食过程引起；心律失常，易发生多种心律失常，如室性心动过速、心室颤动、心源性猝死，房颤、房扑等房性心律失常也多见；晕厥，15%～25% 的患者至少发生过一次晕厥，约 20% 患者出现黑蒙或一过性头晕。

（3）治疗原则及目的　减轻左室流出道梗阻，松弛肥厚心肌，改善心肌收缩顺应性；控制心率，使心室充盈及舒张末期容积保持最大化；抗心律失常。

（4）药物治疗　对于 HCM 患者药物治疗仍为一线方案[14]。β 受体阻滞剂，β 受体阻滞剂是治疗肥厚型梗阻性心肌病的一线药物，能预防负荷状态下左室流出道梗阻进一步加重，有效减弱心肌收缩时的变时性反应；钙通道阻滞剂，钙通道阻滞剂是 β 受体阻滞剂治疗肥厚型梗阻性心肌病的替代选择，针对那些不能耐受 β 受体阻滞剂或疗效差的患者；抗心律失常药，抗心律失常药物用于心律失常，常用药物是胺碘酮和丙吡胺，对于不能耐受 β 受体阻滞剂或维拉帕米的患者，可以使用丙吡胺；生长抑素类药物，国外研究者报道此类药物治疗肥厚型梗阻性心肌病患者可明显缓解左室流出道梗阻，使心功能明显改善。

（5）非药物治疗　外科室间隔肌切开术、经皮室间隔酒精消融术（ASA）、经皮室间隔射频消融术、起搏器植入、ICD 植入等[15]。

3. 致心律失常性右心室心肌病

（1）临床表现　其临床表现复杂多变，有不同程度的心悸、晕厥及恶性心脏事件的发生，如心律失常、晕厥、猝死。按照自然史可分为 4 个不同的阶段，早期"隐匿"期，可能有轻微室性心律失常；显性电紊乱期，可见症状性室性心律失常；右心衰竭期可见双下肢水肿、肺淤血等；双心室衰竭期。临床上仅有少数患者进展为晚期。

（2）诊断标准　ARVC 的诊断标准（表 11 - 1）遵循 2010 年欧洲心脏病协会心肌病工作组（international task force criteria - TFC）提出的修订标准[16]，详见表 11 - 1。根据临床表现，按上述标准，凡具备 2 项主要指标，或 1 项主要指标加 2 项次要标准，或 4 项次要标准者，即可诊断 ARVC。但是对于隐匿期的 ARVC 诊断仍然是临床上的挑战，这类患者存在着猝死的风险[17]。

（3）治疗　β 阻滞剂对致心律失常性右心室心肌病的室性心律失常可能有效，为一线药物。胺碘酮可用于辅助或单独治疗，也可以使用索他洛尔和美西律。心功能不全的患者可以进行标准的抗心衰治疗。目前，致心律失常性右心室心肌病植入 ICD 的强烈适应证包括室颤（VF）性心脏骤停、意识受损的 VT 病史或药物难治性持续性 VT。

表 11 – 1　ARVC 的诊断标准

项目	诊断标准
局部或整体功能下降和结构改变	
主要标准	右心室严重扩张，EF 下降，右心室室壁瘤形成
次要标准	右心室轻度扩张，EF 下降，右心室轻度节段性扩张
室壁组织特征	
主要标准	心内膜活检见心肌被纤维脂肪组织取代
复极异常	
次要标准	右胸导联（V1~3）T 波倒置除极和传导异常
主要标准	V1~3 导联 QRS 波增宽 >110ms，或见 Epsilon 波
次要标准	
心律失常	
主要标准	LBBB（持续性或非持续性，EKG，Holler，运动试验）PVC >1000 个/24 小时
家族史	
主要标准	家族成员中经手术或活检证实本病
次要标准	家族成员中 35 岁以前猝死，怀疑本病

4. 限制型心肌病

（1）临床表现　活动耐量降低、乏力或呼吸困难，随病情进展，逐渐出现全身水肿、腹腔积液等右心衰竭的症状。

（2）诊断标准　心电图可见 P 波高尖，QRS 波呈低电压；超声心动图是确诊 RCM 的重要方法，见双房扩大和心室肥厚；胸片可见心包钙化；心内膜活检是确诊的重要手段，病变不同阶段可有坏死、血栓形成、纤维化三种病理改变，也可有淀粉样变。

（3）治疗　主要是控制心功能进一步衰竭，防止感染。有浮肿和腹水者宜用利尿药；为防止栓塞可使用抗凝药；手术切除纤维化增厚的心内膜；房室瓣受损者同时进行人造瓣膜置换术，可有较好效果，疗效不好者可以考虑心脏移植。

五、中医治疗

（一）治疗法则

古代医家没有直接针对心肌病的辨证论治，其治疗方法散在于各类文献之中。《内经·灵枢》以"虚则补之，实则泄之"作为基本原则，同时提出"开鬼门，洁净腑，去宛陈莝"的治疗思路。《金匮要略》中提出"腰以下肿，当利小便"的治疗方法，并开创了葶苈大枣泻肺汤、真武汤等治疗方剂。到王清任的《医林改错》完善了瘀血理论，更多人以"血府逐瘀汤"的思路来治疗心肌病。

郭维琴教授熟读《黄帝内经》《难经》，兼通中医各家，治疗了大量的扩张性心肌病患者，逐渐总结出一套以五脏为中心的治疗体系，通过调整五脏的平衡以达到治疗本病的目的。认为扩张性心肌病的主症为心悸怔忡，归纳其治法如下。

1. 心肺同治法

"心者，君主之官，神明出焉，肺者，相府之官，治节出焉"，肺为心之辅佐也，故治心必当治肺，又《内经·水热穴论》云："肺为逆不得卧，分为相输俱受者，水气之所留也。"所以对于心肺气虚而至水液停留者，法当补心泻肺，郭维琴教授应用党参、黄芪、葶苈子、桑白皮等加减治疗。心肺兼症为气短乏力，喘息咳唾，咳白色泡沫痰。

2. 心脾同治法

《中藏经》云："脾上有心之母，下有肺之子，心者，血也，属阴，肺者，气也，属阳。脾病，则上母不宁。"李东垣在《医学发明》中云"脾经络于心"，《黄帝内经太素》杨上善注曰"足太阴脉注心中，从心中循手少阴脉行也"，《灵枢·经脉》篇更具体地说"脾足太阴之脉……其支者复从胃，别上膈，注心中"。故郭维琴教授在治疗扩张性心肌病中屡用党参15g，黄芪20g，益心脾之气，先后选用桂枝配茯苓助心火以生脾土，应用半夏曲、砂仁、厚朴、白术健脾利湿以助心阳。心脾兼症为神疲乏力，面色无华，畏寒肢冷，腹满纳差，腰以下水肿。

3. 心肾同治法

《内经知要》云"心气喘满，色黑，肾气不衡"，肾者先天之本也，肾气为一身元气之根也，故肾气虚而使心气不足，法当扶元气以助心气。郭维琴教授善用补骨脂、山萸肉、桑寄生等药治之；肾主一身之水，肾气虚不能治水，使水气凌心，影响心肺，郭维琴教授采取温肾利水之法，选用桂枝、补骨脂、猪苓、茯苓、车前子、泽兰等疗效显著；肾为作强之官，肾虚致使人体不耐久劳，无从作强，动则疲惫、乏力，从而累及心肺，郭维琴教授善用桑寄生、杜仲、怀牛膝等药物治之。心肾兼症为腰膝酸软，记忆力差，腿脚无力等。

4. 心肝同治法

《阴阳应象大论》曰"东方生风，风生木，木生酸，酸生肝，肝生筋，筋生心"，故虚则补其母，心气虚，得肝气疏而解（疏肝既补肝也，顺应脏腑之性为补也），郭维琴教授善于应用郁金、枳壳，疏利肝气，增强肝之疏泻以助心行血，达到补心气的目的。心肝兼症为烦躁，多梦，口苦口干，眩晕。

（二）验案举例

1. 案例一

陈某，女，70岁。二十年前因心悸于某三甲综合医院就诊，诊断为"扩张型心肌病"。患者从去年开始出现喘憋、不能平卧的症状，进一步诊断为"扩张型心肌病心衰"，今年5月份安装起搏器。刻下症见：气短、乏力、畏寒，白粘痰量多、易咯出，手胀，无憋喘，能平卧，无明显下肢水肿，食欲欠佳，多食则心悸。小便少，大便干燥，3～4日一行。舌胖有齿痕，舌质淡、苔薄腻，脉弦细。患者既往有高血压、脂血症史。辅助检查：心率80次/分，律齐，血压120/80mmHg。超声心动图：全心增大，中度二三尖瓣关闭不全，左室收缩功能重度减低，射血分数18%，左室限制性舒张功能减低，中度肺动脉高压。心电图提示起搏心律，完全性左束支传导阻滞。

中医诊断：1. 心水（气虚血瘀，阳虚水泛）；2. 心悸。

西医诊断：1. 扩张型心肌病、二尖瓣关闭不全、三尖瓣关闭不全、全心扩大、心功能不全3级（NYHA分级）、心律失常、起搏器置入术后；2. 高血压

治法：益气温阳，泻肺利水。

处方：党参20g，红芪20g，桑白皮12g，葶苈子（包煎）15g，泽兰15g，猪茯苓各15g，车前子20g，丹参20g，红花10g，荜拨6g，桂枝10g，白术10g，杏仁10g，苏梗子各10g，浙贝10g，焦三仙各10g，鸡内金10g，砂仁6g。

以上药物共14剂

二诊：患者服药后乏力减轻，无畏寒，痰量减少，偶有稀白痰，无憋喘及下肢水肿，食欲增加，多食未感心悸，大便3～4天一行，大便溏薄。舌胖有齿痕，舌质淡、苔薄腻微黄，脉沉细弦。于上方加苍术15g，车前子10g，去砂仁继服56剂，加强利水渗湿的作用。

三诊：仍有稀白痰、泡沫痰，大便溏1～2次/日，下肢轻度浮肿，舌胖

有齿痕，舌质淡、苔薄白，脉沉细弦。其余无特殊不适，上方继续服用28 剂。

四诊：时有咳嗽，咯稀白痰，偶有心悸，双下肢轻度浮肿，大便正常。舌微胖，舌质淡、苔薄白，脉沉弦。复查：动态心电图示起搏心律，可见室早、房早、短阵房速；超声心动图示心肌病变，左心增大，轻中度二尖瓣关闭不全，轻度三尖瓣关闭不全，左室收缩功能重度减低，左室松弛功能减低，CRFD 植入术后，EF：23%。于上方加杏仁 10g，五味子 10g，灵磁石 30g，远志 6g，炒枣仁 15g，继续服用以巩固疗效。

讨论：该患者为老年女性，心病日久，心气逐渐耗伤，心气逐渐亏虚，故患者出现气短、乏力；气虚日久则累及心阳，导致心阳逐渐虚衰，故患者出现畏寒的症状。心气虚是心脏衰竭的根本，心主血脉，气为血之帅，心气虚则血行无力，导致血行不畅，瘀血内停，血不利则化水，又因阳气亏虚，津液不得温化，导致水湿内盛，水饮上泛于肺，出现憋喘不能平卧、咳嗽、咯稀白或白黏痰，水饮溢于皮肤，则出现下肢浮肿。心阳虚，母病及子，火不生土，土弱则气血化源不足，脉道气血亏少，心脏失于濡养，故而出现食欲欠佳，多食则心悸。舌胖有齿痕，舌质淡，脉沉弦细为气虚血瘀，阳虚水湿内盛之象。因此，治疗上以益气温阳，泻肺利水为主，方用郭维琴教授的益气泻肺汤加减。方中以党参、红芪补脾肺之气，有形之血无法速生，无形之气所当急固，气行则血、津液自行；桑白皮、葶苈子泻肺利水；猪苓、茯苓、泽泻、车前子利水渗湿；白术、苍术健脾祛湿；泽兰与葶苈子活血利水；血瘀重则加丹参、红花；桂枝温阳化饮、荜拨温补脾阳以治本；杏仁、苏子、苏梗宣肺止咳；焦三仙、鸡内金健脾和胃；浙贝化痰散结。全方标本兼治，扶正祛邪。心力衰竭为心脏衰竭的终末期阶段，该病病程较长，病情较重，病位较深，病情缠绵，反复发作，虚实夹杂，故治疗时标本兼治是其原则之一，从而延缓疾病的进一步进展，提高患者生活质量。

2. 案例二

患者高某，男，36 岁，汉族，职员。患者于 2018 年 3 月 1 日受凉后出现胸闷、气短，活动后加重，伴心慌、咳嗽、咽痛，无发热，无心前区疼痛，就诊于某三甲综合医院急诊，查血常规：白细胞 11.06×10^6/L，心电图示窦性心动过速、左心房扩大、左前束支传导阻滞、非特异性 ST 段与 T 波异常；胸片显示双肺纹理重，右下肺陈旧性改变，心脏普大；超声心动图示 EF30%，全心扩大，室壁运动普低，二尖瓣反流（中度），三尖瓣反流（轻度），左室收缩功能减低伴限制性充盈障碍，右室舒张功能减低，心动过速。诊断为"扩张性心肌病、心功能不全、支气管炎"。刻下症见：活动后胸闷、气短、夜间可平卧、乏力、活动后加重、伴乏力、无心慌，无发热，无咳嗽咳痰，腹胀、纳眠可，二便调。既往有支气管炎、肝功能异常、高尿酸血症病史。中医四诊：神清，精神可，语音清，气息平，舌胖暗苔薄黄，脉沉滑尺弱。

中医诊断：心衰病（气虚血瘀，水饮内停）。

西医诊断：1. 扩张性心肌病、心功能Ⅱ级（NYHA分级）；2. 肝功能异常；3. 高尿酸血症。

治法：益气活血，泻肺利水。

处方：生黄芪20g，党参15g，茯苓20g，炒白术15g，桑白皮15g，葶苈子15g，车前子20g，猪苓15g，酒萸肉20g，丹参20g，红花10g，生甘草6g。

以上药物共14剂。

二诊：患者药后诉胸闷心慌未发作、无咳嗽，有气短，稍有乏力、腹胀、纳可，眠稍差，二便调。舌胖暗、苔薄黄，脉沉滑尺弱。测血压119/92mmHg，双肺呼吸音清，未闻及干湿性啰音，心率108次/分，律齐，各瓣膜听诊区未闻及病理性杂音，叩诊心界扩大。腹部查体未及明显异常。复查超声心动图显示EF35%，左心右房大，室壁运动普遍减低，二尖瓣关闭不全（轻—中度），左室收缩功能减低。

处方：生黄芪20g，党参15g，茯苓20g，炒白术15g，桑白皮15g，葶苈子15g，车前子20g，猪苓15g，酒萸肉20g，丹参20g，红花10g，生甘草6g，生龙骨30g，生牡蛎30g，炒酸枣仁20g。

以上药物共14剂。

讨论：该患者为青年男性，长期熬夜，劳倦伤脾，脾气亏虚，脾失健运，则津液不化，聚而成饮，痹阻胸阳，故见胸闷、气短；脾虚则纳运不佳，故见腹胀；脾气亏虚，气虚则血行无力，久则凝滞为瘀，瘀阻脉络，故舌色暗，其舌暗苔薄黄，脉沉滑尺弱，均为气虚血瘀，水饮内停之象。故治疗上使用党参、生黄芪补气心脾之气，茯苓、炒白术健脾祛湿，桑白皮、葶苈子、猪苓、茯苓利水消肿，丹参、红花活血化瘀，通达脉络瘀血，生甘草调和诸药，诸药合用，共奏益气活血、泻肺利水之效，二诊时患者胸闷心慌等症状明显改善，但尚有眠差，故加生龙牡各30g，炒酸枣仁以安神助眠，继续服用14剂，患者无其他不适，继续坚持治疗，直到患者症状完全缓解，心脏功能逐渐恢复正常。

（三）中医非药物治疗

1. 灸法

《千金方·杂病》：膏肓俞无所不治，主羸瘦虚损，梦中失精，上气咳逆，狂惑忘误，取穴法，令人正坐曲脊，伸两手以臂着膝前，令正直手大指与膝头齐，以物支肘，勿令臂得摇动，从胛骨上角摸索至胛骨下头，其间当有四肋三间，灸中间根据胛骨之里肋间空去胛骨容侧指许摩膂肉之表肋间空处，按之自觉牵引胸户中，灸两胛中各一处至六百壮，多至千壮，当觉气下砻砻然如流水状。亦当有所下处，若无停痰宿疾则无所下也。若病患已困，不能正坐，当令侧卧，挽上臂令前求取穴灸之。求穴大较以右手从右肩上住，指头表所不及者是也。左手亦然，乃以前法灸之。若不能久正坐，当伸两臂者，亦可伏衣袱上伸两臂，令人挽两胛骨，使相离，不尔胛骨覆穴不可得也。所伏衣袱当令大小常定，不尔则失其穴也。此灸讫后令人阳气壮旺，当消息以自补养，取身体平复，其穴近第五椎相准望取之（当以四椎下二分为准）。时人拙不能求得此穴，所以宿难遣，若能用心方便求得，灸之无疾不愈矣。

2. 功法治疗

六字诀之"心"字诀

呵，读（hē）。口型为半张，舌顶下齿，舌面下压。

呼气念呵字，足大趾轻轻点地；两手掌心向里由小腹前抬起，经体前至胸部两乳中间位置向外翻掌，上托至眼部。呼气尽吸气时，翻转手心向面，经面前、胸腹缓缓下落，垂于体侧，再行第二次吐字。如此动作六次为一遍，做一次调息。

3. 生活起居

规律生活起居，按时定量饮食，适量运动。

六、总结

心肌病属于西医学的疾病病名，尚无公认的中医辩证分型。郭维琴医师凭借多年临床经验和丰富的医学知识抓住心肌病的病因病机，根据疾病的内在规律拟定了"益气泻肺汤"，"益气复脉汤"等效方，同时根据心肌病的进展程度，采取心肺同治，心肝同治，心肾同治等方法，较好的抑制和改善心肌病的发展。尽可能避免疾病终末期心衰的发生。

此外，原发性心肌病容易发展成为心衰，治疗方式见心衰章节。继发性心肌病主要由冠心病、糖尿病、心肌炎等引起，此时除了治疗心肌病外还应针对原发病治疗。

七、参考文献

[1]葛均波,徐永健,王辰.内科学(第9版)[M].人民卫生出版社,2018:261-270.

[2]Elliott P, Andersson B, Arbustini E, et al. Classification of the cardiomyopathies: a position statement from the european society of cardiology working group on myocardial and pericardial diseases[J]. European Heart Journal, 2008(2):270-276.

[3]Corrado D, Thiene G. Arrhythmogenic right ventricular cardiomyopathy/dysplasia: clinical impact of molecular genetic studies[J]. Circulation, 2006, 113(13):1634-1637.

[4]Saguner A M, Brunckhorst C, Duru F. Arrhythmogenic ventricular cardiomyopathy: A paradigm shift from right to biventricular disease[J]. World Journal of Cardiology, 2014, 6(4):154-174.

[5]侯德建,郭子光.郭子光辨治扩张型心肌病经验[J].湖北中医杂志,2008(03):21-22.

[6]马鸿斌.曹玉山治疗扩张型心肌病经验[J].中医研究,2000(06):6-7.

[7]张雪娟,张振伟,张铁军,等.董燕平教授对心肌病的认识及治疗总结[J].中医临床研究,2015,7(12):8-9.

[8]王仁平,段素社,马芳菲,等.中西医结合治疗扩张型心肌病45例临床观察[J].中国医药学报,2004(12):737-738.

[9]姜玉梅,陈会娟,邓乃哲,等.郭维琴教授对扩张性心肌病的认识及治疗经验[J].中国中医急症,2013,22(01):57-58.

[10]中华医学会心血管病学分会,中国心肌炎心肌病协作组.中国扩张型心肌病诊断和治疗指南[J].临床心血管病杂志,2018,34(05):421-434.

[11]中华医学会心血管病学分会中国成人肥厚型心肌病诊断与治疗指南编写组,中华心血管病杂志编辑委员会.中国成人肥厚型心肌病诊断与治疗指南[J].中华心血管病杂志,2017,45(12):1015-1032.

[12]Peled Y, Gramlich M, Yoskovitz G, et al. Titin mutation in familial re-

strictive cardiomyopathy[J]. International journal of cardiology,2014,171(1): 24 – 30.

[13]Sen – Chowdhry S,Syrris P,Mckenna W J. Genetics of Restrictive Cardiomyopathy[J]. Heart failure clinics,2010,6(2): 179 – 186.

[14]Roberto S,S M M,Rossella D,et al. Pharmacological treatment options for hypertrophic cardiomyopathy: high time for evidence. [J]. European heart journal,2012(14): 1724 – 1733.

[15]李苗苗,孙雅逊,蒋晨阳.肥厚型心肌病治疗与基因进展[J]. 心电与循环,2019,38(05): 432 – 437.

[16]Fi M,Wj M,D S. Diagnosis of arrhythmogenic right ventricular cardiomyopathy / dysplasia: proposed modification of the task force criteria[J]. European Heart Journal,2010(31): 806 – 814.

[17]刘彤,刘小慧,康俊萍,等.致心律失常性心肌病研究进展[J]. 心肺血管病杂志,2015,34(04): 329 – 332.

（朱海燕、张心爱、窦晋芳）

第十二章

大动脉炎

一、概述

大动脉炎（Takayasu arterifis，TA）是指主动脉及其主要分支的慢性进行性非特异性炎性疾病。受累的血管可为全层动脉炎，由于血管内膜增厚，导致管腔狭窄或闭塞，少数患者因炎症破坏动脉壁中层，弹力纤维及平滑肌纤维坏死，而致动脉扩张、假性动脉瘤或夹层动脉瘤，好发于青春期及24~36岁的女性，30岁以前发病约占90%，40岁以后较少发病[1,2]，国外统计资料显示患病率2.6/百万人[3]。其发病有明显的人种差异，亚洲最常见，南美洲、非洲、北欧地区其次，西欧人群罕发，其临床症状表现与受累血管部位和类型有关，同时与是否伴随血管炎症关系密切。根据受累动脉不同，分为头臂型、肺动脉型、胸腹主动脉型及混合型，临床较常见的是头臂型。主动脉及主支病变的发生率也颇有差异，日、韩患者以主动脉弓和头臂动脉受累最多，占90%~80%，印度患者腹主动脉受累高达90%左右，而中国患者以腹主-肾动脉病变最常见占66.7%，主动脉弓及头臂动脉病变约30%，而锁骨下动脉也常见。肺动脉病变为本病重要组成部分，占30%~50%，中国33.8%、日本45%（尸检资料），两方均有以肺动脉病变为首要临床表现的报道。

各国大动脉炎均以狭窄—阻塞性病变为主，动脉明显扩张，动脉瘤形成者日本患者占31%，主要为升主动脉扩张，中国有13.9%患者主要见于胸主动脉下段和腹主动脉。冠状动脉造影诊断的冠脉病变中，日本约占10%，其他国家报道较少。

TA的血管损伤主要涉及细胞免疫。T细胞依赖的免疫反应、趋化因子，细胞因子依赖的免疫反应以及目前尚存在争议的B细胞依赖的免疫反应是导致血管损伤的主要机制。

全层性动脉炎为 TA 的主要组织学病变，早期病变首先侵犯动脉外膜及中膜外层，可见肉芽肿样炎症改变，伴淋巴细胞、浆细胞、组织细胞、多核巨细胞，偶尔也见多形核白细胞浸润，血管周常见淋巴细胞浸润。随着病程的进展，弹力纤维和平滑肌细胞出现断裂和坏死，外弹力层增厚、分层，由于弹力层增厚及内、中、外膜纤维化导致动脉管腔狭窄或闭塞。动脉狭窄处常见血栓形成及血管再通，由于炎症导致动脉变薄处则出现动脉扩张并形成动脉瘤。本病常反复发作，并有节段受累之特点，因此在二个受累病变区之间常可见到正常组织区，呈跳跃性病变，活动性和慢性化病变也可见于同一患者。

TA 的病理机制主要是细胞介导的大血管炎，对大动脉炎组织学、病理学及临床研究认为，大动脉炎的发病可以分为两个阶段：第一阶段是非特异的炎症反应期；第二阶段是慢性炎症期。在大动脉炎的发病过程中，炎症细胞是通过大动脉壁外膜进入大动脉。在这个过程中，激活的树突状细胞招募 T 细胞进入大动脉壁。T 细胞能分泌干扰素 r、TNF 和 perforin 等生物活性因子，招募更多的炎症细胞进入动脉壁，改变了动脉壁的生化环境，也改变了血管内皮细胞分泌的生物活性因子。早期表现为动脉壁全层的非特异性炎症，可见淋巴细胞、浆细胞浸润，偶见多形核中性粒细胞和多核巨细胞。随着病程的进展，炎症细胞和平滑肌细胞会迁移进入大动脉内膜，形成肉芽组织并局部增生，可伴有血栓形成，动脉壁中层发生弹力纤维降解和纤维化瘢痕，结果导致管腔的狭窄或闭塞，少数患者可能因炎症破坏动脉壁中层的弹力纤维及平滑肌较快较重，管壁的修复不足以抵挡血压的牵拉，导致动脉扩张、动脉瘤或夹层[4,5]。

大动脉炎在局部症状或体征出现前，少数患者可有全身不适、易疲劳、发热、食欲不振、恶心、出汗、体重下降、肌痛、关节炎和结节红斑等症状，可急性发作，也可隐匿起病。当局部症状或体征出现后，全身症状可逐渐减轻或消失，部分患者则无上述症状。之后按受累血管不同，出现相应器官缺血的症状与体征，如头痛、头晕、晕厥、卒中、视力减退；四肢间歇性活动疲劳，肱动脉或股动脉搏动减弱或消失；颈部、锁骨上下区、上腹部、肾区出现血管杂音，两上肢收缩压差 >10mmHg。缺血表现是本病最具特征的临床表现，缺血所致的症状方面有晕厥及黑矇，间歇性跛行或上肢缺血性疼痛、麻木，以及腹痛等；体征方面有皮温低、动脉搏动减弱或消失及血管杂音。

目前主要的治疗方法为口服糖皮质激素，或联用免疫抑制剂治疗。同时符合适应证的患者可以接受外科手术和血运重建。病因迄今尚不明确，可能与感染导致的免疫损伤有关。

大动脉炎在中医古籍中无此病名，根据其低热、乏力、无脉、血管疼痛及结节红斑等症状，属于中医学"无脉症""脉痹""血痹""伏脉"范畴。

二、历史沿革

大动脉炎为血脉疾病。脉为奇恒之府，《素问·脉要精微论》曰："夫脉者，血之府也。"《灵枢·决气》曰："壅遏营气，令无所避，是谓脉。"《素问·六节脏象论》言"心者生之本……其充在血脉"。《素问·痿论》曰"心主身之血脉"。《素问·平人气象论》曰："心藏血脉之气。"《灵枢·经脉》曰："脉道以通，血气乃行。"《灵枢·九针论》言："人之所以成生者，血脉也。"《灵枢·平人绝谷》曰："血脉和利，精神乃居。"《灵枢·邪客》云："营气者，泌其津液，注之于脉，化以为血，以荣四末，内注五脏六腑。"《素问·五脏生成》曰："肝受血而能视，足受血而能步，掌受血而能握，指受血而能摄。"

《素问·痹论》曰："痹在于骨则重，在于脉则血凝而不流。"《素问·五脏生成》曰："卧出而风吹之，血凝于肤者为痹，凝于脉者为泣，凝于足者为厥，此三者血行而不反其空，故为痹厥也。""无脉症"的病因为"卧出而风吹之"，风寒袭表，寒凝血脉，则脉泣不行。吴崑的《素问吴注》言"泣，涩同，血涩不利也"，为涩滞不通之意；另一说法，泣，当为沍（冱，音户hu）。范登脉的《黄帝内经素问校补》曰"因为俗书书写变易，'互'字就这样讹变为'立'字了"，由于风寒之邪痹于脉中，导致"血凝而不流""血行而不反其空"，变生"无脉症"。由于风、寒、湿三气杂至，合邪侵犯人体，使人体气血为之凝涩，痹阻不通，不通则痛，症见肢体疼痛时作。

三、病因病机

《素问·五脏生成》言，"多食咸，则脉凝泣而变色"；《灵枢·五味论》记载，"咸入于胃，其气上走中焦，注于脉，则血气走之，血与咸相得，则凝"，《素问·宣明五气》告诫后人，"咸走血，血病无多食咸"。

脉痹为风寒湿邪阻滞血脉所致的痹证。《素问·痹论》曰："风寒湿三气杂至，合而为痹也……脉痹不已，复感于邪，内舍于心。""痹在于脉则血凝而不流"，又曰"心痹者，脉不通，烦则心下鼓，暴上气而喘"。《素问·四时刺逆从论》曰："阳明有余，病脉痹，时身热。"《医宗必读·痹》曰："脉痹，即热痹也，脏腑移热，复遇外邪，客搏经络，留而不行。"《症因脉治》曰："心痹之证，即脉痹也。"血痹多由气血虚弱、当风卧睡或因劳汗出，风邪乘虚侵入，使气血闭阻不通所致。《金匮要略·血痹虚劳病脉证并治》问曰："血痹病从何得之？师曰：夫尊荣人骨弱肌肤盛，重困疲劳汗出，卧不时动摇，加被微风，遂得之。但以脉自微涩，在寸口、关上小紧，宜针引阳气，令脉和紧去则愈。血痹阴阳俱微，寸口关上微，尺中小紧，外证身体不仁，如风痹状，黄芪桂枝五物汤主之。"《诸病源候论·卷一》曰："血痹者，由体虚邪入阴经故也，血为阴，邪入血而痹，故为血痹也。其状，形体如被微风所吹。此由忧乐之人，骨弱肌肤盛，因疲劳汗出，卧不时动摇，肤腠开，为风邪所侵也。诊其脉自微涩，在寸口、关上小紧，血痹也。宜可针引阳气，令脉和紧去则愈。"伏脉，伏者潜伏，脉潜伏于内，触之不得之意。一手无脉称"单伏"，双手无脉称为"双伏"，如《医学心悟》言"脉者，血之府，热则血行，岂有脉伏之理，唯表受寒深，故脉伏。一手无脉曰单伏，两手无脉曰双伏。外显太阳证，而脉伏不出者，寒气闭塞也"。

郭维琴教授指出，《医学心悟》所论"伏脉不出者，寒气闭塞也"，初期为邪气入侵，客于血脉，致脉络闭阻；病程日久，损及人体正气，至阴阳不足。阳气不足，血脉运行不畅，久则寒凝血瘀，闭阻脉络；阴血不足，脉络空虚，因虚致痹，经脉不通。病变日久，邪入脏腑，阴阳衰微，阴阳亡脱而死。正如所言："痹，其时有死者……其入藏者死，其留连筋骨间者疼久。"病因病机见图 12－1 所示。

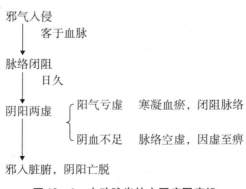

图 12－1 大动脉炎的中医病因病机

四、西医诊断

以下内容引自中华医学会风湿病学分会 2011 年发布《大动脉炎诊断及治疗指南》

（一）临床诊断

40 岁以下女性，具有下列表现 1 项以上者，应怀疑本病。①单侧或双侧肢体出现缺血症状，表现为动脉搏动减弱或消失，血压降低或测不出；②脑动脉缺血症状，表现为单侧或双侧颈动脉搏动减弱或消失，以及颈部血管杂音；③近期出现的高血压或顽固性高血压，伴有上腹部Ⅱ级以上高调血管杂音；④不明原因低热，闻及背部脊柱两侧或胸骨旁、脐旁等部位或肾区的血管杂音，脉搏有异常改变者；⑤无脉及有眼底病变者。

（二）诊断标准

采用 1990 年美国风湿病学会的分类标准。①发病年龄≤40 岁：40 岁前出现症状或体征。②肢体间歇性运动障碍：活动时 1 个或多个肢体出现逐渐加重的乏力和肌肉不适，尤以上肢明显。③肱动脉搏动减弱：一侧或双侧肱动脉搏动减弱。④血压差 > 10mmHg：双侧上肢收缩压差 > 10mmHg。⑤锁骨下动脉或主动脉杂音：一侧或双侧锁骨下动脉或腹主动脉闻及杂音。⑥血管造影异常：主动脉一级分支或上下肢近端的大动脉狭窄或闭塞，病变常为局灶或节段性，且不是由动脉硬化、纤维肌发育不良或类似原因引起。

符合上述 6 项中的 3 项者可诊断为本病，此诊断标准的敏感性和特异性分别是 90.5% 和 97.8%。

（三）鉴别诊断

大动脉炎主要与以下疾病鉴别。①先天性主动脉缩窄：多见于男性，血管杂音位置较高，限于心前区及背部，全身无炎症活动表现，胸主动脉造影见特定部位狭窄（婴儿在主动脉峡部，成人位于动脉导管相接处）。②动脉粥样硬化：常在 50 岁后发病，伴动脉硬化的其他临床表现，血管造影有助于鉴别。③肾动脉纤维肌发育不良：多见于女性，肾动脉造影显示其远端 2/3 及分支狭窄，无大动脉炎的表现，病理检查显示血管壁中层发育不良。④血栓闭塞性脉管炎（Buerger 病）：好发于有吸烟史的年轻男性，为周围慢性血管闭塞性炎症，主要累及四肢中小动脉和静脉，下肢较常见，表现为肢体缺血、剧痛、间歇性跛行、足背动脉搏动减弱或消失，呈游走性浅表静脉炎，重症可有肢端溃疡或坏死等，与大动脉炎鉴别一般并不困难。⑤白塞病：可出现主动脉瓣及其他大血管的病变，但白塞病常有口腔溃疡、外阴溃疡、葡萄膜炎、结节红斑等，针刺反应阳性。⑥结节性多动脉炎：主要累及内脏中、小动脉，与大动脉炎表现不同。

（四）临床表现

1. 急性期症状

主要有发热不适、体重减轻、盗汗、关节痛、无力等全身症状。

2. 疾病的慢性期出现与大动脉阻塞有关的症状

①主动脉弓及其分支（颈总动脉、无名动脉、锁骨下动脉）受累狭窄，上肢易疲劳，发凉或麻木，血压低于健侧≥10mmHg，颈部杂音，疼痛，眩晕，记忆力减退，视力减退，昏厥，甚至偏瘫；②胸—腹—髂总动脉受累狭窄，下肢麻木、发凉、疼痛、易疲劳，可有间歇性跛行；③肾动脉受累狭窄可导致严重、持久而顽固的高血压；④肺动脉受累狭窄出现心悸、气急；⑤冠脉受累狭窄表现为心绞痛或心急梗死。

3. 头臂动脉型（主动脉弓综合征）

颈动脉和椎动脉狭窄和闭塞，可引起脑部不同程度的缺血，出现头昏、眩晕、头痛，记忆力减退，单侧或双侧视物有黑点，视力减退，视野缩小甚至失明，咀嚼肌无力和咀嚼疼痛。少数患者因局部缺血产生鼻中隔穿孔，上腭及耳郭溃疡，牙齿脱落和面肌萎缩。脑缺血严重者可有反复晕厥、抽搐、失语、偏瘫或昏迷。上肢缺血可出现单侧或双侧上肢无力、发凉、酸痛、麻木，甚至肌肉萎缩。颈动脉、桡动脉和肱动脉搏动减弱或消失，即无脉征。约半数患者于颈部或锁骨上部可听到Ⅱ级以上收缩期血管杂音，少数伴有震颤，但杂音响度与狭窄程度之间并非完全成比例，轻度狭窄或完全闭塞的动脉，杂音不明显。血流经过扩大弯曲的侧支循环时，可以产生连续性血管杂音。

4. 胸—腹主动脉型

由于缺血，下肢出现无力、酸痛、皮肤发凉和间歇性跛行等症状，特别是髂动脉受累时症状最明显。肾动脉受累会出现高血压，可有头痛、头晕、心悸。此外，胸降主动脉严重狭窄，使心排出的血液大部分流向上肢，可引起上肢血压升高；主动脉瓣关闭不全导致收缩期高血压等。部分患者胸骨旁或背部脊柱两侧可闻及收缩期血管杂音，其杂音部位有助于判定主动脉狭窄的部位及范围，如胸主动脉严重狭窄，于胸壁可见浅表动脉搏动，上肢血压高于下肢。大约80%患者于上腹部可闻及Ⅱ级以上高调收缩期血管杂音，在主动脉瓣区可闻及舒张期杂音。

5. 肾血管性高血压

由于炎症性病变多累及较大的血管，因此约50%的患者会出现肾动脉狭窄，发生肾血管性高血压。肾小球病变主要源于肾动脉狭窄或长期高血压病变，出现非特异性缺血性的肾组织学改变，严重时可伴肾功能下降。

经外科治疗后，血压和肾功能可恢复正常。与TA相关的肾小球肾炎罕见，综合文献主要表现蛋白尿（非肾病性蛋白尿为主）和镜下血尿，偶伴肉眼血尿，个别患者可出现血肌酐轻度升高。肾组织学检查光镜下以轻度节段性系膜增生性病变最多见，免疫荧光检查肾组织中可见IgG、IgM\IgA\C3\C4沉积，约半数病例肾组织中无免疫球蛋白和补体沉积。超微结构特点主要是系膜基质的增多，系膜区增宽，少数病例系膜区可见电子致密物。文献尚报道过TA与原发性IgA肾病、膜增生性肾炎、新月体性肾炎同时出现的病例，也有报道AA型肾脏淀粉样变性继发于TA。

6. 肺动脉型

本病合并肺动脉受累并不少见，约占50%，上述3种类型均可合并肺动脉受累，单纯肺动脉受累者罕见。肺动脉高压大多为一种晚期并发症，约占1/4，多为轻度或中度，重度则少见。临床上多出现心悸、气短，重者出现心功能衰竭，肺动脉瓣区可闻及收缩期杂音和肺动脉瓣第2心音亢进。

（五）实验室检查

无特异性实验室指标。

1. 红细胞沉降率（ESR）

ESR是反映本病疾病活动的一项重要指标。疾病活动时ESR可增快，病情稳定后ESR恢复正常。

2. C反应蛋白

其临床意义与ESR相同，为本病疾病活动的指标之一。

3. 抗结核菌素试验

如发现活动性结核灶应抗结核治疗。对结核菌素强阳性反应的患者，在经过仔细检查后，仍不能除外结核感染者，可进行试验性抗结核治疗。

4. 其他

少数患者在疾病活动期白细胞增高或血小板增高，也为炎症活动的一种反应。可出现慢性轻度贫血，高免疫球蛋白血症比较少见。

（六）彩色多普勒超声检查

彩色多普勒超声可探查主动脉及其主要分支狭窄或闭塞（颈动脉、锁骨下动脉、肾动脉等），但对其远端分支探查较困难。TA 患者的病变血管管壁运动减弱或消失管壁不规则环状或弥漫性增厚管腔狭窄甚至闭塞，狭窄段管腔内探及五彩明亮的血流束，血流明显加快达 2~5m/s。血管闭塞时管壁搏动消失，管腔内充满等回声或稍强回声频谱及彩色多普勒不能检测到血流频谱及彩色血流信号。超声检查颈动脉病变可发现约 75% 的 TA 患者。结合腹主动脉和锁骨下动脉检查，超声诊断 TA 病变敏感性可达 100%。超声检查主要通过发现血管壁的特异改变帮助诊断 TA，动脉壁增厚是 TA 最早期的病理改变，超声可直接测量管壁厚度，因此对血管壁的评价敏感性和特异性都较高。超声可以观察到 TA 病变动脉管壁环形弥漫均匀增厚，呈等回声或高回声，横断面上形成特征性的"通心粉"样改变。

（七）造影检查

1. 血管造影

血管造影可直接显示受累血管管腔变化、管径大小、管壁是否光滑、受累血管的范围和长度，但不能观察血管壁厚度的改变。

2. 数字减影血管造影（DSA）

DSA 是一种数字图像处理系统，为一项较好的筛选方法，本法优点为操作较简便，反差分辨率高，对低反差区域病变也可显示。对头颅部动脉、颈动脉、胸腹主动脉、肾动脉、四肢动脉、肺动脉及心腔等均可进行此项检查。缺点是对脏器内小动脉，如肾内小动脉分支显示不清。

（八）CT

增强 CT 可显示部分受累血管的病变，发现管壁强化和环状低密度影提示为病变活动期，管壁的增厚在大动脉炎早期血管内腔无变化时是诊断大动脉炎的重要征象。由于具有不仅能够观察到血管壁的增厚，而且可以通过增强扫描判断血管壁是否有血供存在的优势，使得多层螺旋 CT 对大动脉炎的早期诊断、评价是否为活动期病变等有重要价值。

（九）MRI

MRI 是诊断和评价多发性大动脉炎的优良影像方法之一，可准确显示主动脉受累的部位、范围和程度，尤其是能清晰显示血管壁的改变。目前胸腹部大血管的显示，可用动态增强磁共振血管成像技术（DCE MRA）代替创伤性的血管造影检查，并且可以多次重复使用，对本病的诊断和治疗前后随访有重要意义。MRI 的 SE 序列、常规 MRA 和动态增强 MRA 的联合应用，基本上可明确多发性大动脉炎的诊断和病变的范围、程度。

五、中医治疗

（一）辨证分型

1. 肝郁气滞

【主症】一侧或两侧无脉。

【兼症】精神抑郁，头痛眩晕，肢疲发麻，善太息，胸胁胀痛，痛无定处，女子月事不行，或经行不畅。

【舌脉】舌红、苔薄黄，脉伏微，甚者无脉。

【治法】疏肝理气，活血化瘀。

【方药】柴胡疏肝散加减。

【方药解析】柴胡疏肝散具有疏肝解郁，行气止痛的功效，发作加重与情绪有关的都可以运用。主因肝气郁滞而胁痛、寒热往来、胀闷走窜、不得俯仰，喜太息、嗳气、脉弦，可用于神经官能症、中耳炎等。气为血之帅，气行则血行，气郁则血行不畅，肝经布两胁，肝气不利，故见胁肋疼痛，治宜疏肝理气之法。方中用柴胡疏肝理气解郁为君药。香附气中血药，理气疏肝，助柴胡以解郁；川芎为血中之气药，活血行气而止痛，二药相合，增强行气止痛之功，为臣药。陈皮、枳壳入中焦，理气行滞；芍药、甘草酸甘缓急，缓急止痛，养血柔肝，为佐药。甘草甘缓，兼调诸药，亦为使药之用。诸药相合，共奏疏肝行气，活血止痛之功。使肝气条达，气血通畅，营卫自和，肝气疏，痛止而寒热除。出自《景岳全书》，主胁肋疼痛，寒热往来。《景岳全书》曰："柴胡、芍药以和肝解郁为主；香附、枳壳、陈皮以理气滞；川芎以活其血；甘草以和中缓痛。"《医学统旨》曰："治怒火伤肝，左胁作痛，血苑于上……吐血加童便半盅。"《谦斋医学讲稿》曰："本方即四逆散加川芎、香附和血理气，治疗胁痛，寒热往来，专以疏肝为目的。用柴胡、枳壳、香附理气为主，白芍、川芎和血为佐，再用甘草以缓之。系疏肝的正法，可谓善于运用古方。"《医略六书》曰："柴胡疏肝木以解郁，山栀清郁火以凉血，白芍敛肝阴以止血，川芎化凝血以归肝，枳壳破滞气，陈皮利中气，香附调气解气郁，薄荷解郁疏肝，甘草缓中以泻肝火也；更用童便降火以涤瘀结。为散煎冲，生者力锐而熟者性醇，务使怒火顿平则肝郁自解，肝络清和，安有胁痛呕血之患乎!"

【方药加减】加活血化瘀之品，如桃仁、红花、丹参等；急躁易怒者，加栀子、黄芩等清热除烦；若肝郁血虚明显者，加当归、茯苓、白术等健脾生血；胸痛者加郁金、姜黄理气活血止痛；肝郁化火，舌红、脉弦数者，加夏枯草、川楝子、黄芩等以清热泻火；痰气交阻者合用半夏厚朴汤。

2. 风湿热痹

【主症】风湿热痹阻血脉之无脉症。

【兼症】关节疼痛，四肢酸张，午后发热，咽干咽疼。

【舌脉】舌红苔薄黄，脉弦数，一侧或两侧无脉。

【治法】祛风清热，活血通络。

【方药】祛风通络汤。

【用药】羌活，防风，桑枝，银花藤，连翘，丹参，川芎，赤芍，红花，海风藤，络石藤，鬼箭羽。

【方药解析】本方以九味羌活汤为基本方加减化裁而来。九味羌活汤来自张元素的《此事难知》一书。主治外感风寒湿邪，内有蕴热证。临床可见恶寒发热、无汗、头痛项强、肢体酸楚疼痛、口苦微渴、舌苔白或微黄、脉浮。汪昂《医方集解》："此足太阳例药，以代桂枝、麻黄、青龙各半等汤也。药之辛者属金，于人为义，故能匡正黜邪，羌、防、苍、细、芎、芷，皆辛药也；羌活入足太阳，为拨乱反正之主药（除关节痛，痛甚无汗者倍之）；苍术入足太阴，辟恶而去湿（能除湿下气，及安太阳，使邪气不致传足太阴脾）；白芷入足阳明，治头痛在额；川芎入足厥阴，治头痛在脑；细辛入足少阴，治本经头痛；皆能驱风散寒，行气活血。而又加黄芩入手太阴，以泄气中之热；生地黄入手少阴，以泄血中之热（黄芩苦寒，生地黄寒滞，二味苟用于发热之后则当，若未发热，犹当议减也）；防风为风药卒徒，随所引而无不至，治一身尽痛为使（无汗宜倍用）；甘草甘平，用以协和诸药也。药备六经，治通四时，用者当随证加减，不可执一（张元素曰：有汗不得用麻黄，无汗不得用桂枝，若差服，则其变不可言，故立此方，使不犯三阳禁忌，为解表神方，冬可治寒，夏可治热，春可治温，秋可治湿，是诸路之应兵，代麻黄等诚为稳当。但阴虚气弱之人在所禁耳）。"本证风湿化热，故去苍术、白芷、细辛之温燥；患者热在肢节，故去清气血热之黄芩、生地黄，加以清热通络止痛之忍冬藤、络石藤、海风藤、桑枝，并加强清热活血治疗，加丹参、川芎、赤芍、红花、鬼箭羽活血凉血。患者瘀血闭阻，故加桃仁、丹参、红花；偏于湿者，加防己、苍术、苡仁、蚕砂；热重者，加知母、黄芩；咽喉痛甚，加桔梗、胖大海、麦冬；纳差，加神曲、砂仁；关节痛甚，加重活血化瘀药如牛膝、三棱等；若湿邪较轻，肢体酸楚不甚者，可去苍术、细辛以减温燥之性；如肢体关节痛剧者，加独活、威灵仙、姜黄等以加强宣痹止痛之力。

注：鬼箭羽，苦寒，破血散瘀。

3. 气血亏虚

【主症】头目眩晕，心悸气短，脉沉细涩如丝，或弱，或无脉。

【兼症】肢疲乏力，麻木疼痛，面色苍白，视力减退，听力下降，记忆力减弱，失眠多梦。

【舌脉】舌淡、苔薄白，脉沉细涩如丝，或弱，或无脉。

【治法】补益气血，养血通脉。

【方药】黄芪桂枝五物汤加味。

【用药】生黄芪，桂枝，当归，白芍，川芎，鸡血藤，嫩桑枝，丹参，昆布，地龙，木瓜。

【方药解析】《金匮要略·血痹虚劳病脉证并治第六》："血痹阴阳俱微，寸口关上微，尺中小紧，外证身体不仁，如风痹状，黄芪桂枝五物汤主之。"病血痹身体不仁，为形之病，方以调和营卫。营卫和、气血调畅则痹自愈。方中黄芪为君，甘温益气，补在表之卫气。桂枝散风寒而温经通痹，与黄芪配伍，益气温阳，和血通经。桂枝得黄芪益气而振奋卫阳；黄芪得桂枝，固表而不致留邪。芍药养血和营而通血痹，与桂枝合用，调营卫而和表里，两药为臣。生姜辛温，疏散风邪，以助桂枝之力；大枣甘温，养血益气，以资黄芪、芍药之功，与生姜为伍，又能和营卫，调诸药，以为佐使。五药相和，走阳分通阳益气，走阴分和营行痹，补正气又祛风邪，作用五脏同时走经脉、肌肉、肢节，通阳气又养阴血。

黄芪为本经上品，"味甘，微温，主痈疽久败疮，排脓止痛，大风癞疾，五痔鼠瘘，补虚，小儿百病"。《名医别录》曰："黄芪补丈夫虚损，五劳羸瘦，止渴，腹痛泄泻，益气，利阴气。"《本草便读》曰："固卫气而实皮毛。敛汗托疮。宜生乃效。补中州以资脾肺。阳虚血脱。当炙为良。味甘性温。色黄气浓。（黄芪作耆者老也。为补药之长。故名。生者虽补中而善行卫分。能益气固表。得防风则补而不滞。行而不泄。其功愈大。同当归则和营达卫。炙用则大补中气。有阳生阴长之理。黄芪之补。善达表益卫，温分肉，肥腠理，使阳气和利，充满流行，自然生津生血，故为外科家圣药。以营卫气血大和，自无瘀滞耳。"《得配本草》曰："甘，微温。入手太阴经，兼入足太阴气分。助气补血，固腠理，益脾胃，托疮疡，止盗汗（固气之功）。得枣仁，止自汗。配干姜，暖三焦。配川连，治肠风下血。配茯苓，治气虚白浊。配川芎、糯米，治胎动、腹痛、下黄汁。佐当归，补血。使升、柴，发汗。补虚，蜜炒。嘈杂病，乳炒。解毒，盐水炒。胃虚，米泔炒。暖胃，除泻痢，酒拌炒。泻心火，退虚热，托疮疡，生用。恐滞气，加桑白皮数分。血枯（助气生火，血愈枯也）。中风，（阳气升，风益疾，痰益盛）。火动生痰，五内虚甚，（升气于表也）。上热下寒，（气升，上益热，下益寒）。痘色不润，（助气，血愈枯）。肝气不和，（黄耆能动三焦之火）。皆禁用。怪症：四肢节脱，但有皮连，不能举动，此筋解也。用黄耆三两，酒浸一宿，焙研，酒下二钱，至愈而止。黄芪补气，而气有内外之分。气之卫于脉外者，在内之卫气也。气之行于肌表者，在外之卫气也。肌表之气，补宜黄耆。五内之气，补宜人参。若内气虚乏，用黄芪升提于表，外气日见有余，而内气愈使不足，久之血无所摄，营气亦觉消散，虚损之所以由补而成也。故内外虚气之治，各有其道，不谙其道而混治之，是犹盲人之不见黑白也。"

桂枝发汗解肌，温通经脉，助阳化气。所含挥发油能刺激汗腺、扩张血管，还能利尿、强心、止咳、祛痰等；所含桂皮醛有镇痛、镇静、抗惊厥作用。《神农本草经》曰："味辛温。主上气咳逆，结气喉痹，吐吸，利关节，补中益气。"《本草便读》曰："体用可通肢。由卫入营宣腠理。辛甘能入血。温经达络散风寒。（桂枝即桂树之枝，故性味与肉桂相同，而主治略异。药之为枝者达四肢，故能走四肢，通经络，解散营分风寒，由汗而出表，较肉桂轻清气味为薄耳）。"《得配本草》曰："辛、甘、微热。入足太阳，兼手太阴经气分。通血脉，达营卫，去风寒，发邪汗，为内热外寒之圣剂，治肩臂诸药之导引。得茯苓，御水气之上犯以保心。得龙骨，使肾邪由经脉以出表。配黄芩，转少阳之枢。佐人参，发阴经之阳。佐干姜，开阳明之结。使石膏，和表邪之郁。"《本草备要》言其"能利肺气，胁风属肝，桂能平肝"，提示桂枝既能利肺气，又能利肝气。《医学衷中参西录》曰，"逆气上逆者多由于肝""其能降逆者，以其味辛，且华于秋，得金气而善平肝木。凡逆气之源于肝而上逆者，桂枝皆能降之"。充分论述了桂枝利肝肺气，降逆气，散邪气之功。

白芍为毛茛科植物芍药的干燥根。《本经》曰："主邪气腹痛，除血痹，破坚积，治寒热疝瘕，止痛，利小便，益气。"《别录》曰："通顺血脉，缓中，散恶血，逐贼血，去水气，利膀胱、大小肠，消痈肿，时行寒热，中恶腹痛，腰痛。"《本经逢源》曰："白芍药酸寒，敛津液而护营血，收阴气而泻邪热。盖泻肝之邪热，所以补脾之阴，即《本经》主邪气，腹痛，益气之谓。故仲景以为补营首药，入肝脾血分。及阳维寒热、带脉腹痛，补中下二焦，能于土中泻水。为血痢必用之药，然须兼桂用之，方得敛中寓散之义。建中汤之妙用，人所不知。盖泻痢皆太阴之病，建中专主太阴腹痛也。其治血痹，黄桂枝五物汤中用之。非深达《本经》妙理者不能也。又得炙甘草治腹中急痛，同白术补脾，同芎泻肝，从人参补血虚，从黄连止泻痢，同姜枣温经散湿，在用者各得其宜耳。凡人阳气虚衰，阴气散漫，患腹胀满急，于补中益气药中加白芍药一味以收阴，则阳虚不受阴制之胀，得阳药便消矣。然气虚内寒者不可用，古云：减芍药以避中寒，诚不可忽。产后不可用，以其酸寒泻肝伐生发之气也。小便不利者禁用，以膀胱得酸收敛愈秘也。而真武汤中又用于利小便者，深得《本经》之旨。盖真武汤本治少阴精伤，而证见虚寒，非太阳膀胱癃闭之候，以其能益阴滋血，培养津液，小便自行，非通利也。至于桂枝汤中，用以护营血，使邪不得内犯。建中汤中用以培土脏，而治阳邪内陷腹痛，此皆仲景用药之微妙，端不外《本经》之义。其除血痹，破坚积，治寒热疝瘕，止痛，利小便，皆指赤者而言。"

因此，黄芪桂枝五物汤不仅用于治疗血痹证，经加减还可应用于多脏器系统疾病的治疗。通经络，利血脉，诸痹皆治，黄芪桂枝五物汤中黄芪与桂枝相配有通经络、利血脉、止痹痛的作用。若胸痛者加郁金、香附、姜黄、枳壳理气活血止痛；若抽搐者，重用白芍、甘草、木瓜缓急止痉；气血亏虚甚，心悸不寐，乏力气短者，可合用归脾丸益气养血；疼痛甚者，加三棱、莪术、丹参、牛膝、红花、忍冬藤等以加强活血之力；若风邪偏重者，加防风、羌活以祛风通络；兼血瘀者，可加丹参、红花以活血化瘀；肝肾不足而筋骨痿软者，可加狗脊、杜仲、桑寄生；兼阳虚畏寒者，可加细辛、附子；肌肉隐痛，夜间加重，畏寒肢冷，加鸡血藤、姜黄、当归、木瓜、牛膝；湿加茯苓、炒白术；痰浊加半夏、胆南星。

4. 热毒阻络

【主症】多发于大动脉炎的急性活动期，症见发热，肌肉或关节红肿热痛，无脉。

【兼症】头痛甚则昏厥，口干喜饮，便结尿黄。

【舌脉】舌红苔黄，脉数或无脉。

【治法】清热解毒，活血通络。

【方药】四妙勇安汤加减。

【方药解析】出自《验方新编》卷二方。内服药用金银花三两、玄参三两、当归二两、甘草一两，水煎服。具有清热解毒，活血止痛的功效，主治热毒型脱疽，患肢皮肤黯红而肿，溃烂疼痛，脓水淋漓，烦热口渴，舌红脉数。现用于血栓闭塞性脉管炎、动脉栓塞性坏疽、栓塞性大静脉炎、糖尿病足、痛风及痛风性关节炎、系统性红斑狼疮等。有一定的抗病原微生物作用，能够起到抗炎、抗氧化、免疫促进及调节作用，亦有保肝利胆、降血脂作用，同时能改善心功能，改善循环，改善血液流变学特性，有防止血栓形成和溶栓的作用，因此对闭塞性脉管炎、动脉栓塞、动脉硬化性闭塞症有一定治疗作用。方中金银花甘寒，入心经，能清热解毒，使气血两清，用为君药；玄参味甘、苦、咸，入肾经，能清热滋阴，泻火解毒，可助金银花解毒之效，用为臣药；当归味甘辛，入肝、心、脾经，为血中之气药，能养血活血，有祛瘀生新之意，用为佐药，与银花、玄参同用有活血之长；甘草味甘、性平，入心、脾经，具有补脾益气，解毒功效，用为使药。四药合用，既能清热解毒，又能活血散瘀，是治疗脱疽的良方。杨萃等发现，四妙勇安汤可以抑制血管内皮细胞生长因子（vEGF）诱导的血管平滑肌细胞（vsMcS）迁移。四妙勇安汤能明显降低血清中 C 反应蛋白（CRP）的浓度，能降低股动脉肿瘤大鼠血清中的炎症介质（CRP 和 TNF - α），减轻动脉壁炎性细胞浸润程度，保护血管壁，抑制早期动脉瘤细胞，降低大鼠炎症渗出物中前列腺 E2 含量，有效地抑制 IL - 8、TNF - α、MCP - 1 等炎性因子的分泌。

金银花含绿原酸、异绿原酸 C、当药苷、金丝桃苷，对多种致病菌有不同程度的抑制作用，能有效拮抗内毒素中毒所致的发热和白细胞减少，减少其病死率，并加速内毒素从血中的清除。减少肠道对胆固醇的吸收，降低血浆中胆固醇的含量。通过兴奋垂体—肾上腺皮质轴对炎症的渗出、水肿、肉芽肿、肉芽组织增生都有抑制作用，能明显促进白细胞及炎性细胞的吞噬功能，增加血清溶菌酶活性，从而提高机体非特异性免疫功能。

玄参为玄参科植物北玄参的根。味甘、苦咸、性寒。入肺、肾经。功效为清热凉血、滋阴降火、解毒散结。现代药理研究显示，玄参具有降压作用，醇浸膏还能抗缺氧、改善心肌缺血、增加冠脉血流量；水浸液对离体豚鼠支气管有明显的舒张作用，并能加强肾上腺素的作用。另具有解热、抗菌、保护心肌缺血、解痉、降血压、降血糖等作用。《本草纲目》："肾水受伤，真阴失守，孤阳无根，发为火病，法宜壮水以制火，故玄参与地黄同功。其消瘰疬亦是散火，刘守真言结核是火病。"《本草正义》："玄参，禀至阴之性，专主热病，味苦则泄降下行，故能治脏腑热结等证。味又辛而微咸，故直走血分而通血瘀。亦能外行于经隧，而消散热结之痈肿。寒而不峻，润而不腻，性情与知、柏、生地黄近似，而较为和缓，流弊差轻。玄参赋禀阴寒，能退邪热，而究非滋益之品。"《药性论》："能治暴结热，主热风头痛，伤寒劳复，散瘤瘿瘰疬病。"因此玄参对于大动脉炎热毒阻络，脉络闭塞者尤为适用。

当归为伞形科植物当归的干燥根。甘、辛、温，归肝、心、脾经。功效为补血活血，调经止痛，润燥滑肠。专能补血，为补血第一药，气轻而辛，故又能行血，既可通经调经，又能活络止痛。当归及其萃取物阿魏酸钠和当归多醣对单核—巨噬细胞系统有明显的刺激作用，对免疫功能低下的机体也有免疫调解和恢复作用。现代药理研究显示，当归具有抗血栓形成、改善血液循环，对大鼠心肌缺血再灌注的心律失常具有保护作用，能显著增加冠脉血流量、降低冠脉阻力、增加心输出量、减小心肌梗死面积，同时还具有缓解血管平滑肌痉挛、抗炎、镇痛、降糖、抑制血小板聚集、抑制 PGE2 的合成或释放作用。《别录》言当归"温中止痛，除客血内塞，中风痉、汗不出，湿痹，中恶客气、虚冷，补五藏，生肌肉"。《日华子本草》曰："治一切风，一切血，补一切劳，破恶血，养新血及主癥癖。"《本草再新》曰："治浑身肿胀，血脉不和，阴分不足，安生胎，堕死胎。"不难看出，当归具有很好的活血通经作用，因此对于虚人受风、脉络痹阻的血痹脉痹诸症，具有很好的通经活络、止痛和脉作用。

甘草为豆科植物甘草、胀果甘草或光果甘草的干燥根，含有多种化学成分，主要成分有甘草酸、甘草甙等。甘、平。归心、肺、脾、胃经。能补脾益气，清热解毒，祛痰止咳，缓急止痛，调和诸药。用于脾胃虚弱，纳差乏力，心慌气短，咳嗽气急，脘腹、四肢拘急疼痛，痈疮肿毒，能缓和药性、解毒。现代药理研究显示，甘草具有抗炎及抗变态反应以及肾上腺皮质激素样作用。《别录》曰："温中下气，烦满短气，伤脏咳嗽，止渴，通经脉，利血气，解百药毒。"《日华子本草》曰："安魂定魄，补五劳七伤，一切虚损、惊悸、烦闷、健忘。通九窍，利百脉，益精养气，壮筋骨，解冷热。"《本草经集注》言甘草"主治五脏六腑寒热邪气，坚筋骨，长肌肉，倍力，金疮，解毒。温中下气，烦满短气，伤脏咳嗽，止渴，通经脉，利血气"。甘草味甘平，主五脏六腑寒热邪气，甘能补中气，中气旺则脏腑之精皆能四布，而驱其不正之气。

本证属于热毒型者热入营血，症见身热、烦躁谵语、斑疹，可加犀角、牛黄等清热凉血解毒之品，或加服安宫牛黄丸或紫雪丹。若阴津损伤，应加知母、天花粉、麦冬等清热生津；热痛重者，加牡丹皮、赤芍、红花、丹参、鸡血藤、忍冬藤、络石藤等活血凉血通络；湿热重者，加川柏、苍术、川牛膝、虎杖；血瘀明显者，加丹参、桃仁、红花、水蛭；气血两虚者，加党参、生黄芪、白术、砂仁、鸡血藤、山萸肉。

5. 阳虚寒凝

【主症】多见于大动脉炎的稳定期，肢体冷痛。

【兼症】头痛眩晕，神疲健忘，喜暖畏寒，下肢浮肿，皮肤紫暗不泽。

【舌脉】舌淡或紫暗、苔白腻，一侧或两侧无脉。

【治法】温阳散寒，活血通脉。

【方药】真武汤加味。

【用药】附子，茯苓，生姜，白术，白芍，鸡血藤，三七，地龙，黄芪，川芎，桂枝。

【方药解析】真武汤治疗少阴病水饮为患，腹痛下利，四肢沉重疼痛，小便不利。肾主水，肾阳虚衰，小便不利，水饮内停。法当益火之源以消阴翳，逐留垢以清水源。真武，即玄武，主北方之水。坎为水，天一生水，中寓一阳，为先天阳气之根本，物极必反，静中有动。水本静，赖肾中阳气以循行不休，肾阳虚衰则水饮内停为患。故用附子大辛大热以复元阳，则水有所主；茯苓、白术燥湿健脾，培土制水以制水邪之溢；生姜辛散，走而不守，助附子扶阳，于洁净府中寓开鬼门之意；芍药为本经中品，苦平无毒，除血痹，破坚积，利小便而益气，佐制附子之上炎，使阳归阴位，同时芍药滋阴养血，在此应用利水而不伤阴，寒盛下利则去芍药加干姜。阳虚寒凝，脉络不通，加桂枝以通阳。黄芪走表，主大风癞疾，一切表虚卫气不足者均可应用，故加黄芪以实卫气，气行血行。鸡血藤养血通经，川芎血中气药，通达上下表里。

【方药加减】若有晕厥者，加服苏合香丸，以辛温开窍；下肢肿甚，酌加车前子、泽兰、益母草等活血利水；腰痛加杜仲、金毛狗脊、川续断益肾壮腰；眩晕重者加钩藤、葛根活血通脉止眩。

6. 阴虚阳亢

【主症】本证多见于大动脉炎的后期，表现为高血压，眩晕耳鸣，头痛。

【兼症】多梦失眠，烦躁，心悸，口干，腰腿酸软，下肢无力，发凉，

267

或有间歇性跛行，便干尿黄。

【舌脉】舌红少苔，寸口脉细数，跌阳脉、太溪脉搏动减弱或消失。

【治法】平肝潜阳，活血通络。

【方药】镇肝熄风汤加减。

【用药】玄参，天冬，龟板，白芍，生龙骨，生牡蛎，怀牛膝，代赭石，三棱，莪术，蜈蚣，钩藤，葛根。

【方药解析】镇肝熄风汤首见于《医学衷中参西录》上册，具有镇肝息风，滋阴潜阳之功效，主治类中风。症见头目眩晕，目胀耳鸣，脑部热痛，心中烦热，面色如醉，或时常噫气，或肢体渐觉不利，口角渐形㖞斜；甚或眩晕颠仆，昏不知人，移时始醒；或醒后不能复原，脉弦长有力者。组成为怀牛膝一两，生赭石^(轧细)一两，生龙骨^(捣碎)五钱，生牡蛎^(捣碎)五钱，生龟板^(捣碎)五钱，生杭芍五钱，玄参五钱，天冬五钱，川楝子^(捣碎)二钱，生麦芽二钱，茵陈二钱，甘草一钱半。镇肝熄风汤所治类中风，张氏又称为"内中风"，其病为肝肾阴亏，肝阳偏亢，气血逆乱所致。故治宜镇肝息风为主，佐以滋养肝肾为法。肝为风木之脏，肝肾阴亏，肝阳偏亢，甚则阳亢化风。风阳上扰，故头目眩晕，脑部热痛，目胀耳鸣，面色如醉。肝肾阴亏，肾水不能上济于心，故心中烦热。若肝阳过亢，血气并走于上，则出现眩晕颠仆，不知人事，或肢体不利，半身不遂等中风症状。

方中怀牛膝性味苦酸而平，归肝肾经，重用以引血下行，并有补益肝肾之效，用为君药。又用代赭石镇肝降逆，龙骨、牡蛎、龟板、白芍益阴潜阳，镇肝息风，共为臣药。玄参、天冬滋阴清热，壮水涵木；肝喜条达而恶抑郁，纯用重镇之品以强制之，势必影响其条达之性，故用茵陈、川楝子、生麦芽清泄肝热，疏肝理气，以利于肝阳的平降镇潜，均为佐药。甘草调和诸药，与生麦芽相配，并能和胃调中，防止金石类药物碍胃之弊，为使药。本方重用镇潜诸药，配伍滋阴之品，镇潜以治其标，滋阴以治本，标本兼顾，以治标为主。诸药成方，共奏镇肝息风之效。现代适用于高血压病、血管性头痛等，属肝肾阴亏，肝阳上亢者。

君药牛膝提取液具有明显扩张血管、降低血压的作用，在降压的同时伴有呼吸兴奋，使呼吸加深加快，同时心肌收缩力减弱；牛膝煎剂能使凝血酶原时间、部分凝血活酶时间延长，血浆复钙时间延长，能显著降低红细胞聚集指数、血细胞比容及全血黏度。臣药龟板能增加冠脉血流量，具有抗凝作用。佐药白芍能增加心肌营养性血流量，拮抗垂体后叶素所致的心肌缺血，抑制 ADP 及花生四烯酸诱导的血小板聚集，减轻血小板聚集，抑制血小板形成，芍药苷还有降血压作用。玄参浸液及煎剂均有强心和降血压作用，玄参乙醇提取物能明显增加冠脉血流量，对垂体后叶素所致的心肌缺血具有保护作用。天冬及所含的天冬素可使周围血管扩张，血压下降，心肌收缩力增加，心率减慢，尿量增加。对于炎症，君药牛膝具有抗炎作用，同时牛膝煎剂可显著提高 GSH - Px 活性，降低 LPO 含量，增强 SOD 活性。臣药龙骨能降低毛细血管通透性，防止渗出。牡蛎具有抗炎消肿作用，使血中 SOD 升高，具有抗氧化作用。佐药白芍具有显著的抗炎作用，对多种实验性非特异性炎症及免疫性炎症均有明显的抑制作用；白芍水煎剂及其所含白芍总苷对炎症的毛细血管通透性增高、渗出、水肿及肉芽组织增生等不同过程均有抑制作用；白芍总苷及丹皮苷可以清除氧自由基和羟基自由基，抑制 LPO 生成，具有显著的抗氧化作用。玄参提取液具有抗炎消肿作用，同时可显著抑制脂质过氧化，抑制红细胞氧化性溶血。天冬可显著提高脑内 SOD、Na + - K + - ATP 酶活力，降低 DNA 含量，提高 GSH - Px 水平，具有显著的抗氧化作用。麦芽所含麦芽酚可以保护活性氧对神经细胞的氧化损伤，维护神经细胞的正常生理功能。甘草具有保泰松或氢化可的松样抗炎作用，对炎症的 I、II、III 期均有不同的抑制作用，同时对免疫性炎症也有显著的抑制作用；甘草酸及甘草次酸可抑制自由基及 LPO 生成，具有显著的抗氧化损伤作用。

【方药加减】瘀血重者，加三棱、莪术、蜈蚣、全蝎活血逐瘀通络；热象明显者，加龙胆草、炒栀子以清泻肝胆之火；头痛者，加钩藤、夏枯草、葛根活血定痛；失眠多梦者，加远志、合欢皮、首乌藤、炒酸枣仁增强安神之力；腰酸腿软者，加杜仲、川续断、狗脊益肾强腰；心中热甚者，加生石膏一两；痰多者，加胆星二钱；尺脉重按虚者，加熟地黄八钱，净萸肉五钱；大便不实者，去龟板、赭石，加赤石脂（喻嘉言谓石脂可代赭石）一两。

(二) 验案举例

1. 案例一

患者肖某，女，22 岁。2005 年患"心肌炎"，之后出现胸闷心悸，光过敏。2008 年体检发现右上肢血压测不出，2009 年出现视物模糊，于光线变化时明显，可自行缓解，遂至某医院风湿免疫科就诊。诊断为大动脉炎，予激素、免疫抑制剂治疗，症状改善不明显，2010 年 8 月至我院寻求中医治疗。入院查体：T36.5℃，P104 次/分，R25 次/分，BP130/90mmHg，右锁骨下动脉及右颈动脉可闻及收缩期喷射性杂音。胸廓扁平，两肺未闻及干湿啰音。心界略向左扩大，肺动脉瓣听诊区可闻及4/6级收缩期喷射性杂音，心尖部可闻及舒张期隆隆样杂音。肝脾未触及，双下肢不肿，舌质紫暗、苔薄白腻，双侧寸口脉未触及。辅助检查：抗核抗体（-），抗ENA抗体（-），抗中性粒细胞胞浆抗体（-），抗心磷脂抗体（-）。超声心动：左室内径增大，左室壁运动普遍减低，EF38%，二尖瓣、三尖瓣、主动脉瓣少量反流，中度肺动脉高压（67mmHg）。头颅MRI：右侧额叶软化灶并周围胶质增生，左侧额叶白质、左侧脑室三角部室旁白质点状缺血灶。血管彩超：双侧颈总及颈内动脉管壁弥漫性增厚，管腔不规则狭窄，符合大动脉炎表现；左侧椎动脉闭塞？双侧腋、肱、尺、桡动脉血流速度减低（锁骨下动脉受累待除外），双侧腋、肱、尺、桡静脉结构及血流未见异常；双侧股、腘、足背动脉结构及血流未见异常，双侧股、腘静脉结构及血流未见异常；双侧髂总、髂外动、静脉结构及血流未见异常。主动脉弓及头臂动脉造影：1. 左右颈总动脉根部鼠尾状狭窄、颈段显示长段细小不规则狭窄，左右锁骨下动脉开口部位狭窄且远端闭塞；2. 右椎动脉根部呈局限性狭窄影像，狭窄段约1cm，颈段显影良好。眼科检查：周边视野消失，60度视野缺损；造影提示双周边大片无灌注区，血管扩张渗出出血。

辨证：气阳两虚，瘀血阻络。

治法：益气通阳，活血化瘀。

方药：黄芪桂枝五物汤加减。

处方：党参15g，生黄芪20g，丹参20g，红花10g，三棱10g，莪术10g，山慈菇15g，穿山龙30g，夏枯草12g，昆布10g，菊花10g，潼白蒺藜各10g，桂枝6g，赤白芍各15g。

5天后四肢转温，口唇颜色变红，视物好转，双侧桡动脉可触及搏动。多普勒仪测定：右侧桡动脉SBP58mmHg，左桡动脉SBP52mmHg，ESR31mm/h。继以上方加减治疗，视力逐渐好转，眼前闪光感逐渐减少。2010年10月停用激素，2011年8月闪光感完全消失。目前继续随诊治疗。

2. 案例二

杜某，女，18岁。左上肢及双下肢酸软无力1个月。2个月前，患者无明显诱因发热，开始37.6~38.8℃，经用青霉素后转为37.6~37.8℃，因渐感左上肢及双下肢酸软无力，在某医院诊断为"大动脉炎"，遂转到我院就诊，现患者感疲乏无力，心悸，左上肢酸软，双下肢沉重，消瘦纳呆，午后潮热，体温为37.8℃，脉左伏，右细数，舌质正常、苔薄白，心率为

128 次/分，律齐，心尖部可闻及Ⅱ级收缩期吹风样杂音，血压右上肢 95/68mmHg，左上肢 0/0mmHg，血沉 77mm/h，抗"O"正常，C 反应蛋白阳性，胸透及放射性肾图检查均正常。

中医诊断：无脉症。

辨证：风湿热侵脉络，血脉痹阻兼阴虚。

治法：滋阴清热除湿，活血通络。

处方：玄参 18g，丹参 25g，红花 10g，忍冬藤 30g，络石藤 25g，牛膝 15g，甘草 6g，威灵仙 18g，青蒿 12g，地骨皮 15g。

以上药物共 15 剂。

二诊：服上药后，左侧可扪及细弱脉，但血压仍测不到，低热有所减轻，血沉降到 3mm/h，仍有肢麻酸痛。

处方：党参 18g，川芎 15g，三棱 15g，鸡血藤 12g，莪术 15g，牛膝 18g，当归 12g，络石藤 30g，忍冬藤 30g，大青叶 18g，地骨皮 15g，青蒿 15g，甘草 10g，红花 10g，威灵仙 18g。

以上药物共 20 剂。

三诊：脉细，左侧可扪及脉细弱，但左侧血压测不到，舌同前，症有好转，纳差，前法加减。

处方：川芎 15g，丹参 15g，当归 12g，忍冬藤 30g，陈皮 12g，板蓝根 15g，大青叶 12g，红花 12g，三棱 15g，莪术 12g，地骨皮 18g，青黛 6g，甘草 10g。

以上药物共 15 剂。

四诊：脉较前好转，双测均测到血压，左侧 90/70mmHg，一般情况可，继服前方，以巩固疗效。

按语：本例患者为大动脉炎急性期，疲乏无力，心悸，左上肢酸软，双下肢沉重，消瘦纳呆，午后潮热，体温为 37.8℃，脉左伏，右细数，舌质正常、苔薄白，辨证为风湿热侵脉络，血脉痹阻兼阴虚，一诊以玄参清热凉血，滋阴解毒，忍冬藤、络石藤凉血通络，丹参、红花、威灵仙、牛膝活血除湿通络，青蒿、地骨皮清虚热，甘草调和诸药。二三诊酌以清热解毒、破血逐瘀进退，最后两侧均能测到血压。

3. 案例三

乔某，男，58 岁。发现双上肢血压显著差别 5 年。患者有高血压病史 20 多年，血压波动于 140～180/90～100mmHg，5 年前逐渐发现两侧血压有显著差别，并且左上肢血压渐渐测不到，同时双下肢发凉，酸沉，无汗，无力，有时走路跛行，以左下肢明显，且伴胸闷，心前区疼痛，心电图为冠状动脉供血不足。诊断为高血压病，冠心病，多发大动脉炎。3 年前在某院发生急性后壁心肌梗死。现患者胸闷心悸，心前区疼，每日发作数次，每次几分钟，左上肢及双下肢发凉无力，血压左侧测不到，右侧 180/100mmHg，左颈部、上肢及腹股沟可听到血管杂音，脉左伏，右细微，舌暗、苔白腻。心电图为慢性冠状动脉供血不足，陈旧型后壁心肌梗死。

中医诊断：胸痹，无脉症。

辨证：气滞血瘀，痹阻经脉。

治法：活血化瘀，理气宣痹。

处方：川芎 15g，当归 15g，红花 10g，鸡血藤 30g，赤芍 25g，桃仁 10g，三棱 12g，络石藤 25g，威灵仙 18g，莪术 12g，生黄芪 25g，降香 15g。以上药物共 15 剂。

二诊：心痛肢凉症状减轻，有头胀，左侧脉较前略有好转，血压仍测不到，舌质暗、苔薄黄，右侧血压偏高，170/100mmHg，酌加清热平肝药。前方去威灵仙，加葛根 25g，青木香 12g，忍冬藤 25g，再进 15 剂。

三诊：头晕好转，肢凉减轻，左手可扪到微细脉，但仍较右侧为细，且有弦象，测右侧 160/90mmHg，左侧 100/70mmHg，舌暗、苔薄。前方去木香、忍冬藤，加山楂 25g，决明子 25g。患者以上法加减，继续治疗两年，病情好转，随后改为隔日一剂，疗效仍较巩固。

按语：本例患者辨证为气滞血瘀，痹阻经脉，用川芎、红花、当归、鸡血藤、赤芍、桃仁、三棱、莪术等大队活血化瘀之品，鸡血藤、络石藤、忍冬藤等"藤"类药，通行脉络；威灵仙，辛散温通，通行十二经络；降香芳香走窜，开胸除痹；黄芪益气行血，兼防活血通络之品耗气。并且以此治法为主，加减进退数年，疗效巩固。

4. 案例四

刘某，女，41 岁。患者两侧颈部至胸部间断疼痛一年。患者一年前生气后感到两侧颈部至胸部疼痛，于所在县医院行心脏超声心动图示：1. 左室扩大；2. 主动脉瓣狭窄；3. 主动脉瓣关闭不全。于北京某医院行主动脉瓣换瓣术，并且诊断为"大动脉炎"。患者术后症状一度缓解，4 个月后，又感两侧颈部疼痛，并予口服强的松 40mg/天治疗，症状未见明显缓解，遂慕名请求中医治疗。现患者两侧颈部至胸部疼痛，胸闷，太息，思想压力巨大，眠差，纳可，二便尚调，舌质淡、苔薄白，脉沉细弦。心率 92 次/分，血压 135/75mmHg。

辨证：肝郁气滞，血瘀脉络兼有气虚。

治法：理气活血通络兼以益气。

处方：党参 15g，生黄芪 15g，丹参 20g，红花 10g，三棱 10g，莪术 10g，郁金 10g，枳壳 10g，川芎 10g，虎杖 20g，土大黄 10g。

以上药物共 14 剂。

二诊：药后两侧颈部已不疼，眠可，食欲、二便正常，舌质暗、苔薄白，脉沉弦。患者信心大增，强的松减量至 35mg/天。效不更方，原方继进 14 剂。

三诊：药后症状缓解，但来诊前两天，因生气而胸憋闷，连及下颌疼，失眠，食欲、二便正常，苔薄白，脉沉弦。原方加重理气，安神之品，并嘱其调情志。

处方：党参 15g，生黄芪 15g，丹参 20g，红花 10g，三棱 10g，莪术 10g，郁金 10g，枳壳 10g，虎杖 20g，鸡血藤 30g，延胡索 10g，片姜黄 10g，土大黄 10g，合欢皮 20g，炒酸枣仁 10g。

以上药物共 14 剂。

药后症状缓解，强的松逐渐减量，嘱其坚持服药巩固疗效，调情志，适寒温。

按语：本例患者生气后感到两侧颈部至胸部疼痛，胸闷，太息，思想压力巨大，舌质淡、苔薄白，脉沉细弦。辨证为肝郁气滞，血瘀脉络兼有气虚。以郁金、枳壳开胸理气散郁；丹参、红花、虎杖活血化瘀通络；三棱、莪术破血逐瘀；川芎，血中气药，理气活血；党参、黄芪健脾益气，一则"见肝之病，当先实脾"，先安未受邪之地，一则气为血帅，气行则血行，助活血之品逐血络之瘀。方中土大黄，味苦辛性凉，有清热解毒、凉血止血、通便杀虫之功用，方中取清热解毒之功用；虎杖，味苦酸，性凉，有清热解毒利湿，活血通络止痛之功。本病病势缠绵难愈，并且易复发，虽取效一时，必须坚持服药，调和情志，适寒温，才有可能取得满意效果。

临证体会：郭维琴教授认为，临证之时首先要辨病程长短，凡病程短，初病、新病者，邪势较旺，有气滞，有热毒，有风湿；而病程长，久病者，病情缓，正虚邪实并重，或气血虚，或阴虚，或邪滞关节，均有瘀阻脉络之象；次辨脉之有无，可以察疾病的预后，脉弱可及者比脉消失者易治，一侧无脉者比两侧无脉者易治。治疗上，急性期治疗以祛邪为主，兼以扶正，即以理气、清热、解毒、活血化瘀为主，兼以益气扶正；缓解期，扶正祛邪并重，或以益气，或以滋补肝肾，同时重用活血化瘀之品。郭维琴教授根据血瘀情况的不同，将常用的活血药分为三类：轻剂用丹参、当归、鸡血藤、赤芍、川芎、红花、益母草、苏木等；中剂用蒲黄、五灵脂、乳香、没药、桃仁等；重剂用三棱、莪术、水蛭、虻虫、穿山甲等。本病病势缠绵难愈，且易复发，临证之时，应当中西医并重，若取得一定疗效，必须坚持服药，巩固疗效。另外，要注意精神调摄，保持乐观情绪，避免不良刺激；锻炼身体，增强抵抗力；调节饮食，起居有常；预防感染，避免诱发本病。

（三）中医非药物治疗

丁晓蓉进行了临床实验，发现针灸治疗能明显改善患者颅内血流动力学，增强动物体液免疫和细胞免疫功能，保护血管内皮。刘梦垄等发现，大动脉炎患者针灸治疗后，血浆一氧化氮水平升高、血管内皮舒张功能改善、缩血管的内皮素水平降低。高其芳发现，经针灸治疗，大动脉炎患者血清超氧化物歧化酶活性较前提高，降低了过氧化脂质水平，认为针灸治疗可以提高机体抗氧化能力，减轻组织损伤。

六、西药治疗

本病约20%为自限性，在发现时疾病已稳定，对这类患者如无并发症可随访观察。对发病早期有感染因素存在，应有效地控制感染。高度怀疑有结核菌感染者，应同时抗结核治疗。常用的药物有糖皮质激素和免疫抑制剂。

（一）药物治疗

1. 糖皮质激素

糖皮质激素对本病活动者仍是主要的治疗药物，及时用药可有效改善症状，缓解病情。一般口服泼尼松每日 1mg/kg，维持 3、4 周后逐渐减量，每 10~15 天减总量的 5%~10%，通常以 ESR 和 C 反应蛋白下降趋于正常为减量的指标，剂量减至每日 5~10mg 时，应长期维持一段时间。活动性重症者可试用大剂量甲泼尼龙静脉冲击治疗。但要注意激素引起的库欣综合征、感染、高血压、糖尿病、精神症状和胃肠道出血等不良反应，长期使用要防治骨质疏松。

2. 免疫抑制剂

免疫抑制剂联合糖皮质激素能增强疗效，常用的免疫抑制剂为环磷酰胺、甲氨蝶呤和硫唑嘌呤等。环磷酰胺可每日口服 2mg/kg 或冲击治疗，每

3～4 周 0.5～1.0mg/kg，病情稳定后逐渐减量。甲氨蝶呤每周 5～25mg 静脉注射、肌肉注射或口服。硫唑嘌呤每日口服 2mg/kg。有报道环孢素 A、霉酚酸酯、来氟米特等有效。在免疫抑制剂使用中应注意查血、尿常规和肝功能、肾功能，以监测不良反应的发生。

3. 生物制剂

近年来有报道，使用抗肿瘤坏死因子（TNF）拮抗剂可使大动脉炎患者症状改善、炎症指标好转，但缺乏大样本的临床验证资料。TNF－d 单克隆抗体及 TNF 受体—抗体融合蛋白均可试用。

4. 扩血管、抗凝，改善血循环

使用扩血管、抗凝药物治疗，能部分改善因血管狭窄较明显所致的一些临床症状，如地巴唑 20mg，每日 3 次；阿司匹林 75～100mg，每日 1 次；双嘧达莫）50mg，每日 3 次等。对高血压患者应积极控制血压。

（二）西医非药物治疗

1. 经皮腔内血管成形术

血管成形术为大动脉炎的治疗开辟了一条新的途径，目前已应用治疗肾动脉狭窄及腹主动脉、锁骨下动脉狭窄等，能获得较好的疗效。

2. 外科手术治疗

手术目的主要是解决肾血管性高血压及脑缺血。

（1）单侧或双侧颈动脉狭窄引起的脑部严重缺血或视力明显障碍者，行主动脉及颈动脉人工血管重建术、内膜血栓摘除术或颈部交感神经切除术。

（2）胸或腹主动脉严重狭窄者，可行人工血管重建术。

（3）单侧或双侧肾动脉狭窄者，可行肾脏自身移植术、血管重建术和支架置入术，患侧肾脏明显萎缩者可行肾切除术。

（4）颈动脉窦反射亢进引起反复晕厥发作者，可行颈动脉体摘除术及颈动脉窦神经切除术。

（5）冠状动脉狭窄可行冠状动脉搭桥术或支架置入术。

本病为慢性进行性血管病变，如病情稳定，预后好。预后主要取决于高血压的程度及脑供血情况，早期糖皮质激素联合免疫抑制剂积极治疗可改善预后。其并发症有脑出血、脑血栓、心力衰竭、肾功能衰竭、心肌梗死、主动脉瓣关闭不全、失明等。死亡原因主要为脑出血、肾功能衰竭。

七、总结

《黄帝内经》曰："两虚相得，乃客其形。"大动脉炎患者正气亏虚，卫表不固，风寒湿邪侵袭肌表，痹阻脉络，脉络不通，发为脉痹。日久损及阴阳，而见阴阳两虚。脉痹日久，入于脏腑，发为五脏痹。郭维琴教授在治疗疾病初期主要采用驱邪方法，以羌活、独活、威灵仙、秦艽、穿山龙等祛风除湿散寒宣痹，佐以活血通络；病程日久，阴阳两虚，瘀血阻络，根据辨证，分别予以益气温阳、养阴活血治疗。益气药常用党参、生黄芪以益气固表；温阳药常用附子、桂枝、干姜、细辛、补骨脂，其中桂枝走表、温通心脉，附子通行十二经，细辛辛散温通解散表寒、通行经脉、温散血瘀；养阴药常用元参、天冬、龟板、白芍、怀牛膝等药补益肝肾；活血通络常用三棱、莪术、丹参、红花、川芎；常加以散结药如昆布、山慈菇、夏枯草、浙贝；加桑枝、鸡血藤、穿山龙、金银藤通行经络。

八、参考文献

［1］Johnston SL，Lock RJ，Gompels MM. Takayasu arteritis：a review［J］. Clin Pathol，2002，55：481 – 486.

［2］Noris M. Pathogenesis of Takayasu's arteritis［J］. J Nephrol，2001，14：506 – 513.

［3］中华医学会风湿病学分会. 大动脉炎诊断及治疗指南［J］. 中华风湿病学杂志，2011，15（2）：119 – 120.

［4］Weyand CM，Goronzy JJ. Medium – and large – vessel vasculitis［J］. N Engl Med，2003，349：160 – 169.

［5］Rizzi R，Bruno S，Stellacci C，et al. Takayasu's arteritis：a cellmediated large – vessel vasculitis［J］. Int J Clin Lab Res，1999，29：8 – 13.

（赵　勇）